感染性疾病与临床微生物检验

案例解析

主　审　**洪秀华**

主　编　**刘文恩**

副主编　**晏　群　刘　菲　邹明祥**

U0230536

人民卫生出版社
·北京·

图书在版编目（CIP）数据

感染性疾病与临床微生物检验案例解析 / 刘文恩主编 . —北京：人民卫生出版社，2022.8
ISBN 978-7-117-33407-5

I.①感… Ⅱ.①刘… Ⅲ.①感染—疾病—诊疗②病原微生物—医学检验 Ⅳ.①R4

中国版本图书馆 CIP 数据核字（2022）第 134348 号

| 人卫智网 | www.ipmph.com | 医学教育、学术、考试、健康，购书智慧智能综合服务平台 |
| 人卫官网 | www.pmph.com | 人卫官方资讯发布平台 |

感染性疾病与临床微生物检验案例解析

Ganranxing Jibing yu Linchuang Weishengwu Jianyan Anli Jiexi

主　　编：刘文恩
出版发行：人民卫生出版社（中继线 010-59780011）
地　　址：北京市朝阳区潘家园南里 19 号
邮　　编：100021
E - mail：pmph @ pmph.com
购书热线：010-59787592　010-59787584　010-65264830
印　　刷：北京华联印刷有限公司
经　　销：新华书店
开　　本：787 × 1092　1/16　印张：16
字　　数：389 千字
版　　次：2022 年 8 月第 1 版
印　　次：2022 年 9 月第 1 次印刷
标准书号：ISBN 978-7-117-33407-5
定　　价：108.00 元

打击盗版举报电话：010-59787491　E-mail：WQ @ pmph.com
质量问题联系电话：010-59787234　E-mail：zhiliang @ pmph.com
数字融合服务电话：4001118166　E-mail：zengzhi @ pmph.com

编 者

王思怡　中南大学湘雅二医院消化内科
王嘉惠　中南大学湘雅医院老年病科
刘　宁　中南大学湘雅二医院内分泌科
刘　菲　中南大学湘雅医院感染病科
刘文恩　中南大学湘雅医院检验科
刘乐平　中南大学湘雅医院检验科
李　军　中南大学湘雅医院检验科
李虹玲　中南大学湘雅医院检验科
李艳冰　中南大学湘雅医院检验科
李艳明　中南大学湘雅医院检验科
杨　芳　中南大学湘雅医院检验科
邹明祥　中南大学湘雅医院检验科
陈　勇　长沙市第一医院检验科
陈　霞　中南大学湘雅医院检验科
罗　珊　中南大学湘雅医院检验科
赵　娟　中南大学湘雅医院检验科
胡咏梅　中南大学湘雅医院检验科
钟一鸣　中南大学湘雅医院检验科
洪秀华　上海交通大学医学院医学技术学院
晏　群　中南大学湘雅医院检验科
彭婉婵　中南大学湘雅医院检验科
蓝　优　中南大学湘雅医院检验科
简子娟　中南大学湘雅医院检验科
编写秘书　刘乐平　陈　霞

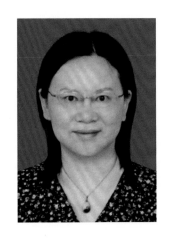

刘文恩 临床医学博士,中南大学湘雅医院检验科一级主任医师/二级教授,博士生导师,英国留学访问学者。兼任中国医师协会检验医师分会副会长,湖南省医师协会检验医师分会会长,中华医学会检验医学分会第6~9届委员,第8~9届临床微生物学组副组长,中国医院协会临床检验专业委员会常务委员,中国医院协会临床微生物实验室专业委员会常务委员,欧洲临床微生物和感染病学会药敏委员会华人抗菌药物敏感性试验委员会常务委员,湖南省医学会检验专业委员会第七届、第八届主任委员,中华医学会《中华检验医学杂志》等多本杂志编委。ISO 15189实验室认可技术评审员。曾荣获湖南省芙蓉百岗明星。

从事感染性疾病诊治35年。现主要从事感染性疾病病原菌耐药机制研究。承担国家科技部、国家自然科学基金委员会等国家级课题及省厅级课题20项,以第一作者或通讯作者发表科研论文180余篇,其中SCI论文30余篇。获湖南省科技进步奖三等奖3项,主编《临床微生物学检验》第3版及第4版教材,副主译《临床微生物操作手册》第11版及第12版,参编教材《临床微生物学与检验》及《全国临床检验操作规程》(第4版)等著作20部。

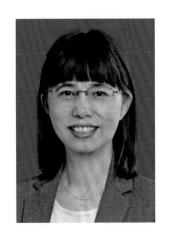

晏　群　临床检验诊断学博士,主任技师,中南大学湘雅医院检验科微生物室组长。梅奥医学中心访问学者,全国细菌耐药监测学术委员会青年委员,中国微生物学会医学微生物学与免疫学专业委员会细菌学组委员,中国医师协会检验医师分会感染性疾病快速诊断检验医学专业委员会委员,湖南省医师协会检验医师分会委员兼秘书。

致力于临床微生物实验室流程优化,碳青霉烯类耐药革兰氏阴性杆菌的流行病学研究。近年来主持湖南省自然科学基金项目1项,参与国家自然科学基金4项。发表科研论文30余篇,其中SCI论文20篇。参编《医学微生物学概论》《临床微生物学检验》《临床微生物学检验实验指导》和《诊断学实习指导》4部教材。

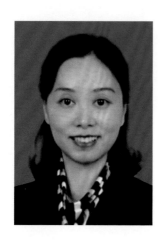

刘　菲　医学博士,中南大学湘雅医院感染病科教研室副主任,副主任医师,硕士生导师。中华预防医学会感染性疾病防控分会第一届委员会委员,中华医学会热带病与寄生虫学分会第七届委员会委员,中华医学会肝病学分会自身免疫性肝病协作组委员,中华医学会肝病学分会第七届委员会脂肪肝和酒精性肝病学组委员,湖南省医学会肝病学专业委员会委员,湖南省医学会感染病学专业委员会人工肝及肝衰竭学组副组长,湖南省医学会感染病学专业委员会第一届儿童感染病学组委员,亚太医学生物免疫学会第二届学术委员会委员,亚太医学生物免疫学会肝脏病学分会首届委员会委员。

具有二十年的从业经历,对发热待查病例有着丰富的临床经验和体会,主持和参与多项国家级、省部级课题,发表中英文论文数十篇,主编、副主编及参编专业著作6部。

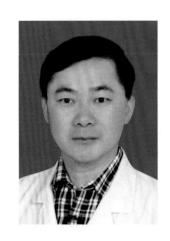

　　邹明祥　医学博士,主任技师,临床检验诊断学硕士生导师,中南大学湘雅医院检验科副主任。中华医学会细菌感染与耐药防治分会第一届委员会委员,中国防痨协会第十二届结核病与肝病专业分会副主任委员,中国医师协会检验医师分会第一届微生物检验质量管理专业委员会委员;第二届中国微生物学会临床微生物学专业委员会委员兼临床标本处理学组副组长,中国中西医结合学会检验医学专业委员会感染疾病实验诊断专家委员会第二届常务委员,湖南省防痨协会第十二届理事会检验专业委员会副主任委员,湖南省中西医结合学会第三届检验医学专业委员会常务委员,湖南省健康服务业协会医卫检验分会第二届理事会常务理事,湖南省中西医结合学会第二届检验医学专业委员会微生物学组组长。

　　主要从事临床微生物学检验和研究工作,在细菌耐药监测、耐药机制和感染性疾病的循证诊疗方面积累了丰富的经验。主要研究方向为"细菌耐药监测和耐药机制""病原菌感染的实验诊断、分子流行病学和抗菌药物合理应用"等。以第一作者或通讯作者在国内外发表科研论文 70 余篇,先后主持或参与国家级、省部级科研课题 10 余项,参编著作 4 部。

　　寻医问药,检验先行。实验室诊断作为临床诊疗过程中不可或缺的一环,自始至终在百年湘雅发展的岁月长河中扮演着重要角色。湘雅医院自建院之初就开设了一些简单的基础检验工作。1949年,湘雅医院正式成立检验科,学科创始人为著名的医学微生物学家和医学教育家刘秉阳教授。经过一代代湘雅检验人的开创求索和奋勇拼搏,不断探索和引进检验诊断新技术和新方法,检验科在临床科室疾病诊治中发挥了重要作用,特别是临床微生物检验鉴定出来的各种病原体为众多疑难病例找到了病因,挽救了无数患者的生命,深受各临床科室医生的好评。

　　感染性疾病的诊断离不开临床微生物检验。《感染性疾病与临床微生物检验案例解析》既适用于各级医院各科室临床医师,也适用于各级医院临床微生物检验医师、感染控制科医师以及临床药师。本书的面世,恰逢湘雅医院检验科建科73周年,我非常荣幸能共同见证这一重要的时刻。我也期待在医院今后改革发展进程中,看到一个更加腾飞的湘雅医院检验科!

中南大学湘雅医院党委书记

耳鼻喉科教授、博士生导师　张　欣

2022年3月

　　实验诊断学是一门新型交叉学科。实验诊断是一个古老的临床技能,直到 21 世纪,随着循证医学的兴起和实验诊断技术的进步,临床需要将以经验为主的医学模式转变为基于证据的循证医学,创建个体化医学和精准医学。传统的微生物学检验技术历史悠久,但较长时间内感染病诊断常依靠典型临床表现、流行病学史等作为临床诊断依据。近年来感染类型发生变迁,机会致病菌引起免疫低下人群的机会感染增多,单一临床诊断依据影响精准医学,还需以微生物学实验诊断临床思维应用于感染病诊断、治疗与预防。

　　微生物学实验诊断是实验诊断学分支领域之一,即以临床微生物检验为基础,依据疑似感染患者临床相关信息(病史、症状、体征与其他辅助检查)制定实验诊断方案(策略),经综合思维与逻辑分析后确定感染病发生与性质,客观得出临床诊断、疗效判断和预后,并为临床治疗用药提供依据。本书通过分析感染性疾病案例从而介绍微生物学实验诊断的临床思维,分为三个部分共67 个病案,涵盖临床 26 个科室,涉及病原体 50 种。

　　本书中较多病案的病原为细菌与真菌,而细菌感染病又以临床少见菌与在免疫力降低的人群中机会性致病菌为主。此原因不能排除湖南地区就诊湘雅医院的患者大多是下级医院医治无效的疑难病症,更不能排除目前的感染病病因是众多因素(如肿瘤、侵入性操作、免疫抑制剂与抗感染药物的应用)导致机体的免疫功能降低,正常微生物群的微生物进入非正常寄居部位或正常微生物群的组成发生改变。

　　全书案例以病原体为主线,按导言、病史摘要(主诉、现病史、体格检查、实验室检查与其他特殊检查、入院诊断)、临床诊治(临床思维、诊疗经过、微生物检验、最终诊断)、讨论与点评格式分析病案,着重介绍微生物学检验与微生物学临床思维,目的是帮助各科临床医生在感染病的诊治全程中以实验诊断学的循证实验医学与循证医学研究方法、临床流行病学方法与逻辑学研究方法进行临床诊断、鉴别诊断、制订治疗方案、判断疗效、观察病情和估计预后。同时,编者在编写过程中即使是不同感染病的同一病原,也会以不同的侧重点描述,尽可能让读者了解较多的微生物学检验与实验诊断知识。

　　本书编者主要为中南大学湘雅医院检验科与感染病科的医务人员,花费1 年时间收集病案,从中挑选,几经追踪、补充完善而成稿。在本书编写过程中发生新型冠状病毒肺炎疫情并呈全球性流行,编者从长沙市新型冠状病毒肺炎定点收治医院收集了 5 个案例加在书内。鉴于编写时间仓促,编者的水平有限,书中难免存在不足之处,敬请读者和专家批评指正。

本书获国家重点研发计划"完善基于现有中国老年人群研究队列的血清样本库"(项目编号:2018YFC2000203)项目资助。

洪秀华　刘文恩

2022 年 3 月

第一部分

细菌感染

案例 1　金黄色葡萄球菌皮肤软组织感染

导　言

皮肤及软组织感染（skin and soft tissue infection，SSTI）又称皮肤及皮肤结构感染，是化脓性致病菌侵犯表皮、真皮和皮下组织引起的炎症性疾病。皮肤是被覆于身体表面与外界环境之间的重要屏障结构，一旦受损，外界环境中的病原生物即可通过破损的皮肤侵入，引起皮肤及软组织感染。临床特征因累及的病原体种类而异，局部红、肿、热、痛是基本临床特征。所有细菌感染均可产生脓性分泌物。

金黄色葡萄球菌（*Staphylococcus aureus*）是临床上重要的致病性革兰氏阳性球菌。该菌拥有众多毒力强大、作用广泛的毒力因子，并可通过各种不同的途径逃避宿主免疫反应导致人体多种疾病。金黄色葡萄球菌是导致皮肤和皮下疏松结缔组织的弥漫性化脓感染（又称蜂窝织炎）的常见病原菌。甲氧西林敏感金黄色葡萄球菌（methicillin sensitive staphylococcus aureus，MSSA）与甲氧西林耐药金黄色葡萄球菌（methicillin resistant staphylococci aureus，MRSA）相比，二者对抗菌药物的敏感性有极大差异。

本案例老年患者，颈部皮肤软组织红肿、疼痛、破溃溢脓，体查见全身多处皮肤溃烂，在当地医院治疗无好转。在本院经创面分泌物及术中病灶组织细菌培养均分离出金黄色葡萄球菌而得以确诊。抗菌药物敏感性试验（antimicrobial susceptibility test，AST）结果提示为 MSSA。经过坏死组织切除清创术＋负压引流术及 AST 指导下有效抗感染治疗得以治愈，证实正确的病原学诊断在疾病的诊疗过程中起着关键性作用。患者本次起病后血糖检测异常,诊断糖尿病,故遇到多部位皮肤软组织感染时应怀疑糖尿病的可能,须经相关检验项目明确糖尿病诊断。

病 史 摘 要

患者男,80岁,湖南株洲人,农民。因"颈部皮肤软组织红肿、疼痛、流脓17d"于2018年3月4日入住皮肤科。

现病史 患者于2018年2月16日颈后局部皮肤出现发红,形成小疖肿,皮肤溃烂后局部渗液。患者自行在家换药治疗,但创面未见好转,红肿范围扩大,遂于2018年2月26日至当地医院住院治疗,检测血糖达33.85mmol/L,通过服用抗感染药物、创面换药与控制血糖等治疗,患者病情无好转,皮肤溃烂范围仍进行性扩大,并出现皮肤发黑坏死,渗液增多,恶臭,遂来我院就诊,门诊以"皮肤软组织感染"收住入院。患者自起病以来,精神睡眠尚可,饮食正常,大小便正常,体重无明显变化。

既往史、个人史、家族史及婚育史 无特殊。

体格检查 体温36.8℃,脉搏97次/min,呼吸18次/min,血压130/88mmHg。枕、项、背部见面积约15.0cm×18.0cm大小皮肤软组织红肿区域,皮肤呈暗紫色,凹陷性肿胀,多处皮肤破溃,其中破溃最大处约10.0cm×6.0cm大小,基底筋膜韧带坏死,稍加压见大量黄白色、呈恶臭味脓液外溢。

入院诊断

1. 急性蜂窝织炎。
2. 糖尿病。

临 床 诊 治

临床思维

1. 患者为80岁男性,有明确的枕部、项部及背部皮肤红肿溃烂病史,体查见全身多处(枕部、项部、背部)皮肤溃烂,故考虑蜂窝织炎,需要送检坏死组织进行病原菌培养。

2. 患者在当地住院时发现患有糖尿病,提示了本案例患者易出现感染。

诊疗经过 入院后查血常规示WBC 7.6×10⁹/L,N% 72.8%,Hb 119g/L,PLT 325×10⁹/L;血糖9.56mmol/L;尿葡萄糖2+(14mmol/L);降钙素原(procalcitonin,PCT)0.2ng/ml。

入院后予以头孢噻利2g、2次/d静脉滴注抗感染,创面换药治疗,并于3月4日取创面分泌物直接革兰氏染色和培养。标本革兰氏染色可见革兰氏阳性球菌,培养鉴定结果回报为金黄色葡萄球菌;药敏结果显示除对青霉素、红霉素、克林霉素及四环素耐药外,对其他临床常用抗菌药物敏感(MSSA)。3月9日在全麻下行颈枕背部皮肤和皮下坏死组织切除清创术+负压引流术,术中见皮下及枕部肌层大量黄白脓液积聚,组织坏死,取手术组织送培养,结果回报仍为金黄色葡萄球菌,术后继续抗感染治疗,可见创面缩小好转。

微生物检验 3月4日取创面分泌物送培养,培养24h后可见血平板上生长有黄色圆形菌落,β溶血(图1-1)。取血平板上菌落涂片革兰氏染色镜检,镜下可见呈葡萄堆状排列

革兰氏阳性球菌(图 1-2)。血清凝固酶试验阳性,质谱鉴定结果为金黄色葡萄球菌。3 月 9
日术中取坏死组织送培养,同样检出金黄色葡萄球菌。

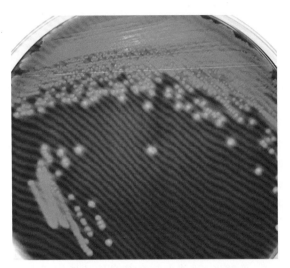

图 1-1 创面分泌物培养 24h,血平板上菌落形态

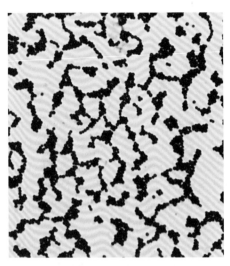

图 1-2 创面分泌物培养 24h,血平板上
菌落涂片镜检(革兰氏染色 ×1 000)

最终诊断 该患者在糖尿病基础上出现"颈部皮肤软组织红肿、疼痛、流脓 17d",体格
检查发现全身多处皮肤溃烂,皮肤创面分泌物以及术中病灶组织培养结果均为金黄色葡萄
球菌,最后诊断为①急性蜂窝织炎(金黄色葡萄球菌感染);②糖尿病。

讨论与点评

本例对皮肤创面分泌物以及术中病灶组织进行细菌分离培养与 AST,结果均报告为甲
氧西林敏感金黄色葡萄球菌(MSSA),规范抗菌治疗后病情逐渐好转。金黄色葡萄球菌所致
急性蜂窝织炎诊断明确。

蜂窝织炎为广泛的皮肤和皮下疏松结缔组织的弥漫性化脓感染,好发于四肢、面部、外
阴和肛周等部位,常见病原菌为金黄色葡萄球菌和溶血性链球菌,少数亦可由流感嗜血杆
菌、肺炎链球菌、大肠埃希菌等引起。局部外伤、血运不良及挤压疖肿等均可作为本病诱因。
本例为糖尿病患者,且血糖控制不佳,是该患者发生局部感染的易感因素之一。

由于临床医师及时留取患者皮肤创面分泌物及术中组织送检细菌培养与 AST,多部位
均检出同一病原菌,病原学实验快速准确地明确了多部位感染的病原菌,使用了有效的抗菌
药物,患者得到了及时诊治。提示正确的病原学诊断在疾病的诊疗过程中起着关键性作用。

(胡咏梅 邹明祥)

案例 **2**　金黄色葡萄球菌感染性关节炎

导　　言

感染性关节炎(infectious arthritis)是指病原体入侵关节腔内导致的关节炎症。临床表现为关节的红、肿、热、痛、功能障碍。正常情况下骨与关节不与外界直接相通,故一般不易发生感染。病原体可通过以下途径入侵:细菌由身体其他部位的化脓感染灶经血流播散至骨组织;开放性骨折所致骨组织直接暴露于外环境而致细菌感染;邻近软组织化脓性感染直接蔓延到骨关节。近年来骨科的重要医源性感染主要包括置换术后假体周围感染与骨科植入物术后感染。

金黄色葡萄球菌(*Staphylococcus aureus*)广泛分布于自然界,具有较强的致病性,是引起人类感染性疾病的重要病原菌。可导致菌血症、骨髓炎、关节炎等涉及身体的任何器官系统的感染。

该患者为14岁男学生,有左骶髂关节压痛伴活动受限与发热等全身症状,血常规检测白细胞、中性粒细胞明显升高,红细胞沉降率(erythrocyte sedimentation rate,ESR)、C反应蛋白(C-reactive protein,CRP)等炎症指标明显升高。患者无关节外伤史,左侧臀部疼痛、发热前10d有咽部疼痛,疑似该患者为原发性细菌感染性关节炎,以血行性感染最为多见。及时送检血液标本培养分离出金黄色葡萄球菌得以确诊。

病 史 摘 要

患者男,14岁,学生,湖南永州人。因"左侧臀部疼痛、发热10余天"于2017年9月28日入住风湿内科。

现病史　患者10d前突起左侧臀部内侧持续性胀痛,阵发加剧,夜间明显,伴有左髋活动受限、跛行,无放射痛,无肌无力、肌痛,无腰背痛、关节痛。伴有发热、体温可高至38.6℃,无畏寒、寒战,无咳嗽、流涕,能自行退热。于当地医院进行活血止痛、降尿酸、改善骨代谢、口服阿莫西林抗感染治疗后无效,为求进一步治疗遂来我院就诊,门诊以"臀部痛查因:感染性关节炎?"收住院。起病前无进食海鲜等食物,无服用药物、无外伤、无跌倒。近期有口干、盗汗,精神尚可,大小便正常,近10d体重下降2kg。

既往史　患者7~8岁时有过类似左臀疼痛史,程度较轻,服药后缓解(具体不详)。30d前参加军训7d,20d前受凉后出现咽部疼痛,伴声音嘶哑,无发热、畏寒。余无特殊。

个人史、家族史　无特殊。

体格检查　体温37.7℃,脉搏94次/min,呼吸20次/min,血压113/66mmHg。皮肤、巩膜无黄染,浅表淋巴结不肿大,扁桃体Ⅱ度肿大,咽后壁稍红,双肺未闻及干湿啰音,各瓣膜听诊区未闻及杂音。腹部平软,无压痛。脊柱无畸形,棘突无压痛,无叩痛,左骶髂关节压痛,无红、胀、热。双下肢活动受限,无畸形、无水肿,无杵状指(趾),肌张力正常,巴宾斯基征阴性,克尼格征、布鲁辛斯基征阴性。

实验室检查与其他特殊检查 血常规:WBC 14.4×10^9/L,N% 75%,Hb 132g/L,PLT 231×10^9/L;免疫+风湿检查:补体C4 375mg/L,抗O 228IU/L,CRP 92.9mg/L,ESR 62mm/h;病毒检查:腺病毒抗体IgM,柯萨奇病毒抗体IgM弱阳性。胸片无异常、左髋关节平片无异常。

入院诊断

臀部痛查因:感染性关节炎?

临 床 诊 治

临床思维 患者起病急、左骶髂关节有压痛,并活动受限,伴发热等全身症状,血常规白细胞、中性粒细胞明显升高,ESR、CRP等炎症指标明显升高,左骶髂关节感染性关节炎可能性大。需完善血培养等相关检查与髋关节MRI。

诊疗经过 入院后查血培养,第2天检验科微生物室回报血培养一级报告为革兰氏阳性球菌,经验使用万古霉素 1g 2次/d 静脉滴注,观察病情。万古霉素使用3d后,发热较前有所控制,但髋关节疼痛无明显改善。入院一周后,患者仍有间断性发热及髋关节疼痛,夜间为主,血培养最终报告为甲氧西林敏感金黄色葡萄球菌(MSSA),根据药敏结果改用苯唑西林 2g 3次/d 静滴治疗。患者髋关节MRI结果回报提示为感染性关节炎,继续苯唑西林抗感染治疗。使用苯唑西林后4d,患者已无发热,疼痛较前有明显减轻,继续苯唑西林抗感染治疗,予以出院。

微生物检验 2017年9月28日16时25分采集两套血液标本送检,于9月29日11时20分报告阳性,培养瓶直接涂片革兰氏染色镜检,可见革兰氏阳性球菌(图2-1)。第2天血平板上可见白色凸起、β-溶血球菌落,触酶阳性、血浆凝固酶试验阳性。质谱鉴定为:金黄色葡萄球菌。药敏结果显示该菌株为甲氧西林敏感金黄色葡萄球菌,对喹诺酮类、大环内酯类及β-内酰胺类抗生素均敏感。

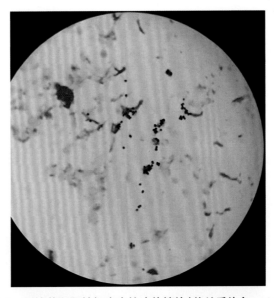

图2-1 血培养瓶阳性标本直接涂片镜检(革兰氏染色 ×1 000)

最终诊断 根据患者临床表现有发热及左侧臀部疼痛,体格检查发现左骶髂关节压痛,双下肢活动受限,血培养结果为金黄色葡萄球菌,根据药敏结果进行抗菌药物治疗,治疗效果明显,该患者最终诊断为:金黄色葡萄球菌感染性关节炎。

讨论与点评

患者为 14 岁男学生,有左骶髂关节压痛伴活动受限与发热等症状,血常规检测白细胞、中性粒细胞明显升高,ESR、CRP 等炎症指标明显升高,怀疑有感染时,应及时送检标本,尤其是血液等无菌体液标本进行微生物学检验至关重要。本例患者入院当天下午即送检了多套血培养,第 2 天上午检验科微生物室及时报告结果,确认为阳性球菌,及时采取万古霉素抗阳性菌治疗,待药敏结果显示为 MSSA 后,及时调整为苯唑西林治疗,效果显著,避免了后期万古霉素不必要的使用。可见,及时、准确的微生物检测结果,对抗菌药物的合理使用以及精准诊断具有十分重要的价值。

骨与关节感染的诊断有时较困难,临床症状与体征不能够确定感染的存在。当血液检查、影像学检查及临床症状均支持感染诊断时,但尚不能选择有效抗生素进行治疗。一些骨与关节的感染如化脓性关节炎可抽取关节液进行细胞计数、分类及病原检验来鉴别急性化脓性关节炎和其他关节炎,大多数的骨科感染部位较深,标本采集较为困难。不同感染来源的骨与关节感染病原生物有所不同,进行分类诊断有助于后期的抗生素治疗。临床医师依据患者年龄、现病史与既往史,逻辑分析感染来源、选择采集合适的标本与细菌培养技术以提高病原菌的检出率。

(李虹玲)

案例 **3** 红皮病并发金黄色葡萄球菌败血症

导 言

红皮病(erythroderma)是以皮肤广泛的红斑浸润伴有糠秕状脱屑为特征的疾病,常见病因可能是银屑病、湿疹、脂溢性皮炎、淋巴瘤及其他恶性肿瘤等恶化而引起,也可由药物过敏所致。该病不仅仅表现在皮肤、黏膜和皮肤附属器,淋巴结甚至内脏均有受累。红皮病患者由于毒素被吸收和皮肤散热功能失常,可引起不同程度的发热,多数患者体温在38~39℃。如果出现高热、中毒症状明显,应考虑并发感染。

人体皮肤常驻正常菌群,包括上百种类型细菌。葡萄球菌便为其中之一。皮肤常驻菌具有占位保护作用,有层次有序地定植在皮肤上,犹如一层生物屏障,使致病菌及其他外界菌无法立足于皮肤。当皮肤组织结构破坏,金黄色葡萄球菌(*Staphylococcus aureus*)因具较强的侵袭力可引起局部的化脓性感染,也可引起肺炎、假膜性肠炎、心包炎及败血症、脓毒症等。本例患者在红皮病基础上出现皮肤感染及全身感染症状,从皮肤创面分泌物及血液中均培养分离出甲氧西林敏感的金黄色葡萄球菌,为该患者的病原诊断及治疗提供了重要依据。

病 史 摘 要

患者女,54岁,湖南娄底人,农民。因"全身肿胀、脱屑、四肢皮肤渗液3年,发热4d"于2017年7月22日入住皮肤科。

现病史 患者3年前无明显诱因出现双侧膝盖内侧、双侧肘内红斑,皮肤干燥,脱屑明显,伴明显瘙痒,于当地医院就诊考虑"湿疹"。此后患者红斑、脱屑反复发作,1年前就诊于我院门诊,皮肤病理检查显示"符合湿疹改变",予相应治疗后好转,但停药后复发,反复于我院门诊及其他专科医院就诊,4d前出现发热,最高体温不详,皮肤肿胀加重,双手、双足皮肤出现渗液,异味明显,遂再次就诊于我院,门诊以"红皮病"收住我院皮肤科。

既往史 既往体健,可疑中药过敏史,余无特殊。

个人史、婚育史、月经史、家族史 无特殊。

体格检查 体温39.9℃,脉搏124次/min,呼吸22次/min,血压132/81mmHg。神清,心肺腹未见明显异常。皮肤专科情况:面部、四肢末端皮肤发红肿胀,躯干、四肢皮肤暗沉,肥厚干燥,有浸润感,伴大面积糠秕状脱屑,四肢末端可见大量渗出,黄白色脓性分泌物,以指间、趾间为显著,有明显异味,口腔、外阴、肛周无红肿、糜烂。

实验室检查与其他特殊检查 2016年9月23日左侧腰部暗红斑病检:灶性角化不全,海绵水肿,浅层血管周围致密淋巴细胞、组织淋巴细胞浸润,符合湿疹改变。

入院诊断

1. 红皮病(湿疹? 肿瘤?)。

2. 皮肤感染。

3. 败血症?

临 床 诊 治

临床思维

1. 红皮病病因(湿疹?肿瘤?) 全身皮肤典型红皮病改变,红皮病诊断明确。红皮病可由湿疹、淋巴瘤、药物过敏等原因诱发,结合病史,考虑湿疹所致红皮病可能性大,但肿瘤所致不能排除。

2. 皮肤感染 患者双手、双足皮肤出现渗液,考虑皮肤感染可能,需密切观察体温变化,根据情况送检皮肤创面渗出液培养。

3. 败血症 患者体温 39.9℃,发热 4d,双手、双足皮肤出现大量渗出,为黄白色脓性分泌物。需考虑皮肤感染是否引起败血症,需进一步采集血标本做血培养。

诊疗经过 入院后送检皮肤创面渗出液培养、血培养。查血常规:WBC 28.5 × 10⁹/L,N% 90%,Hb 103g/L,PLT 370 × 10⁹/L。尿常规:WBC(干化学)1+。PCT 0.21ng/ml,CRP 138.0mg/L,ESR 65mm/h。病毒检查、呼吸道九联、结核抗体、T-SPOT 均正常。狼疮检查及 ANA 谱正常,免疫及风湿检查正常。肿瘤 C12 正常。右侧腰部红斑处病理检查:"亚急性皮炎"病理改变,诊断请结合临床,建议排除药物引起可能。

7 月 24 日血培养结果回报:金黄色葡萄球菌。创面分泌物培养结果回报:金黄色葡萄球菌。予抗感染治疗:左氧氟沙星针 0.3g 2 次 /d,磷霉素 3g,每 8h 一次。辅助治疗:免疫调节(复方甘草酸苷针);抗组胺(门冬氨酸钙针、苯磺贝他斯汀片等);外用药物(聚维酮碘、糜烂处高锰酸钾溶液稀释后冲洗四肢肿胀处;复方氟米松软膏等外用于手足角质层厚处;凡士林外用于干燥脱屑处);补液、改善营养、清创护理等对症支持治疗。患者经治疗后好转出院。

微生物检验 血培养 18h 报阳,直接抽取培养瓶内液体涂片镜检,可见革兰氏阳性球菌,呈葡萄状排列。转至血平板培养 24h 后,可见 β 溶血菌落,中等大小。质谱鉴定为金黄色葡萄球菌。创面分泌物培养结果报告:金黄色葡萄球菌。药敏结果显示为甲氧西林敏感金黄色葡萄球菌,对常用抗菌药物均为敏感。

最终诊断 根据患者症状,体征,血常规白细胞及中性粒细胞升高等感染性指标改变及血培养和治疗效果,最终诊断明确为:①红皮病;②湿疹;③金黄色葡萄球菌皮肤感染;④金黄色葡萄球菌败血症。

讨论与点评

金黄色葡萄球菌是一种重要的常见病原菌,可引起局部的化脓性感染,也可引起肺炎、假膜性肠炎、心包炎及败血症、脓毒症等全身感染。甲氧西林敏感的金黄色葡萄球菌(MSSA)常引起社区感染,而耐甲氧西林金黄色葡萄球菌(MRSA)则常引起医院感染且难以治疗。本案例中,患者全身肿胀、脱屑、四肢皮肤渗液 3 年,病理检查诊断湿疹,给予相应治疗后好转,但停药后复发。本次入院前 4d 出现发热,入院查 WBC 及 N% 均升高,皮肤创面渗出液培养、血培养鉴定均分离出金黄色葡萄球菌（MSSA），经抗感染、清创护理等对症支持治疗，患者好转出院。本案例患者有红皮病及湿疹，皮肤屏障破损，极易出现继发感染，病原菌由皮损处入血，导致败血症。本案例为一例甲氧西林敏感金黄色葡萄球菌（MSSA）引起的社区感染，经过积极的抗菌治疗后感染得以有效控制，患者好转。

（刘乐平　晏　群）

案例 4 慢性肾功能不全并发金黄色葡萄球菌导管相关血流感染

导　言

导管相关血流感染(catheter-related associated bloodstream infection,CRABSI)是指带有血管内导管或者拔除血管内导管48h内的患者出现菌血症或真菌血症,伴有发热(体温>38℃)、寒战或低血压等感染表现,并且除血管导管外无其他明确的感染源。维持性血液透析是急慢性肾衰竭患者肾脏替代治疗的主要措施,中心静脉导管留置是血液透析患者建立血管通路的常用措施。本案例为慢性肾衰竭患者免疫能力低下,且中央导管留置属于侵入性操作,容易出现导管相关血流感染,致病菌以金黄色葡萄球菌(*Staphylococcus aureus*)、大肠埃希菌和肠球菌最为多见。CRABSI的诊断依靠规范的外周静脉血和导管静脉血样本采集和培养。因此加强对置管患者感染的预防与监测,规范CRABSI患者血标本采集与培养操作方法对导管相关血流感染的诊治非常重要。

病 史 摘 要

患者男,69岁,湖南宁乡人,无业人员。因"双下肢水肿40年,血肌酐升高11年,右颈部血透导管功能不良1个月,于2017年12月19日入住肾内科。

现病史　患者于40年前劳累后出现双下肢对称性水肿,蛋白尿阳性,确诊为"肾病综合征",激素治疗好转后多次反复出现水肿,全身乏力不适,且服药间断不规范,11年前查血肌酐200μmol/L,尿蛋白3+,此后病情反复且逐渐加重,4年前行左前臂动静脉内瘘术后规律血液透析治疗。2017年10月19日因内瘘闭塞行右侧颈内静脉置管术,术后行血透治疗血流量佳。2017年10月27日行血透时出现导管功能不良,下机后导管处疼痛难忍,当地医院予以尿激酶通管并加强护理,导管功能仍不能恢复,且右颈部置管处疼痛,活动稍受限,为求进一步治疗再入我院。患者近1个月以来,无畏寒发热,精神欠佳,食欲可,夜间因右颈部置管处疼痛失眠,大便干结,已无小便,体重无明显改变。

既往史、个人史、婚育史及家族史　均无特殊。

体格检查　体温36.5℃,脉搏80次/min,呼吸20次/min,血压156/100mmHg。慢性病容,贫血貌,皮肤黏膜色泽苍白,口唇苍白。右侧颈部可见颈内静脉置管,颈动脉搏动正常,双肺呼吸音清晰,心率80次/min,律齐,腹部平软,无压痛,无反跳痛。肠鸣音正常。右上肢上抬活动稍受限,左前臂可见动静脉内瘘术后瘢痕,未扪及震颤,听诊无血管杂音。双侧下肢无水肿。

实验室检查与其他特殊检查　腹部B超示双肾实质病变、双肾萎缩、双肾多发囊肿、右肝囊肿、胆囊多发结石、胆囊炎。

入院诊断

1. 慢性肾炎综合征慢性肾功能不全（CKD 5 期）。
2. 人工动静脉瘘闭塞（左前臂）。
3. 导管功能不良。
4. 胆囊结石（多发）、胆囊炎。
5. 肾囊肿（双肾多发）。
6. 肝囊肿。

临 床 诊 治

临床思维

1. **慢性肾炎综合征** 慢性肾功能不全（CKD 5 期）患者双下肢水肿 40 年，血肌酐升高 11 年，现维持性血液透析。下一步予以规律血透及对症支持治疗，同时完善血常规、肝肾功能、电解质、血糖、血脂、凝血功能等相关检查。

2. **人工动静脉瘘闭塞（左前臂）** 2013 年行左前臂动静脉内瘘术，2017 年内瘘闭塞。

3. **导管功能不良** 患者于 2017 年 10 月 19 日行右侧颈内带涤纶套带隧道的中心静脉置管术，术后行血透治疗、血流量佳，自 2017 年 10 月 27 日起出现血透后置管处疼痛明显，常发生堵管，曾予以尿激酶通管，诊断明确。导管功能不良，并有右颈部置管处疼痛，需要警惕导管相关血流感染可能，下一步应注意观察患者体温，复查血常规，PCT 等感染指标，必要时做血培养，完善磁共振透析管水成像检查明确透析管情况，明确是否需重新置管。

诊疗经过 入院后查血常规：WBC 7.1×10^9/L，N% 79.2%，RBC 3.14×10^{12}/L，Hb 95.0g/L；血肌酐：986.0μmol/L；ESR 48.0mm/h。透析管磁共振示：透析管周围纤维蛋白鞘形成。患者入院后 5d（2017 年 12 月 24 日中午）开始出现高热、畏寒、寒战，伴头晕及嗜睡，体温最高达 40.3℃，查血常规：WBC 12.4×10^9/L，N% 87.1%；PCT 0.553ng/ml。于发热当日中午和晚上送两次导管静脉血及外周静脉血标本进行血培养，予以头孢曲松 1g 1 次/d 静滴经验性抗感染治疗。2017 年 12 月 25 日血培养一级报告报革兰氏阳性球菌，同时送两次导管静脉血标本进行血培养。

2017 年 12 月 27 日 2 次外周血培养终极报告均回报显示金黄色葡萄球菌，药敏结果：对青霉素 G 耐药，对苯唑西林、对利奈唑胺、莫西沙星及庆大霉素等敏感。复查 PCT 57.68ng/ml，CRP 160.0mg/L。根据药敏试验结果，停头孢曲松，改利奈唑胺 0.6g 2 次/d 静滴 + 口服抗感染治疗。

2017 年 12 月 29 日一套静脉血及一套导管血培养均回报金黄色葡萄球菌（MSSA）。考虑到导管相关性感染存在，拔除原来导管并重新置管。患者经改用敏感抗生素后，体温逐渐恢复正常，一般情况较前好转，考虑到患者经济情况，于 2017 年 12 月 29 日停利奈唑胺，改莫西沙星 0.4g 1 次/d 静滴继续抗感染治疗。

2017 年 12 月 30 日复查血常规示 WBC 5.7×10^9/L，N% 76.2%；PCT 18.84ng/ml；CRP 123.0mg/L，以上感染指标均较前下降。患者一般情况也较前好转，予以出院，嘱出院后继续口服莫西沙星抗感染治疗。

微生物检验 2017 年 12 月 24 日和 25 日分别接收肘静脉血和导管血，报阳后经血培养物转厌氧培养 24h,厌氧血平板上无细菌生长,需氧培养 24h 血平板上可见光滑、完整微隆起、半透明的菌落(图 4-1)。革兰氏染色镜检可见革兰氏阳性球菌,呈无规则葡萄串状排列,无芽孢,直径 0.5~1.5μm(图 4-2)。最终鉴定(方法)为金黄色葡萄球菌,药敏结果显示为甲氧西林敏感金黄色葡萄球菌(MSSA)。

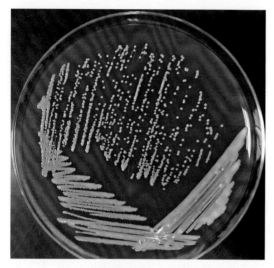

图 4-1　血培养瓶阳性标本培养 24h,
血平板上菌落形态

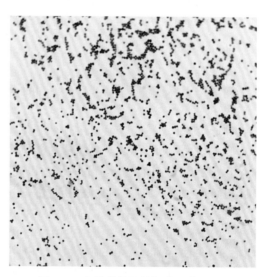

图 4-2　血培养瓶阳性标本培养 24h,
血平板上菌落涂片镜检(革兰氏染色 ×1 000)

导管培养是导管相关血流感染实验诊断的常用方法。导管培养半定量法是将无菌采集的插入患者体内最远端约 5cm 的导管片段在平板中来回滚动,并于二氧化碳孵育箱中过夜培养后,计算在平皿上的菌落数;定量培养法是将每 5cm 长的导管片段进行超声洗脱后接种在平皿上培养过夜,计算次日平皿上菌落数。当半定量培养结果 ≥15CFU/ 平板,定量培养结果 ≥100CFU/ 平板,且与外周静脉血培养(至少 1 次)分离到的病原菌相同,同时伴有明显的局部和全身中毒症状时,即可诊断。

由于导管培养需拔除导管,故对需保留导管患者仅可使用血培养法进行诊断,需送检 2 套标本进行血培养,一套来自外周静脉,另一套从中心静脉导管采集。比较中心静脉导管血培养与外周静脉血培养的菌落数,前者大于后者 3 倍可诊断 CLABSI;或当中心静脉导管血培养比外周静脉血培养出现阳性结果的时间至少提前 120min 时,对 CLABSI 的诊断有重要价值。因此,血培养有助于 CLABSI 的诊断,尤其是对需保留导管患者的 CLABSI 的诊断。

最终诊断　①金黄色葡萄球菌败血症;②导管相关性血流感染;③慢性肾病综合征、慢性肾功能不全(CKD 5 期);④导管功能不良(透析管周围纤维蛋白鞘形成);⑤人工动静脉瘘闭塞(左前臂);⑥胆囊结石(多发)胆囊炎;⑦肾囊肿(双肾多发);⑧肝囊肿。

讨论与点评

维持性血液透析是急慢性肾衰竭患者肾脏替代治疗的主要措施,中心静脉导管留置是血液透析患者建立血管通路的常用措施,但该操作属于侵入性操作,细菌常从皮肤置管处进入血流或通过导管的开口进入血液循环,极易发生中心静脉导管留置导致的血流感染,且长期静脉置管的患者更易出现导管相关性感染。研究发现,血液透析患者的感染风险是普通人群的 30~50 倍,感染是导致维持性血液透析患者死亡的严重并发症之一。

本案例患者为老年男性,维持性血液透析数年,有多种基础疾病,且慢性肾功能不全尿毒症期患者免疫功能低下,抵抗力差,身体一般情况较差,因此出现导管相关感染的风险比较大。该患者最初因透析导管功能不良入院,透析管磁共振示透析管周围纤维蛋白鞘形成,这可能与长期置管和患者长期钙磷代谢紊乱有关。起初并未注意到导管相关感染,直至入院后第 5 天患者出现高热、畏寒、嗜睡等感染中毒症状,送血培养发现金黄色葡萄球菌,予以药敏试验结果对应的敏感抗生素抗感染治疗后体温逐渐恢复正常。

国内外研究发现,导管相关感染病原检测中,致病菌以金黄色葡萄球菌、大肠埃希菌和肠球菌最多见。另外,维持性血液透析患者导管相关性感染的病原菌存在多重耐药情况,提示导管相关性感染的治疗需要以药敏检查结果为依据。近年来,尽管医务工作者的无菌操作技术提高,医院无菌意识得以强化,但与导管相关的感染发生率仍较高,可能与多种因素相关,如慢性肾衰竭患者的免疫能力低下,容易出现感染;合并有其他慢性疾病等。

该患者病情并无特殊,但仍能引发一些思考。短期或长期深静脉置管的患者发生导管相关感染的风险较大,应加强对置管患者感染的预防与监测,而病原学检查耗时滞后,且抗生素的使用可能影响检查阳性率,因此早期发现导管相关感染,尤其是导管相关血流感染显得尤为重要。临床上需要早期敏感的指标来反映导管相关感染。白细胞计数:即使是严重的全身性感染,白细胞计数也可以正常甚至低于正常范围,非感染原因引发炎症时白细胞计数也可以升高。CRP 作为炎症标志物,在诊断全身性感染时缺乏特异性。PCT 是无激素活性的降钙素前肽物质,细菌内毒素是其诱导的主要刺激剂。在严重感染伴有全身炎症反应时,PCT 血清水平明显上升,所以 PCT 血清浓度的高低与细菌感染密切相关。近期的研究发现,PCT 在鉴别全身性感染与非感染病因时具有较高诊断价值。

(王嘉惠 刘 菲)

案例 **5**　耐甲氧西林金黄色葡萄球菌感染性心内膜炎

导　言

感染性心内膜炎（infective endocarditis, IE）是指病原微生物经血行途径引起的心内膜、心瓣膜、邻近大动脉内膜的感染并伴赘生物形成。主要临床表现为弛张热，听诊可闻及心脏杂音，可出现皮肤淤点、Osler 小结、Janeway 斑、Roth 斑和甲下线状出血，以及脾大、贫血等。病原菌通常是高毒力的细菌，如金黄色葡萄球菌、溶血性链球菌或真菌等。血培养阳性是诊断感染性心内膜炎的主要标准之一，多次血培养可以提高病原体检出率，同时由于一些常见的致感染性心内膜炎的病原菌，如甲型溶血性链球菌和凝固酶阴性葡萄球菌等可能是污染菌，所以需在多个部位采集血标本进行培养。因此，为尽早明确诊断，避免延误治疗，怀疑感染性心内膜炎的患者应在抗生素使用之前，在不同部位多次采集血标本进行血培养检查，随后行抗菌药物治疗。

耐甲氧西林金黄色葡萄球菌（MRSA）是指表达 *mecA*、*mecC* 或具有其他甲氧西林（苯唑西林）耐药机制如青霉素结合蛋白与苯唑西林的亲和力发生改变的金黄色葡萄球菌。大部分 MRSA 菌株携带 *mecA* 基因，但少数不携带该基因，携带 *mecC* 基因或存在其他的耐药机制，如青霉素结合蛋白（penicillin-binding protein, PBP）改变或高产 β- 内酰胺酶等。MRSA 对所有 β- 内酰胺类抗菌药物耐药（头孢洛林除外）。

本例患者为一位年轻女性，1 个月前行 "经皮房间隔缺损封堵术"，术后 20d 左右开始出现发热，伴有气促，高度怀疑急性感染性心内膜炎。及时完善血培养及相关检查，明确病因 MRSA，为其诊治提供了重要的病原学依据。经手术清除赘生物病灶及万古霉素抗感染治疗，病情好转。

病 史 摘 要

患者女，23 岁，湖南常德人，教师。因 "发热、气促 4d" 于 2017 年 12 月 21 日入住心内科。

现病史　入院 4d 前患者着凉后出现发热、气促，最高体温 40℃，伴头痛，无明显畏寒、寒战、大汗、咳嗽、咳痰、骨关节疼痛等不适。在家休息 1d 后无明显好转，遂至当地诊所就诊，予以 "阿莫西林 / 克拉维酸钾" 输液抗感染治疗 1d，具体剂量不详，体温降至正常，次日再次出现发热、气促，伴咳嗽、咳痰，痰为白色黏痰，痰中有血丝，痰量约为 5ml/d，伴畏寒、寒战、心悸不适。为求进一步治疗，来我院就诊，门诊以 "急性感染性心内膜炎？" 收入院。起病以来，患者精神、食欲、睡眠欠佳，体重无明显减轻。

既往史　2017 年 11 月 24 日在我院行经皮房间隔缺损封堵术，术中置入 34.0mm 房缺封堵器，余无特殊。

家族史、月经史及个人史 无特殊。

体格检查 体温 38.8℃,脉搏 130 次 /min,呼吸 24 次 /min,血压 90/57mmHg。急性病容,神清合作,端坐位。全身皮肤黏膜无出血点,浅表淋巴结未扪及肿大,口唇无发绀,咽不红,扁桃体无肿大。呼吸稍促,双肺听诊呼吸音粗,未闻及明显干湿啰音。心率 130 次 /min,律齐,第一心音可,第二心音分裂,P2>A2,心尖区可闻及收缩期 3/6 级杂音,无传导,余瓣膜区未及杂音。

实验室检查与其他特殊检查 2017 年 12 月 21 日(外院)血常规:WBC 28.4×10⁹/L,N% 87.1%,Hb 95g/L,PLT 34×10⁹/L。心脏彩超:房间隔修补术后,二尖瓣前瓣根部紧邻封堵器处回声中断,根部见絮状回声及宽约 3.0mm 过瓣血流信号(左室 - 左房),左房及右心增大,肺动脉增宽,心包腔积液。

入院诊断

1. 急性感染性心内膜炎? 二尖瓣穿孔? 心功能Ⅳ级。
2. 房间隔缺损封堵术后。

临床诊治

临床思维

1. 患者为青年女性,发热、气促 4d,起病较急,不能平卧,既往有心脏病手术史。体查:端坐位,呼吸急促,心率较快,S2 分裂,P2>A2,心尖区可闻及收缩期 3/6 级杂音,外院心脏彩超提示二尖瓣新发改变,考虑急性感染性心内膜炎可能,需进一步完善血培养,复查心脏彩超,以明确诊断。

2. 房间隔缺损封堵术后:根据患者既往病史可明确诊断。

诊疗经过 入院后行规范血培养,查血常规:WBC 21.0×10⁹/L,N% 90.3%,Hb 100g/L,PLT 45×10⁹/L;PCT 2.58ng/ml。心脏彩超:房间隔缺损封堵术后(未见明显残余分流),二尖瓣前瓣瓣叶穿孔,左房大、右室、右房大,肺动脉高压,估测 SPAP89mmHg,三尖瓣中度反流,二尖瓣轻度反流(心率:136 次 /min)。考虑感染,予头孢哌酮 / 舒巴坦 2g 静脉滴注 3 次 /d 抗感染治疗,但患者体温无明显下降,且发生心力衰竭及Ⅰ型呼吸衰竭;12 月 22 日三套血液培养均阳性报警,初步报告革兰氏阳性球菌,抗感染治疗方案调整为万古霉素 1g 2 次 /d 静滴;同时,由于患者心功能急剧恶化,有急诊手术指征,12 月 22 日在全麻 CPB 下行"赘生物清除 + 二尖瓣瓣环重建 + 二尖瓣置换 + 房间隔缺损修补 + 三尖瓣成形术"。12 月 23 日血培养最终结果为金黄色葡萄球菌,根据药敏结果提示为耐甲氧西林金黄色葡萄球菌,继续万古霉素抗感染治疗。2017 年 12 月 25 日患者体温已正常,要求出院,出院时复查血常规:WBC 8.0×10⁹/L,Hb 101g/L,PLT 114×10⁹/L,N% 63.4%,已较入院时明显好转。

微生物检验 血培养阳性报警,直接涂片革兰氏染色可见革兰氏阳性球菌,单个、成对、四联、短链、不规则葡萄状或成簇排列(图 5-1)。转种血平板 35℃培养,形成圆形、光滑、边缘整齐、凸起、湿润、不透明、淡黄至橙黄菌落,β- 溶血(图 5-2)。质谱鉴定为金黄色葡萄球菌。药敏结果显示为 MRSA。

血培养为感染性心内膜炎关键的病原学实验诊断检验项目,须规范操作。其注意事项:①应立即采集血培养,宜在经验用药前 30min 内不同部位采集 2~3 套血培养。②亚急性心内膜炎时,宜每隔 0.5~1h 采集 1 套血培养,不同部位共采集 3 套血培养;如 24h 培养阴性,宜加做 2 套血培养。③皮肤寄生菌污染是假阳性最常见的原因。采集血培养应对皮肤进行彻底消毒;不应从留置导管处采血,避免出现假阳性结果。④假阴性最常见原因是在采血时患者已使用抗菌药物,为降低假阴性,宜使用含树脂的血培养瓶。

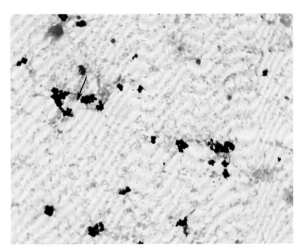
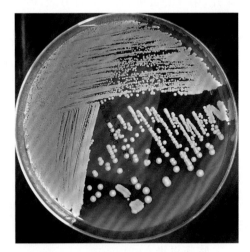

图 5-1   血培养瓶阳性标本涂片镜检   图 5-2   血培养瓶阳性标本培养 48h,
(革兰氏染色 ×1 000)   血平板上菌落形态

最终诊断   根据患者临床表现、体格检查、住院期间的检查结果及疗效,该患者最终诊断为:耐甲氧西林金黄色葡萄球菌感染性心内膜炎。

讨论与点评

感染性心内膜炎为心脏内膜表面的微生物感染,伴赘生物形成。引起心内膜感染的因素主要是病原菌侵入血流,心瓣膜异常及机体防御机制的下降。根据病程、有无全身中毒症状和其他临床表现分为急性和亚急性感染性心内膜炎。根据瓣膜材质又可分为自体瓣膜心内膜炎和人工瓣膜心内膜炎。自体瓣膜心内膜炎主要以链球菌和葡萄球菌感染为主。急性者主要由金黄色葡萄球菌引起,少数由肺炎链球菌、淋病奈瑟菌、A 群链球菌及流感嗜血杆菌等所致。亚急性以甲型溶血性链球菌最常见,其次为 D 群链球菌(牛链球菌)、表皮葡萄球菌等,真菌、立克次体和衣原体较少引起感染。人工瓣膜心内膜炎早期致病菌主要是表皮葡萄球菌、金黄色葡萄球菌;其次为革兰氏阴性杆菌和真菌。晚期则以链球菌常见,其中以甲型溶血性链球菌为主;其次为葡萄球菌,以表皮葡萄球菌多见;其他有革兰氏阴性杆菌和真菌。

人工瓣膜植入患者应高度警惕感染性心内膜炎的发生,及早预防。本例患者 1 个月前行"经皮房间隔缺损封堵术",术中置入 34.0mm 房缺封堵器,术后 20d 左右,患者出现发热,伴有气促,符合急性感染性心内膜炎特征;通过及时完善血培养及相关检查,明确为金黄色葡萄球菌感染,根据药敏结果,调整抗感染治疗方案,疗效显著。

(李 军)

案例 6 右膝关节假体植入后表皮葡萄球菌感染

导 言

假体周围感染(prosthetic joint infection,PJI)指的是关节置换手术后关节腔感染。通常分早期感染(术后 3 个月内)、延迟感染(术后 3~24 个月)与晚期感染(术后 24 个月后)。早期感染和延迟感染的病原菌通常源于植入假体时无菌措施不够严密,晚期感染则大部分由术后血源播散引起,延迟感染一般是低毒力的细菌引起,例如:凝固酶阴性葡萄球菌、痤疮丙酸杆菌所致局部、轻度的炎症反应。

表皮葡萄球菌(*Staphylococcus epidermidis*)是定植在皮肤和黏膜上的条件致病菌,可通过皮肤上皮屏障的创伤或医疗穿刺措施致病,与外科创伤及静脉导管感染等医院感染相关。本案例患者因"右膝翻修术"后 3 个月,右膝出现疼痛、肿胀,入院后进行关节腔穿刺,可见浑浊的血性液体和少许黄色颗粒,提示关节有炎症性病变,关节液培养最终结果为表皮葡萄球菌。并根据其药敏结果选择了万古霉素进行治疗,患者的病情有了明显的好转。关节滑液穿刺抽吸检查与病原体培养、鉴定与药敏试验是关节感染诊治的首选方法。

病 史 摘 要

患者女,65 岁,湖南岳阳人,退休人员。因"右膝翻修术后、疼痛及肿胀 3 个月加重 1 个月"于 2017 年 5 月 24 日入住关节外科。

现病史 患者于 2016 年 10 月 27 日在我院行右膝关节翻修术,术后予以伤口换药、循序功能锻炼、抗感染治疗。约 3 个月前右膝关节无明显诱因出现膝外侧疼痛,后逐渐右膝肿胀、积液,当地诊断为"右膝关节假体植入后感染",近 1 个月余来患者右膝疼痛、明显肿胀。为求进一步诊治,遂于我院就诊,门诊以"膝关节假体植入感染"收入院。起病以来,精神、饮食、睡眠可,大小便正常,体重无明显变化。

既往史、个人史、婚育史、月经史及家族史 无特殊。

体格检查 体温 36.7℃,脉搏 64 次/min,呼吸 20 次/min,血压 130/80mmHg。神清合作,心肺腹未见明显阳性体征,双下肢基本等长,右膝关节前侧可见一约 15.0cm 陈旧性手术瘢痕,皮温较对侧稍高,明显肿胀,无皮肤发红、破溃、窦道、渗液,无明显压痛及纵轴叩击痛,右膝伸屈 0°~110°,浮髌试验(+),右足背动脉搏可,末梢血运、感觉、活动可,左下肢无明显异常。

实验室检查与其他特殊检查 X 线片显示双膝关节可见人工关节置换影,未见明显松动及断裂征象,周围可见骨质疏松,右膝关节周围软组织仍肿胀。

入院诊断

右膝关节假体植入感染。

临床诊治

临床思维 患者为老年女性,行右膝翻修术后半年,右膝关节前侧可见一处长度约
15.0cm陈旧性手术瘢痕,右膝疼痛、明显肿胀,皮温较对侧稍高,右膝伸屈0°~110°,浮髌试
验(+)。X线片显示双膝关节可见人工关节置换影,周围可见骨质疏松,右膝关节周围软组
织肿胀。诊断考虑"右膝关节假体植入感染"可能性大,需要进一步完善相关检测,如血常
规、ESR、CRP、PCT、X线、关节液培养等。

诊疗经过 入院后查血常规:WBC 6.5×10^9/L,N% 67.5%,Hb 94.0g/L,PLT 254.0×10^9/L,
ESR 120.0mm/h,CRP及PCT正常。右膝关节腔穿刺抽出约25.0ml血性液体,稍浑浊,见少
许黄色颗粒状物,考虑为右膝假体植入后感染。关节液细菌培养:表皮葡萄球菌。药敏结
果:对奎奴普丁/达福普丁、利奈唑胺、万古霉素、四环素与替加环素敏感;对克林霉素、利福
平、复方新诺明、青霉素、苯唑西林、环丙沙星、左旋氟氧沙星与红霉素耐药;对庆大霉素、莫
西沙星中介。根据其药敏结果,予以万古霉素1g静脉滴注2次/d,万古霉素0.5g关节腔注
射1次/d,抗感染治疗18d后,患者一般情况好转,右膝穿刺可见少量清亮液体,右膝肿胀较
前明显减轻,皮肤无发红,皮温基本正常,右膝活动可,予以出院。

微生物检验 关节液培养24h后血平板上形成白色,圆形凸起,边缘整齐,表面光滑,
湿润,不透明的菌落,未见溶血(图6-1)。从血平板上挑取单个菌落进行革兰氏染色镜检可
见革兰氏阳性球菌,球形或稍呈椭圆形,直径1.0μm左右,排列成葡萄状,无鞭毛,无芽孢
(图6-2)。血浆凝固酶试验阴性。

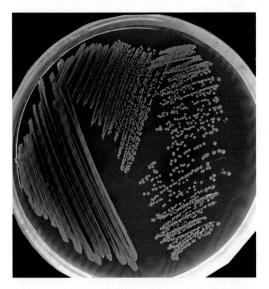

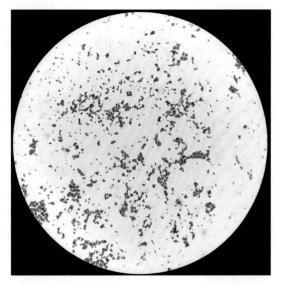

图6-1 关节液标本培养24h,血平板上菌落形态

图6-2 关节液标本培养24h,血平板上菌落涂片
镜检(革兰氏染色 ×1 000)

最终诊断 根据患者有右膝疼痛、肿胀的临床表现、体格检查浮髌试验阳性、住院期间
的检查结果发现感染的指标增高、关节液细菌培养为表皮葡萄球菌及治疗效果,该患者最终
诊断为:右膝关节假体植入后表皮葡萄球菌感染。

讨论与点评

表皮葡萄球菌是定植在皮肤和黏膜上的条件致病菌,可通过皮肤上皮屏障的创伤或医疗穿刺措施致病,与心内膜炎、免疫力低下住院患者、外科创伤及静脉导管感染等医院感染相关。感染仍是人工关节置换失败的首要原因,需要高度重视。人工关节置换术后假体周围感染的发病机制是致病微生物、假体和人体三者相互作用的结果。植入的人工关节是一种无法被粒细胞吞噬的大型异物,从而诱导产生了粒细胞的吞噬功能缺陷,具有定植细菌和真菌的高危险性。关节置换手术后的延迟假体周围感染通常发生在手术后 3~24 个月,多数为术中感染导致,一般由低毒力的细菌引起,例如:凝固酶阴性葡萄球菌、痤疮丙酸杆菌;可引起局部、轻度的炎症反应,临床表现为窦道,散在的隐匿脓肿,可以合并非特异性症状。

本案例患者因"右膝翻修术"后 3 个月,右膝出现疼痛、肿胀,入院后进行关节腔穿刺,可见浑浊的血性液体和少许黄色颗粒,提示关节有炎症性病变,关节液培养最终结果为表皮葡萄球菌,并根据其药敏结果选择了万古霉素进行治疗,患者的病情有了明显的好转。关节滑液穿刺抽吸检查仍然是诊断感染的最好方法。过去认为表皮葡萄球菌对人并不致病,但是近年来临床和实验室检测结果证实表皮葡萄球菌已经成为医源性感染常见重要病原菌,其耐药菌株日渐增多,这给临床医疗工作带来了极大的挑战,也提示我们在平时的工作中应对这类凝固酶阴性葡萄球菌引起重视。

(王思怡 刘文恩)

案例 7　肺炎链球菌感染性眼内炎

导　言

眼内炎(entophthalmia)为一种眼科急症,往往侵犯所有眼内组织,包括玻璃体、葡萄膜、视网膜,甚至角膜及巩膜,严重者可发展为全眼球炎。若诊断治疗不及时,可引起眼组织严重破坏,以致视力丧失、眼球萎缩。眼内炎可分为因眼外伤、眼内手术及角膜溃疡穿孔等细菌直接进入眼内所致外源性眼内炎,以及细菌或真菌经血流到达眼部引起的内源性(或转移性)感染性眼内炎。

肺炎链球菌(*Streptococcus pneumoniae*)为口腔和鼻咽部的正常菌群,可引起全身各部位的化脓性感染,但仅在少数情况下引起眼内炎,多见于小儿和老年人。患者年龄>70 岁,免疫力显著下降,受感染发展为眼内炎的概率增加。本案例患者在当地医院进行白内障(OD)手术治疗后第 2 天出现前房内可见大量积脓,血常规检验白细胞与中性粒细胞比值增高,提示感染。严格无菌操作技术下前房穿刺取得标本,经微生物检验分离到较纯的肺炎链球菌,且患者的症状与该菌属引起的化脓性感染症状相符,因而考虑为本案例眼内炎的病原菌。单纯静脉全身抗感染治疗效果不佳,通过局部穿刺清除脓液、敏感药物静脉全身抗感染治疗及患眼局部使用抗菌药物后病情得到控制。

病 史 摘 要

患者女,74 岁,湖南岳阳人,退休人员。因"右眼白内障术后 2d,视物不见 1d"于 2017年 12 月 17 日入住眼科。

现病史　患者诉 2d 前因患白内障(OD)在当地医院行手术治疗,手术顺利。1d 前出现呕吐,并视物模糊,进而出现视物不见,遂来本院就诊,门诊以"右眼内炎"收入院。自发病以来,患者一般情况较差,食欲缺乏,体重无明显变化,大小便正常,睡眠正常。

既往史、个人史、婚育史、月经史及家族史　均无特殊。

体格检查　体温 36.8 ℃,脉搏 84 次 /min,呼吸 20 次 /min,血压 140/76mmHg。视力右眼:光感,左 0.1 ;右眼外观无异常,上眼睑数根睫毛倒入眼内,球结膜充血,角膜表面可见浑浊及云翳明显水肿,前房内可见大量积脓,余眼内窥不见。左眼眼睑无水肿,上眼睑数根睫毛倒入眼内,球结膜无充血,角膜表面可见少量云翳,虹膜纹理清,前房深浅可,Tyndall's 征(−),瞳孔不圆,直径约 3mm,对光反射存,人工晶体透明,位正,玻璃体浑浊,眼底视乳头界清,色淡红,C/D=0.3,黄斑中心凹反光不可见。眼压右 Tn 左 14mmHg。

实验室检查与其他特殊检查　血常规:WBC 16.6×10^9/L,N% 83.2%,Hb 138g/L,PLT 338×10^9/L。

入院诊断

1. 眼内炎(右眼)。
2. 手术后状态(右眼白内障术后)。
3. 人工晶体眼(左眼)。

临 床 诊 治

临床思维 患者 2d 前右眼白内障手术史,专科检查右眼视力下降,充血水肿,右眼前房内大量积脓,拟诊眼内炎(右眼)。需要进一步完善穿刺液常规、革兰氏染色及培养以明确诊断。

诊疗经过 院后先后行"右眼玻璃体腔穿刺抽液术 + 玻璃体腔药物注射术 + 前房冲洗术""右眼角膜清创复位术 + 虹膜还纳术""右眼结膜瓣遮盖术",并送检穿刺液涂片及细菌培养,先后使用玻璃体腔内注入万古霉素 0.1ml,妥布霉素地塞米松滴眼液滴眼 4 次 /d,当日穿刺液直接涂片革兰氏染色镜检报告:革兰氏阳性球菌较多,遂加用左氧氟沙星静滴抗感染治疗、左氧氟沙星滴眼液、局部使用左氧氟沙星凝胶,第五日分泌液需氧培养及奥普托欣试验阳性,鉴定结果为肺炎链球菌。AST 对红霉素、青霉素、甲氧苄啶、复方磺胺甲噁唑耐药,对万古霉素、左氧氟沙星均为敏感药物。继续以上全身抗感染治疗及眼局部用药,两周后患者前房内下方积脓减少不显著,右眼球结膜充血及角膜好转不理想,于是将全身用药抗生素改为莫西沙星,三周后眼部症状明显好转,停用全身抗生素,局部继续予左氧氟沙星滴眼液、眼用凝胶抗炎、抗感染等相关对症治疗,患者术后恢复良好,于治疗后 1 个月出院。

微生物检验 穿刺液涂片革兰氏染色镜检可见成双排列的革兰氏阳性似矛头状菌体,钝端朝内,尖端朝外,少数也呈短链状,大小不等,较其他链球菌体积大,不形成芽孢,无鞭毛。

穿刺液接种血平板,5%~10% 的 CO_2 的条件下 35℃培养 24h,血平板上形成灰色、半透明、湿润的圆形菌落,周围有草绿色溶血环(图 7-1)。菌落涂片见成双排列或短链状排列的革兰氏阳性菌(图 7-2)。质谱仪鉴定为肺炎链球菌。奥普托欣试验阳性。

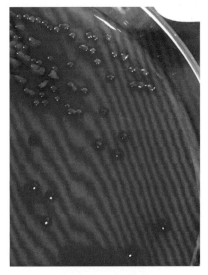

图 7-1 眼部穿刺液标本培养 24h,血平板上菌落形态

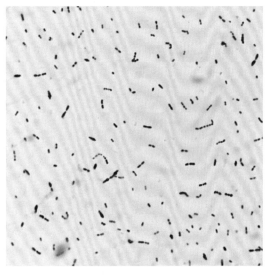

图 7-2 眼部穿刺液标本培养 24h,血平板上菌落涂片镜检(革兰氏染色 ×1 000)

　　穿刺液标本采集注意事项:尽量在使用抗生素之前留取标本。采集时一定要严格执行无菌操作技术,避免污染。加入抗凝剂的标本采集后要与抗凝剂充分混匀并及时送检。同时做厌氧培养,运送过程要求严格厌氧环境。

　　最终诊断　根据患者就诊时有右眼白内障术后 2d 出现视物不见的病史;体格检查发现右眼视力下降,充血水肿,前房内大量积脓;右眼内穿刺液涂片革兰氏染色镜检、细菌培养与鉴定结果为肺炎链球菌,以及治疗效果,可以明确诊断为:肺炎链球菌右眼眼内炎。

讨论与点评

　　肺炎链球菌为口腔和鼻咽部的正常菌群,可引起全身各部位的化脓性感染,但仅在少数情况下引起眼内炎,多见于小儿和老年人。在白内障摘除手术后感染性眼内炎的发生病例中,最常见的致病菌为凝固酶阴性葡萄球菌,睑缘的带菌状态是白内障摘除手术后感染性眼内炎发生的重要危险因素。本案例为在当地医院行白内障(OD)手术,术后 2d 出现前房内可见大量积脓与血白细胞与中性粒细胞比值增高,提示感染。严格无菌操作技术下前房穿刺取得标本,经微生物检验分离到较纯的肺炎链球菌且患者的症状与该菌属引起的化脓性感染症状相符,因而考虑为本案例眼内炎的病原菌。患者年龄>70 岁,抵抗力显著下降,受感染发展为眼内炎的概率增加。

　　本案例中分离的肺炎链球菌对首选药物红霉素、青霉素、甲氧苄啶、复方磺胺甲噁唑均表现为耐药。术中虽静脉注射使用了敏感的万古霉素,术后也应用了敏感药物头孢他啶静脉滴注,但其感染并未得到明显好转,改用局部左氧氟沙星滴眼、左氧氟沙星凝胶敷贴联合静脉用药后患者眼部感染症状逐渐减轻。分析原因可能是眼内结构血管分布少,静脉给药常难以在病灶达到有效的药物浓度,局部用药的效果甚至优于静脉给药,且氟喹诺酮类抗生素眼内穿透性强,故专家建议术后宜采用氟喹诺酮类抗生素滴眼液。同时还建议为减少注射药物向眼外弥散,维持玻璃体腔药物浓度,重症急性化脓性眼内炎应全身使用与玻璃体内注射药物相同的抗生素治疗。本案例在使用左氧氟沙星局部用药同时也使用了左氧氟沙星＋头孢噻肟全身抗感染,同时辅以玻璃体腔内注射万古霉素,效果明显。两周后停止静脉用药后继续局部使用左氧氟沙星滴眼,患者逐渐好转出院。

(刘 宁)

案例 **8** 肺炎链球菌中耳炎合并耳周脓肿

导　言

中耳炎（tympanitis）是中耳部位受到细菌或病毒感染所造成的累及中耳全部或部分结构的炎性疾病。病原体可经咽鼓管途径、外耳道-鼓膜途径与血行感染。肺炎链球菌、流感嗜血杆菌、卡他莫拉菌是引起中耳炎的主要致病菌。肺炎链球菌、流感嗜血杆菌、卡他莫拉菌是引起中耳炎的主要致病菌。近年，由病毒引起的中耳炎在不断增加，它可单独致病，也可与细菌共同致病。所有的呼吸道病毒均可引起中耳炎，其中以呼吸道合胞病毒和鼻病毒最常见。

肺炎链球菌（*Streptococcus pneumoniae*）感染引起的中耳炎多见于 3 岁以下的儿童，而本例患者是一位 84 岁高龄的老年人，既往有糖尿病病史，因此肺炎链球菌感染可能与老年人机体免疫力差、同时伴有慢性疾病等易感染因素有关。本例患者右耳周痛 1 年余、肿胀半年入住本院。入院后取右外耳道脓性分泌物培养证实是"肺炎链球菌"，本例中肺炎链球菌对青霉素、左氧氟沙星、万古霉素等多种抗菌药物敏感，选用对肺炎链球菌敏感的头孢曲松及左氧氟沙星滴耳剂抗感染治疗，以便保证临床治疗效果，但仍应注意抗菌药物的使用时间，防止出现敏感性下降甚至耐药。

病 史 摘 要

患者男，84 岁，湖南长沙人，退休人员。因"右耳周痛 1 年余、肿胀半年"于 2016 年 12 月 31 日入住耳鼻喉科。

现病史　患者 2015 年底无明显诱因出现右耳周痛，伴有耳闷，自行掏耳朵后可见棉签上有白色样物，不臭，伴有听力下降，有耳鸣，呈"心跳"声音，无头痛头晕，无畏寒发热，未予重视。2016 年 6 月开始出现右耳周围肿胀，触之疼痛明显，左耳无上述症状。为求进一步诊治，遂来我院就诊，门诊以"右耳耳周脓肿"收入院。患者自发病以来，神志清，精神可，饮食睡眠可，大小便正常，近期体重未见明显变化。

既往史　有糖尿病病史，服药规律。个人史、婚育史和家族史无特殊。

体格检查　体温 36.5℃，脉搏 70 次 /min，呼吸 17 次 /min，血压 105/80mmHg。右耳周皮肤肿胀，触痛明显，右外耳道狭窄，右鼓膜无法窥及，左侧耳无牵拉痛，外耳道皮肤无红肿，左鼓膜正常，双侧乳突区无压痛。

实验室检查与其他特殊检查　耳乳突 CT（外院）：右侧乳突炎，右侧颞部囊肿异常信号并周边渗出性改变，考虑感染性病变并脓肿形成；双侧额顶部散在异常信号，多为缺血灶；老年性脑改变；筛窦炎。

入院诊断
右耳周脓肿查因？

临床诊治

临床思维

1. 慢性化脓性中耳炎？ 患者临床表现为耳周痛,耳内流脓性分泌物 1 年余,伴有听力下降,耳乳突 CT 示右侧颞部囊肿异常信号并周边渗出性改变,考虑感染学病变并脓肿形成,需进一步完善相关检验检查,如脓性分泌物培养找病原菌、血常规、PCT 等。

2. 慢性分泌性中耳炎继发感染？ 患者有听力下降,耳内流脓性分泌物,此诊断不能排除,需进一步完善相关检验检查如颞骨高分辨率薄层 CT,应警惕黏膜下型鼻咽癌累及咽旁间隙,压迫咽鼓管。

诊疗经过 入院后查血常规示:WBC $12.8 \times 10^9/L$,N% 82.7%,Hb 141g/L,PLT $203 \times 10^9/L$,PCT 0.33ng/ml,送耳周脓液行细菌培养,并予以清洗外耳道,头孢曲松抗感染治疗。耳乳突 HRCT 示:①右侧颞耳部软组织肿胀并颞骨乳突部骨质破坏,原因待查,感染性病变? 其他待排;②鼻窦炎。电子耳镜示:左外耳道干洁,鼓膜完整,右外耳道可见较多脓性分泌物,外耳道后上壁稍隆起,表面充血,鼓膜窥不清。

入院 1d 后脓液细菌培养鉴定结果为肺炎链球菌,2d 后药敏结果:对青霉素、头孢菌素、美罗培南、左氧氟沙星、万古霉素、利奈唑胺及复方新诺明等敏感,对红霉素及四环素耐药。根据药敏结果,继续头孢曲松抗感染。患者手术指征明确,排除手术禁忌证,于 2017 年 1 月 6 日行"乳突根治术(右耳)",术后继续抗感染,治疗 1 周后出院,继续外用左氧氟沙星滴耳剂。

微生物检验 2017 年 1 月 2 日脓液培养 24h 后,血平板上可见细小、圆形、湿润、中央呈脐窝状、表面光滑的菌落,四周有草绿色溶血环(图 8-1)。显微镜下为革兰氏阳性球菌,呈矛头状,成双或链状排列(图 8-2)。经质谱鉴定为肺炎链球菌,药敏结果显示对青霉素、头孢菌素、美罗培南、左氧氟沙星、万古霉素、利奈唑胺及复方新诺明等敏感,对红霉素及四环素耐药。

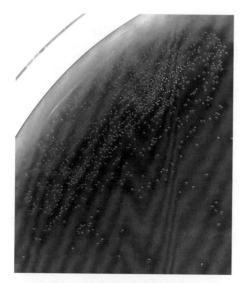

图 8-1 耳周脓液标本培养 24h,
血平板上菌落形态

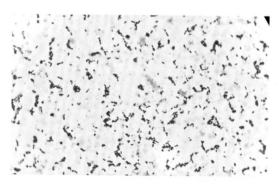

图 8-2 耳周脓液标本培养 24h,血平板上菌落
涂片镜检(革兰氏染色 ×1 000)

最终诊断　根据患者临床表现为耳周痛,耳内流脓性分泌物 1 年余,伴有听力下降;体查发现右耳周皮肤肿胀,触痛明显;耳乳突 CT 示右侧颞部囊肿异常信号并周边渗出性改变,血常规白细胞及中性粒细胞明显升高,耳内脓液培养分离出肺炎链球菌,最终诊断为:肺炎链球菌中耳炎合并耳周脓肿。

讨论与点评

肺炎链球菌感染引起的中耳炎多见于 3 岁以下的儿童,而本例患者是一位 84 岁高龄的老年人,既往有糖尿病病史,因此肺炎链球菌感染可能与老年人机体免疫力差,又伴有慢性疾病等易感染因素有关。肺炎链球菌广泛存在,是口腔和鼻咽部正常菌群,它可通过飞沫、分泌物传播,也可以在呼吸道自体转移。该菌一般不致病,当机体抵抗力下降时,可以穿越黏膜屏障进入血流,引起菌血症和脑膜炎等侵袭性肺炎链球菌疾病,危险因素包括年龄、环境和体质等。2 岁以下儿童和 65 岁以上老人更容易患病。

近年来,世界范围内耐青霉素及多重耐药肺炎链球菌株逐渐增加。本例中肺炎链球菌对青霉素、左氧氟沙星、万古霉素等多种抗菌药物敏感,选用对肺炎链球菌敏感的头孢曲松及左氧氟沙星滴耳剂抗感染治疗,以便保证临床治疗效果,但仍应注意抗菌药物的使用时间,防止出现敏感性下降甚至耐药。

(钟一鸣)

案例 9 戈登链球菌败血症并发感染性心内膜炎

导 言

败血症(septicemia)是指致病细菌侵入血液循环中生长繁殖引起的急性全身性感染,高热、寒战为临床常见症状,部分患者还可出现脉细速、呼吸加快、血压下降等。病死率可达30%~50%,尤其是老人、儿童、有慢性病或免疫功能低下者,治疗不及时及有并发症者,预后更为恶劣。感染性心内膜炎是败血症并发症之一,血流中病原微生物经血行途径可导致心内膜、心瓣膜、邻近大动脉内膜的感染。

戈登链球菌(*Streptococcus gordonii*)是一种甲型溶血(α溶血)性链球菌,属于非化脓链球菌的缓症链球菌群。甲型溶血性链球菌的许多菌种可引起龋齿、心内膜炎等具有重要临床意义的疾病。感染性心内膜炎临床表现多样,且多表现为低热和非典型临床症状。血培养是诊断的关键。本例患者在当地医院多次血培养阳性,且病原菌对大多数抗菌药物普遍敏感,以"败血症"进行治疗有效,但患者发热反复发作未根除。经入住本医院进一步检查发现,患者除有败血症外还伴有感染性心内膜炎并心脏瓣膜赘生物形成。考虑赘生物上的细菌持续进入血流,导致患者发热症状反复出现,病情迁移。通过手术清除了心脏瓣膜赘生物并在术后积极进行足疗程的抗菌药物治疗,除去了不断进入血流的赘生物上病原菌,患者得以痊愈。

病 史 摘 要

患者男,40岁,湖南岳阳人,个体商人。因"反复发热、畏寒3个月余"于2017年2月24日入住感染科。

现病史 患者于2016年11月受凉后出现发热,发热为持续性,最高体温39.5℃,体温升高主要见于晚上,伴有畏寒,无寒战、胸闷,自行服用抗生素(具体不详)后体温可降至正常,但第2天下午继续发热,反复持续一周后,于当地医院就诊,予"输液"3d后体温可正常2d,当地血培养示"链球菌属",诊断为"败血症",予莫西沙星抗感染治疗14d,体温降至正常后出院。2017年1月31日患者再次出现发热,再次就诊当地医院,血培养再次发现"链球菌属",予以利奈唑胺抗感染15d,体温降至正常后出院。2017年2月22日患者再次出现发热,于当地医院予以莫西沙星抗感染1d后体温降至正常,为求进一步诊治,遂来我院就诊,门诊以"败血症"收住感染科。自起病以来,患者精神、睡眠可,情绪稳定。食欲可,大便正常,黄色,无里急后重。小便颜色正常,无尿频,无尿急,无尿痛,无滴沥不尽。体重无明显变化。

既往史 有慢性乙型病毒性肝炎病史6年,腔隙性脑梗死病史3个月,原发性甲亢10年,胆囊息肉病史。2016年9月份出现左小腿外侧皮肤红肿、流脓,未予特殊处理自行好转。余无特殊。

个人史 吸烟 20 年,20 支 /d,偶有饮酒,余无特殊。

婚育史、家族史 无特殊。

体格检查 体温 36.5℃,脉搏 70 次 /min,呼吸 20 次 /min,血压 110/70mmHg。神志清楚,自主体位,查体合作。双肺呼吸音清,心率 70 次 /min,心律整齐,心音正常,二尖瓣区可闻及收缩期 3/6 级吹风样杂音,无心包摩擦音。腹部隆起,腹壁柔软,无压痛及反跳痛。

实验室检查与其他特殊检查 外院 PCT 0.15ng/ml,ESR 63.00mm/h,超敏 CRP 28.70mg/L。血培养:链球菌属细菌生长。心脏彩超:二尖瓣轻度反流。腹部彩超:胆囊内病变位于体部,考虑胆囊息肉样病变。甲状腺彩超:考虑甲亢复发。

入院诊断

1. 败血症。

2. 感染性心内膜炎。

临 床 诊 治

临床思维

1. 败血症 患者中年男性,反复发热 3 个月,有感染中毒症状。起病前曾有皮肤疖痈病史,外院多次血培养发现链球菌,抗感染治疗有效,故败血症诊断明确。需严密监测患者体温变化,发热时抽血培养,明确病原菌。

2. 感染性心内膜炎 患者反复发热,每次抗感染治疗后体温能降至正常,但停药后又再次发热,有甲亢病史,体查发现二尖瓣区心脏杂音,考虑感染性心内膜炎可能,需完善心脏彩超明确心脏是否有赘生物。

诊疗经过 入院后患者出现发热,体温 38.6℃,伴畏寒、乏力,送检血培养,查血常规:WBC 8.8×10^9/L,N% 80.6%,Hb 117g/L,PLT 240×10^9/L;PCT 0.06ng/ml,考虑患者外院血培养有链球菌属生长,予以莫西沙星 0.4g 1 次 /d 静滴经验性抗感染治疗。2 月 27 日血培养初步报告有革兰氏阳性菌生长,转血平板;2 月 28 日,血培养革兰氏阳性菌生长,质谱鉴定为戈登链球菌。结合患者反复发热的病史,每次抗感染治疗后体温能降至正常,但停药后又再次发热,患者左小腿曾有疖痈病史,考虑感染可能为病灶细菌持续进入血流,加之患者心脏可闻及收缩期吹风样杂音,考虑有感染性心内膜炎赘生物可能,需完善心脏彩超以明确。药敏结果显示除青霉素、氨苄西林中介外,对头孢曲松、头孢吡肟、美罗培南、左氧氟沙星、加替沙星、克林霉素、红霉素、四环素和万古霉素均为敏感。继续予以莫西沙星(0.4g 1 次 /d 静滴)抗感染治疗。

3 月 1 日患者心脏彩超示:二尖瓣前、后瓣瓣体心房侧见异常回声附着,大小分别约 5.0mm × 6.0mm(前瓣),12.0mm × 5.0mm(后瓣);二尖瓣赘生物形成并关闭不全,左房大;主、肺动脉增宽,三尖瓣轻中度反流,肺动脉瓣轻度反流。结合患者血培养结果,感染性心内膜炎诊断明确。转心外科手术治疗。

追踪患者病情,转科后予以莫西沙星 0.4g 1 次 /d 静滴抗感染治疗 6 周后行手术治疗,手术切除瓣膜赘生物送检微生物培养,培养出戈登链球菌,进一步确认赘生物上的病原菌与血流感染的病原菌一致。手术顺利,继续予以莫西沙星抗感染治疗 4 周后痊愈出院,出院 1

年后随访未复发。

微生物检验   患者血液培养报阳后转种血平板培养 24h,血平板上可见 α 溶血的灰白色细小菌落生长,圆形凸起、表面光滑、边缘整齐(图 9-1)。革兰氏染色涂片镜检可见革兰氏阳性球菌,呈单个、双个或短链状排列(图 9-2)。质谱鉴定戈登链球菌。

该菌对大多数抗菌药物普遍敏感,美国临床和实验室标准化委员会(Clinical and Laboratory Standards Institute,CLSI)强调青霉素和氨苄西林是其引起临床感染首选药物。本例戈登链球菌药敏结果显示对头孢曲松、头孢吡肟、美罗培南、左氧氟沙星、加替沙星、克林霉素、红霉素、四环素和万古霉素均为敏感,但对青霉素和氨苄西林中介。可能与本例患者在本次住院前已反复多次使用抗菌药物有关。

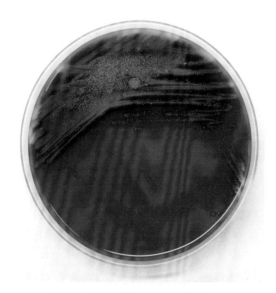

图 9-1   血培养瓶阳性标本培养 48h,
血平板上菌落形态

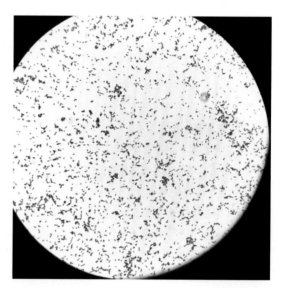

图 9-2   血培养瓶阳性标本培养 48h,血平板上菌落
涂片镜检(革兰氏染色 ×1 000)

最终诊断   戈登链球菌败血症并发感染性心内膜炎。

讨论与点评

戈登链球菌是一种甲型溶血性(α 溶血)链球菌,属于非化脓性链球菌的缓症链球菌群。Optochin 耐药、α 溶血或不溶血链球菌,常被称为草绿色链球菌。甲型溶血性链球菌的许多菌种可引起龋齿、心内膜炎等具有重要临床意义的疾病,尤其引起细菌性心内膜炎的甲型溶血性链球菌,需要鉴定到群或种,不能简单报告"甲型溶血性链球菌"。戈登链球菌广泛存在于人类口腔中,在对患者进行医疗侵入性操作时如拔牙,应做好预防感染措施。

感染性心内膜炎临床表现多样,且多表现为低热和非典型临床症状。本例患者最初以"败血症"进行治疗,尽管多次使用抗菌药物治疗,且病原菌对大多数抗菌药物普遍敏感,但患者心脏瓣膜赘生物存在病原菌,赘生物上的细菌持续进入血流,导致患者反复出现发热症状,引起病情反复。感染性心内膜炎的治疗是否成功取决于抗菌药物对微生物的根除情况,手术有助于根除微生物。抗菌药物治疗的总体原则为早期、足量、长程、杀菌药物联合。自身瓣膜性心内膜炎(native valve endocarditis, NVE)药物治疗时间应至少 2~6 周,需行人工瓣膜置换术的患者,术后继续行抗菌药物治疗方案,瓣膜培养阳性者需重新开始新的疗程,选择何种抗菌药物应依据最新复苏菌株的敏感性而定。术后治疗应遵循瓣膜手术后的通常推荐,但也应考虑感染性心内膜炎的特性,严密监测并积极治疗术后并发症。本例患者通过手术根除了病原微生物,并在术后积极进行足疗程的抗菌药物治疗,痊愈后未复发。

血培养是诊断败血症的关键。本案例两次抽血都在发热高峰时段,且在患者前期已使用抗菌药物治疗的情况下,在下一次使用抗菌药物之前抽血送检,两套血培养均较快培养出细菌。败血症一经诊断,在未获得病原学结果之前即应根据情况给予抗菌药物经验性治疗,以后再根据病原菌种类的药敏试验结果调整给药方案。抗菌药物应用原则:①应选用杀菌剂:及时应用针对性强的抗菌药物是治疗败血症的关键,结合临床表现及前期治疗反应予以调整。②联合用药:对病情危重患者宜选取两种抗菌药物联合应用。③足量足疗程用药:应当彻底杀灭病原菌,而非一时抑制,故抗菌药物的使用应足量,开始时剂量应偏大,分次静滴,疗程宜长,一般 3 周以上,或在体温下降至正常,临床症状消失后继续用药 7~10d。此外,应积极治疗局部感染病灶及原发病:①化脓性病灶应尽早给予切开引流;②停用或减量免疫抑制药;③有效治疗基础疾病;④及早去除或更换静脉留置导管。有迁移性病灶者,除局部治疗外,全身用药也应酌情延长。

（杨 芳）

案例 10 中间链球菌感染性心内膜炎

导 言

感染性心内膜炎(infective endocarditis, IE)是病原微生物经血行途径直接侵袭心内膜、心瓣膜或邻近大动脉内膜引起的炎症性疾病,常伴有赘生物,是一种致死性疾病,心脏瓣膜病患者易并发感染性心内膜炎。IE 的主要病原菌为甲型溶血性链球菌群,中间链球菌(*Streptococcus intermedius*)是甲型溶血性链球菌群的咽峡炎链球菌群(*S.anginosus group*)[以往曾称米勒链球菌群(*S.milleri group*)]中的一种。

本病案中,患者因"活动后气促"入院,诊断为"心脏瓣膜病"。入院期间患者出现发热,血培养分离出中间链球菌。血培养是诊断 IE 的"金标准",证实本案例心脏瓣膜病患者并发感染性心内膜炎。在行手术过程中,清除赘生物,对赘生物进行细菌培养亦分离出中间链球菌,再根据其药敏结果使用头孢曲松进行治疗,患者病情好转出院。

病 史 摘 要

患者男,50 岁,湖南益阳人,农民。因"活动后气促 2 个月余"于 2017 年 8 月 15 日入住心胸外科。

现病史 患者 2017 年 6 月无明显诱因出现活动后气促、憋闷,休息后好转,无咯血,无畏寒发热,无胸痛头晕,至当地医院诊断为"二尖瓣脱垂",给予治疗(具体不详)后症状稍缓解,为求进一步治疗来我院就诊,门诊以"二尖瓣重度反流"收入心胸外科。起病来精神状态欠佳,饮食睡眠欠佳,小便正常、大便稀稠,体重无明显变。

既往史、家族史和个人史 无特殊。

体格检查 体温 36.5℃,脉搏 94 次/min,呼吸 19 次/min,血压 121/78mmHg。营养中等,心前区无隆起,心尖搏动位于左侧第 5 肋间锁骨中线外侧 0.5cm 处。触诊心尖搏动明显,位置同上。双肺呼吸音清。心界叩诊浊音界稍向左侧扩大。主动脉瓣第二听诊区闻及叹气样杂音,心尖区可闻及Ⅲ/Ⅵ级收缩期吹风样杂音,无额外心音。周围血管征阴性。

实验室检查与其他特殊检查 心脏彩超示:二尖瓣前叶瓣尖于收缩期脱入左房约10mm,开放可,关闭裂隙,余瓣膜形态、回声及启闭可。房、室间隔回声连续。室间隔及左室后壁厚度正常,呈逆向运动,运动幅度尚可,静息状态下,左室壁未见明显节段性运动异常。心包腔内未见明显液性暗区。彩超提示二尖瓣口见收缩期偏心性蓝色反流束(重度)、三尖瓣口见收缩期蓝色反流束(轻度)。二尖瓣脱垂并关闭不全,左房、左室大,三尖瓣轻度反流。

入院诊断

心脏瓣膜病(择期安排手术治疗)。

临床诊治

临床思维 患者反复活动后胸闷、心悸、乏力、气促,一般活动明显受限;体征示心律不齐,脉搏短绌,S1强弱不等,心尖区可闻及舒张期隆隆样杂音。心脏彩超检查示:二尖瓣脱垂并关闭不全,左房、左室大,三尖瓣轻度反流。诊断考虑为"心脏瓣膜病待手术:二尖瓣脱垂、二尖瓣关闭不全、二尖瓣反流(重度)、三尖瓣反流(轻度)"。心脏瓣膜病患者易并发感染性心内膜炎,故需要密切关注患者体温等。

诊疗经过 患者入院后予以改善心功能治疗,完善相关术前检查,择期安排手术治疗。患者入院两天后出现间断发热,最高体温38.8℃。血常规:WBC 12.2×10^9/L,N% 78.4%,Hb 91.0g/L,PLT 224×10^9/L,PCT 0.9ng/ml。考虑患者在心脏瓣膜病基础上可能并发了感染性心内膜炎,送检血培养后加用青霉素480万U静脉滴注3次/d治疗。血培养结果报告:中间链球菌,对头孢类和青霉素敏感,继续青霉素治疗,3d后患者体温正常,病情稳定后,行手术治疗。术中见:左房、左室扩大;二尖瓣前瓣A2有脱垂,瓣口关闭不全;前后瓣可见瓣膜散布粟粒状赘生物,左房壁亦有受累。清除赘生物并送细菌培养,后续行二尖瓣置换及三尖瓣成形,手术顺利,术后予以强心、利尿、补钾、抗凝及头孢曲松2g静脉滴注2次/d抗感染治疗后患者病情恢复。心脏赘生物培养:中间链球菌。继续予以头孢曲松治疗4周。

微生物检验 患者血培养12h报阳,转种血平板分离纯化菌落,37℃培养过夜,血平板上形成灰白、光滑、圆形突起小菌落,菌落周围有1~2mm宽的草绿溶血环(图10-1)。质谱鉴定为中间链球菌。将血平板上的单个菌落进行革兰氏染色,镜下为革兰氏阳性球菌,菌体球或卵圆形,呈链状排列(图10-2)。

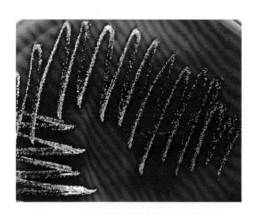

图10-1 血培养瓶阳性标本培养过夜,
血平板上菌落形态

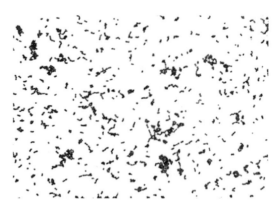

图10-2 血培养瓶阳性标本培养过夜,血平板上
菌落形态涂片镜检(革兰氏染色 ×1 000)

最终诊断 患者在心脏瓣膜病基础上出现发热的原因,根据体格检查有心脏杂音、血象增高、血培养分离出中间链球菌,手术见有心脏瓣膜赘生物、赘生物亦培养分离出中间链球菌,且治疗有效,最终诊断为:中间链球感染性心内膜炎。

讨论与点评

感染性心内膜炎(IE)是病原微生物经血行途径直接侵袭心内膜、心瓣膜或邻近大动脉内膜引起的炎症性疾病,常伴有赘生物,是一种致死性疾病。血培养是诊断 IE 的"金标准",但是由于广谱抗生素的大量使用,导致此类疾病的临床表现不明显时,血培养的送检率和阳性率较低,心脏赘生物培养可作为血培养的补充。目前,IE 的主要病原菌为甲型溶血性链球菌群,中间链球菌是甲型溶血性链球菌群的咽峡炎链球菌群(以往曾称米勒链球菌群)中的一种。在 IE 患者的药敏结果出来之前,可选择对甲型溶血性链球菌群敏感的药物进行经验性治疗。IE 患者感染性心内膜炎的标准治疗,对青霉素敏感链球菌的标准推荐方案:青霉素 G 或阿莫西林或头孢曲松持续使用 4 周。本案例采用标准治疗方案对怀疑 IE 患者先经验性给予青霉素治疗,血培养结果报告显示细菌对青霉素敏感,继续青霉素治疗,患者感染及时得以控制,行瓣膜置换等外科手术治疗后恢复良好。对该患者的 IE 早发现、早期给予敏感抗生素治疗和外科手术治疗,是整个病程顺利的关键之处。该患者在发热高峰使用抗菌药物之前送检血培养,阳性血培养的病原菌与患者手术中取心脏赘生物培养病原菌完全一致,进一步证实血培养在确诊感染性心内膜炎重要意义。

(赵 娟)

案例 11 血液链球菌感染心内膜炎

导 言

发热是感染性心内膜炎的常见症状。急性感染性心内膜炎和亚急性感染性心内膜炎热型不同,前者高热、寒战;后者发热一般低于 39℃,可以有弛张性低热,午后和晚上高一些。患者通常情况会出现周身不适、倦怠、乏力、低热、体重减轻,少数患者会有一定的并发症,病原体以草绿色链球菌多见。

血液链球菌(*Streptococcus.sanguis*)为非化脓链球菌群(*group of nonpyogenic streptococci*)中缓症链球菌群(*S.mitis group*)的一种,是口腔、消化道、女性生殖道的定植菌群,可引起从龋齿到心内膜炎等具有重要临床意义的疾病。本案例系既往体健的 53 岁男性患者,无明显诱因出现反复高热,外院血培养阴性,经验性抗感染治疗效果不佳。入院后查体发现心尖区心脏杂音,采用双侧双瓶血培养结果提示为血液链球菌,结合患者心脏彩超诊断为感染性心内膜炎。临床上对于长程发热患者听诊心脏杂音、双侧双瓶送血培养及心脏彩超对亚急性感染性心内膜炎疾病的诊断与治疗至关重要。

病 史 摘 要

患者男,53 岁,内蒙古人,自由职业。因"反复发热 1 月"2017 年 9 月 19 日入住感染科。

现病史 患者自诉 2017 年 8 月下旬无明显诱因出现发热,最高 38.6℃,午后发热为主,可自行退热,晚夜间出汗明显,无头痛、咳嗽、腹痛,无血尿、尿频、尿急等症状,当地诊所予以"头孢"消炎及退热后,上述症状稍有缓解,9 月 6 日患者再次出现发热,体温达 38.6℃,当地中心医院予以多西环素抗感染治疗后发热缓解,患者 9 月 13 日后无发热,9 月 16 日出院,出院后继续服用多西环素治疗。9 月 19 日再次发热,最高 39.9℃,发热无规律,服用布洛芬可退热,为求进一步诊治来我院就诊,门诊以"发热查因"收住我院感染科。患者自起病以来,精神一般,睡眠一般,食欲差,体重下降约 7kg。

既往史 既往体健,有结核患者密切接触史,否认其他传染病接触史,磷霉素过敏,其余无特殊。

个人史 吸烟 30 余年,每天约 20 支,饮酒 30 余年,米酒 500g/d。

家族史 无特殊。

体格检查 体温 37.7℃,脉搏 93 次/min,呼吸 20 次/min,血压 110/68mmHg。浅表淋巴结不肿大,皮肤巩膜无黄染,双肺呼吸音清,心前区无隆起,心尖搏动位于左侧第 5 肋间锁骨中线内侧 0.5cm。心前区未及震颤,未触及心包摩擦感,心脏叩诊心界有扩大,心律整齐,心尖区可闻及收缩期吹风样杂音,杂音强度 4/6 级,无心包摩擦音。腹平软,无压痛,双下肢无水肿。

实验室检查与其他特殊检查　外院血常规：WBC 9.13×10^9/L，N% 84.4%，Hb 109g/L，PLT 216×10^9/L；血培养未见细菌生长。胸部平扫 CT 提示心影稍大。

入院诊断

发热查因：

1. 感染性心内膜炎？

2. 结核感染？

3. 布鲁氏菌病？

临 床 诊 治

临床思维

1. 感染性心内膜炎　患者无明显诱因出现发热已 1 个月余；血常规提示 WBC 及中性粒细胞百分比高，长期使用抗生素后仍反复发热，且患者心界扩大，听诊有杂音，首先考虑感染性心内膜炎。完善血培养与心脏彩超检查。

2. 结核感染　患者起病初期为午后低热，且夜间出汗明显，体重下降，既往有结核患者密切接触史，检查结果发现 ESR 增高，故考虑结核感染可能；但患者未经抗结核治疗体温可有下降现象，此点不支持结核。

3. 布鲁菌病　患者生活地区为布鲁菌病多发地区，该诊断不可排除，需要结合微生物学检测结果。

诊疗经过　入院后送检血培养，查血常规：WBC 11.1×10^9/L，N% 88.4%，Hb 96g/L，PLT 184×10^9/L；PCT 0.18ng/ml，考虑感染，予莫西沙星抗感染。9 月 29 日患者心脏彩超结果回报：二尖瓣脱垂并关闭不全，赘生物形成，二尖瓣前瓣穿孔可能；全心大；卵圆孔小分流；主动脉及肺动脉增宽，三尖瓣及主、肺动脉瓣轻度反流。9 月 30 日微生物实验室回报血培养结果为血液链球菌。诊断为感染性心内膜炎，请心脏大血管外科会诊认为患者具有手术指征，建议改用敏感的头孢呋辛抗感染治疗 1~2 周后，转入外科手术。遂于 9 月 30 日改用头孢呋辛抗感染治疗，10 月 2 日后患者体温持续正常，再次送检血培养阴性。10 月 9 日，患者在全麻下行二尖瓣机械瓣膜置换术＋心房折叠术＋房间隔缺损修补术＋三尖瓣成形术，患者术后恢复顺利。10 月 17 日复查心脏彩超显示各项指标均可，予以出院，嘱 1 个月后复查。

微生物检验　2017 年 9 月 27 日上午 11 时 22 分采集患者双侧双瓶血培养送检，于 2017 年 9 月 28 日凌晨 3：22 分报阳，报阳瓶培养液直接涂片革兰氏染色镜检，可见成短链状或成对排列的革兰氏阳性小球菌（图 11-1）。报阳血培养物分离接种在哥伦比亚血琼脂平板上培养 24h 后，可见 α- 溶血（草绿色溶血环）、小菌落、触酶阴性；该菌用质谱仪鉴定为：血液链球菌。药敏结果显示该血液链球菌对红霉素、克林霉素、四环素耐药，对其他所检测的抗菌药物敏感。

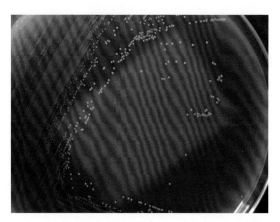

图 11-1　血培养瓶阳性标本培养 24h,血平板上菌落形态

最终诊断　血液链球菌感染性心内膜炎。

讨论与点评

　　本案例反复发热 1 个月余,外院血培养阴性,经验性抗感染治疗效果不佳。入院体查发现心尖区心脏杂音,入院后双侧双瓶送检血培养及完善心脏彩超,及时找到了发热原因,为血液链球菌感染心内膜炎。根据 AST 药敏结果采用头孢呋辛抗感染治疗,患者体温恢复正常,再次送检血培养阴性。后续在心外科手术精准治疗下,患者得以康复。血液链球菌为非化脓链球菌群中缓症链球菌群的一种,是口腔、消化道、女性生殖道的定植菌群,可引起从龋齿到心内膜炎等具有重要临床意义的疾病。提示我们:长程发热患者听诊心脏杂音、双侧双瓶送血培养及心脏彩超很重要。

　　本案不足之处是该患者手术切除下来的瓣膜赘生物未送细菌培养,无法证实瓣膜赘生物是否由血液链球菌所引起。

（李虹玲）

案例 **12**　毗邻颗粒链菌感染性心内膜炎

导　言

感染性心内膜炎是不明原因发热的重要病因之一,由于临床表现多样,容易造成误诊和漏诊。我国引起感染性心内膜炎的病原体中,主要是以草绿色或缓症链球菌等链球菌为主,毗邻颗粒链菌(*Granulicatella adiacens*)不多见。毗邻颗粒链菌是革兰氏阳性触酶阴性球菌,隶属肉杆菌科颗粒链菌属。镜下形态呈成对或链状排列的球杆菌,但也可以呈多形性。毗邻颗粒链菌是人体的正常菌群,从临床分离到这些细菌时,常为污染菌,仅当怀疑有临床意义时才进行鉴定及药敏。该菌根据传统的手工生化试验或自动鉴定系统鉴定费时费力,容易延误患者病情,本例采用质谱进行鉴定,结果快速、准确。随着技术的发展,质谱技术有望在越来越多的临床微生物实验室用于病原菌鉴定。

本案例患者间断性发热、呕吐 3 个月辗转当地医院医治,症状无明显缓解。我院首诊疑为消化系统疾病入住消化科。通过仔细的体格检查,发现心尖区有心脏杂音,经完善血培养和心脏彩超检查得以确诊,证实病原学实验诊断在感染病诊断中的重要作用。

病 史 摘 要

患者男,55 岁,江西萍乡人,农民。因“间断性发热、呕吐 3 个月”于 2017 年 10 月 31日入住消化科。

现病史　患者 2017 年 8 月初进食后立刻出现呕吐,呕吐与体位无关,呕吐物不含宿食,无酸性液体,无明显臭味,无视物旋转,无腹痛腹泻等特殊不适。患者当时未引起重视,上述症状间断性发作,并自觉有发热症状,尤以进食后明显,呈低热,无盗汗,无寒战抽搐。自觉呕吐及发热症状加重,到当地医院就诊,诊断考虑“神经血管性呕吐”,予以治疗后(具体诊疗不详),症状无明显缓解,为求进一步诊治来我院门诊就诊,门诊以“发热呕吐查因”收入消化科。自起病以来,患者一般情况良好,饮食减少,体重减轻 15kg,大便黄色,无里急后重,量少。小便黄色,无尿频,无尿急,无尿痛,无滴沥不尽。睡眠正常,情绪稳定。

既往史　有高血压、冠心病等病史数年,规律服药,血压控制在正常水平。否认肝炎、结核等传染病史及其接触史,无手术史,无外伤史,无血制品输注史,无药物及食物过敏史,预防接种史不详。

个人史　有饮酒史,饮酒 5 年,其他无特殊。

婚育史、家族史　无特殊。

体格检查　体温 37.6℃,脉搏 79 次 /min,呼吸 16 次 /min,血压 107/80mmHg。发育正常,营养中等,神志清楚,自主体位,慢性病容,查体合作。心前区无隆起,心尖搏动正常,位于左侧第 5 肋间锁骨中线内侧 1.0cm。触诊心尖搏动正常,位于左侧第 2 肋间锁骨中线内侧

1.0cm,心前区无震颤,无心包摩擦感。心界叩诊向左扩大。心率 79 次 /min,心律整齐,未闻及额外心音,听诊有杂音,二尖瓣可闻及收缩期吹风样杂音 4/6 级,可传导。腹部平坦,无肠型,无蠕动波,有腹式呼吸,腹壁静脉无曲张,腹部未扪及包块,肝脏脾脏肋下未扪及,移动性浊音阴性,肠鸣音正常。脊柱四肢检查正常,克尼格征、布鲁辛斯基征、巴宾斯基征阴性。

实验室检查与其他特殊检查 外院胃镜示:慢性非萎缩性胃炎伴糜烂。彩色 B 超示:胆囊缩小,脾大。

入院诊断

1. 感染性心内膜炎?
2. 高血压病 3 级
3. 冠心病
4. 慢性浅表性胃炎

临 床 诊 治

临床思维

1. 发热查因 患者有长期发热病史,并伴有进食后呕吐,体格检查发现心脏二尖瓣区可闻及收缩期吹风样杂音 4/6 级,可传导。现已行腹部 B 超,头部 CT 等相关检查,未见明显异常,考虑感染性心内膜炎可能性大,下一步需完善血培养、心脏彩超、血常规及 PCT 等检查。

2. 高血压病 3 级 极高危组 患者有高血压病史多年,规律服药,诊断明确。

3. 冠心病 患者有冠心病病史,诊断明确。

4. 慢性浅表性胃炎 胃镜诊断已明确。

诊疗经过 入院后查感染性指标均升高:血常规:WBC 11.7×10^9/L,N% 83.2%,Hb 82g/L,PLT 160×10^9/L;PCT 0.332ng/ml,ESR 69mm/h。并抽两套血培养送检(10 月 31 日),11 月 1 日两套四瓶血培养均初步报告:革兰氏阳性球菌,11 月 2 日微生物血培养质谱鉴定为:毗邻颗粒链菌,11 月 3 日药敏结果显示对青霉素、氨苄西林、头孢曲松、美罗培南、左氧氟沙星、克林霉素、红霉素和万古霉素敏感。心脏彩超结果报告:二尖瓣脱垂并关闭不全,赘生物形成;左房、左室大;三尖瓣中度反流;主、肺动脉瓣轻度反流。结合血培养及心脏彩超结果,诊断考虑为"感染性心内膜炎",采用青霉素 240 万 U 静脉滴注 6 次 /d 抗感染治疗,患者体温下降。联系心脏外科进行手术治疗,2017 年 11 月 10 日全麻体外循环下行二尖瓣置换 + 三尖瓣成形 + 瓣膜血栓清除术,术后继续抗感染治疗。

2017 年 12 月 6 日复查 PCT 及血常规正常。患者一般情况良好出院。两个月后随访,体温正常,无特殊不适。

微生物检验 2017 年 10 月 31 日抽双侧双瓶两套血培养送检,11 月 1 日均阳性报警,报阳瓶培养液直接涂片可见单个或短链状排列的革兰氏阳性球菌,报阳血培养物在哥伦比亚血琼脂平板上培养 48h 后,可见细小、湿润、光滑的 α 溶血菌落(图 12-1)。显微镜下为革兰氏阳性球菌,部分呈阴性,单个、成对或短链状排列(图 12-2)。经微生物质谱鉴定为毗邻颗粒链菌。该菌药敏结果显示对青霉素、氨苄西林、头孢曲松、美罗培南、左氧氟沙星、克林霉素、红霉素和万古霉素敏感。

图 12-1　血培养瓶阳性标本培养 48h，
血平板上菌落形态

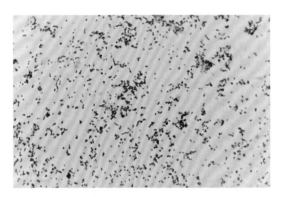

图 12-2　血培养瓶阳性标本培养 48h，血平板上
菌落涂片镜检（革兰氏染色 ×1 000）

最终诊断： 毗邻颗粒链菌感染性心内膜炎

讨论与点评

感染性心内膜炎（IE）是病原微生物经血行途径直接侵袭心内膜、心瓣膜或邻近大动脉内膜引起的炎症性疾病，常伴有赘生物，病死率较高。该病是不明原因发热的重要病因之一，由于临床表现多样，容易造成误诊和漏诊。本例患者以呕吐发热入院，首诊疑为消化系统疾病入住消化科，通过仔细的体格检查，发现心尖区有心脏杂音，完善血培养和心脏彩超检查确诊。

在引起感染性心内膜炎的病原体中，我国主要是以草绿色或缓症链球菌等链球菌为主，本例报道毗邻颗粒链菌不多见。毗邻颗粒链菌对营养要求苛刻，在血平板上生长不良，菌落细小，根据传统的手工生化试验或自动鉴定系统鉴定费时费力，容易造成患者病情的延误，本例采用质谱进行鉴定，结果快速、准确。随着技术的发展，质谱技术有望在越来越多的临床微生物实验室用于病原菌鉴定。

由于该菌在生物学上的一些特殊性，治疗时间需更长，防止病情的复发。

本案例不足之处，是该患者手术切除下来的瓣膜赘生物未送细菌培养，无法证实瓣膜赘生物是否由毗邻颗粒链菌所引起。

（钟一鸣）

案例 **13** 缺陷乏养菌感染性心内膜炎

导 言

感染性心内膜炎好发于长期使用激素的患有免疫系统基础疾病又有先天性心脏病患者。当上述患者出现急性发热时，须在发热高峰期采血送检培养，完善心脏彩超，高度警惕感染性心内膜炎的发生。缺陷乏养菌(*Abiotrophia defectiva*)乏养菌属与案例 12 颗粒链菌属都为革兰氏阳性苛养菌，是口腔、泌尿生殖道和肠道的正常菌群。这些菌引起感染性疾病的报道不断增多，尤其在免疫力低下及先心病的患者中可引起菌血症、感染性心内膜炎等。本案例患者是一例患有免疫系统基础疾病且长期使用激素的先天性心脏病患者，为该菌的易感人群，患者反复双下肢瘀斑瘀点 3 个月，再发并双下肢水肿 10d 入院，入院 3d 后出现急性发热，发热高峰抽血送检培养，血培养报告缺陷乏养菌，心脏彩超提示主动脉瓣、三尖瓣关闭不全，脱垂并赘生物形成伴少量心包积液，经积极抗感染及转外科手术治疗，术后恢复良好。

病 史 摘 要

患者，女，50 岁，湖南邵阳人，农民。因"反复双下肢瘀斑瘀点 3 个月，再发并双下肢水肿 10d"于 2016 年 6 月 28 日入住风湿免疫科。

现病史 患者于 2016 年 3 月无明显诱因出现双下肢多发出血点，入外院就诊，激素治疗后好转，后患者双下肢瘀斑瘀点反复出现，伴脱发、口干眼干、游走性关节痛，并有腹痛及黑便，具体不详，多次到我院门诊就诊，血常规示血红蛋白和血小板降低，血、尿中抗体轻链升高，予芦丁片、维生素 C 治疗后好转。2016 年 6 月 18 日患者再次出现双下肢散在瘀点伴水肿，小便浓茶样，并出现尿频尿急尿痛，无发热，于 2016 年 6 月 28 日收入院。起病以来食欲精神尚可。

既往史 既往有结缔组织病，长期服用激素。2016 年 3 月发现先心病，房间隔缺损，否认冠心病、糖尿病、高血压病史，否认结核等传染病史。

个人史和家族史 无特殊。

体格检查 体温 36.5℃，脉搏 84 次 /min，呼吸 20 次 /min，血压 110/70mmHg。心律齐，心尖区闻及明显杂音。肺部及腹部查体未见明显异常，双下肢散在瘀点，无结节、皮疹。浅表淋巴结未触及，双下肢轻度凹陷性水肿。

实验室检查与其他特殊检查 血常规：WBC 4.8×10^9/L，N% 71.2%，Hb 80g/L，PLT 120×10^9/L。

入院诊断

1. 过敏性紫癜？
2. 结缔组织病。

3. 先天性心脏病房间隔缺损。

临床诊治

临床思维

1. **血小板减少查因**　患者近3个月来双下肢反复出现瘀斑瘀点,予以激素治疗后好转,期间有腹痛、黑便和游走性关节痛。10d前出现双下肢水肿,尿量减少。体查双下肢瘀点,凹陷性水肿,考虑过敏性紫癜可能性大。但嗜酸性粒细胞并不高且未发现过敏原,伴有脱发,口干眼干,查SSA抗体、ro-52抗体阳性,自诉尿茶色,不排除结缔组织病导致血小板减少可能。

2. **结缔组织病**　既往已经诊断,本次检查发现SSA抗体、ro-52抗体阳性。

3. **先天性心脏病房间隔缺损**　既往明确诊断房间隔缺损,心尖区闻及明显杂音,警惕心内膜炎的可能,需完善心脏彩超,密切观察体温等。

诊疗经过　入院后查尿常规:WBC 3+,血常规:WBC 10.7×10⁹/L,N% 87.3%,Hb 61g/L,PLT 94×10⁹/L,加上患者尿频尿急症状,考虑尿路感染,予左氧氟沙星0.6g静滴1次/d治疗尿路感染,抗感染治疗后复查尿WBC正常。入院后第3天,患者出现发热,体温高达39℃,伴寒战咳嗽;查血常规:WBC 18.7×10⁹/L,N% 91.2%,Hb 74g/L,PLT 126×10⁹/L;PCT 16.06ng/ml,CRP 83.2mg/L。立即送检血培养,给予物理降温,同时更改抗菌药物为美罗培南1g 3次/d静脉滴注,当天患者体温恢复正常。完善心脏彩超示主动脉瓣、三尖瓣关闭不全,脱垂并赘生物形成伴少量心包积液。4d后血培养报告缺陷乏养菌,相继予以头孢曲松2g静脉滴注2次/d及苯唑西林3g静脉滴注3次/d治疗,转心脏大血管外科手术治疗,主动脉瓣+三尖瓣置换+房缺+室缺修补术,术后恢复良好。

微生物检验　于2016年7月1日中午12时59分采集患者双侧双瓶血培养送检,于2016年7月2日上午8时49分报阳。将报阳培养物接种血平板,37℃培养24h,血平板上形成针尖大小灰白色、湿润、凸起、光滑的α溶血菌落(图13-1A),培养48h后逐渐增大,形成直径约为2mm的小菌落(图13-1B、C),质谱鉴定为缺陷乏养菌。将菌落进行革兰氏染色,镜下为革兰氏阳性菌,部分成阴性,单个或成对或成短链状排列(图13-2)。

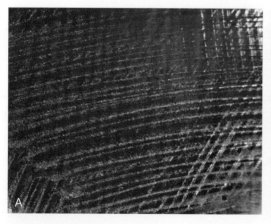
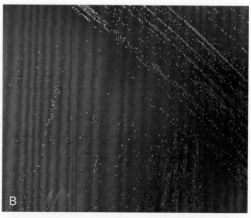

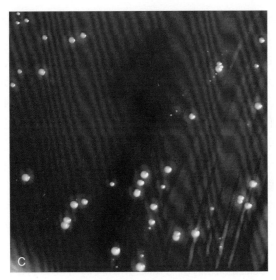

图 13-1 血培养瓶阳性标本培养,血平板上的菌落形态

A. 24h 后;B. 48h 后;C. 96h 后

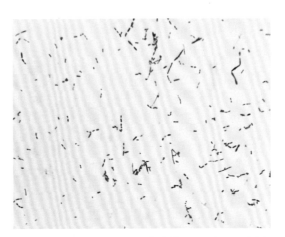

图 13-2 血培养瓶阳性标本培养 96h 后,血平板上
的菌落涂片镜检(革兰氏染色 ×1 000)

最终诊断 患者在先天性心脏病房间隔缺损基础上,住院期间高热的原因,根据血象增高、心脏彩超可见瓣膜赘生物、血培养阳性以及治疗效果,诊断为:①缺陷乏养菌感染性心内膜炎;②先天性心脏病房间隔缺损;③结缔组织病。

讨论与点评

乏养菌属与案例 12 颗粒链菌属都为革兰氏阳性苛养菌,是口腔、泌尿生殖道和肠道的正常菌群。近年来,这些菌引起感染性疾病的报道不断增多,特别是在免疫力低下及先心病的患者可引起菌血症、感染性心内膜炎等。

　　本案例患者由于免疫系统基础疾病长期使用激素,又有先天性心脏病病史,故为该菌的易感人群,患者反复双下肢瘀斑瘀点3个月,再发并双下肢水肿10d入院,入院3d后出现急性发热,发热高峰抽血送检培养,完善心脏彩超,结果显示主动脉瓣、三尖瓣关闭不全,脱垂并赘生物形成伴少量心包积液。发热后经验性予美罗培南治疗,当天控制体温。血培养送检24h后,血培养报阳,涂片革兰氏染色见革兰氏阳性球菌,使医生对经验性用药更有信心;由于乏养菌属为苛养菌,虽然生长缓慢,报告周期长,血培养送检4d后方报告病原菌鉴定结果,6d报告药敏结果,但是培养结果对临床仍有重要意义,可帮助医生确定抗菌药物的精准选择及治疗疗程。结合心脏彩超加上血培养细菌鉴定结果可确诊为IE。经积极抗感染及转外科手术治疗,术后恢复良好。

　　由于缺陷乏养菌的形态特征不典型,而且作为苛养菌分离条件要求较高、鉴定比较困难,加之此菌很少从临床标本中分离,技术人员对其形态特征不是非常熟悉,所以临床实践中很容易出现漏检或鉴定错误。临床工作中,对于革兰氏染色不确定的球(杆)菌、普通培养基上生长缓慢或生长不良的链球菌,应考虑乏养菌属的可能,可用卫星试验和PYR试验将它们与草绿色链球菌鉴别,防止漏检和错误鉴定。临床上,对免疫力低下伴心脏基础疾病的患者应警惕由乏养菌引起菌血症导致感染性心内膜炎的可能。

(赵　娟)

案例 **14** 无乳链球菌脓毒症并感染性心内膜炎

导 言

脓毒血症（sepsis）指机体任何部位的感染（临床上常见于肺炎、腹膜炎、胆管炎等）引起的全身炎症反应综合征（systemic inflammatory response syndrome，SIRS）。虽然脓毒症是由感染引起，但是一旦发生后，其发生发展遵循其自身的病理过程和规律，故从本质上讲脓毒症是机体对感染性因素的反应。脓毒症患者一般都会有 SIRS 的一种或多种表现。最常见的有发热、心动过速、呼吸急促和外周血白细胞增加。

无乳链球菌（*Streptococcus agalactiae*）属于 β 溶血链球菌群 B 群，正常寄居于妇女阴道和人体肠道，携带率约 30%。此菌可引起新生儿早期暴发性败血症和晚期发病的化脓性脑膜炎，病死率约 15%。成人 B 群链球菌感染包括菌血症、心内膜炎、皮肤和软组织感染及骨髓炎。本案例患者为成年男性，发热咳嗽 1 个月余入院，期间外院肺部检查提示肺部有感染病灶，以"发热查因"收入感染科，入院时考虑细菌感染脓毒症可能性极大。根据临床病史、症状、体征、经心脏彩超与血培养显示无乳链球菌，确诊为脓毒症并发感染性心内膜炎。提示无乳链球菌可引起成人社区获得性血流感染，并感染性心内膜炎，临床工作中应予警惕。

病 史 摘 要

患者男，29 岁，湖南娄底人，工人。因"发热咳嗽 1 个月余"于 2017 年 7 月 12 日入住感染科。

现病史 患者诉 2017 年 6 月初受凉后出现发热，伴畏寒、寒战，最高体温 40℃，呈持续性高热状态，不能自行退热，伴乏力，有咳嗽、咳白色黏痰，无咳血，无皮疹，无关节肌肉痛，无腹痛腹泻等不适，就诊于当地医院，予以相关检查及药物治疗，具体检查结果及用药情况不详，自述治疗后仍高热，体温下降后很快上升，咳嗽、咳痰无明显好转，为求进一步治疗来我院就诊，门诊以"发热查因"收入感染科。起病以来，患者精神可，食欲睡眠较差，体重减轻6.5kg。

既往史、个人史和家族史 均无特殊。

体格检查 体温 40℃，脉搏 123 次/min，呼吸 25 次/min，血压 87/48mmHg。神清，全身浅表淋巴结未触及肿大。皮肤及巩膜无黄染及出血点、皮疹。双肺听诊呼吸音清，未闻及干湿性啰音。心前区无隆起，心率 123 次/min，呈奔马律，心尖部似可闻及额外心音。腹平软，未见胃肠型及蠕动波，无压痛及反跳痛，Murphy 征阴性，肝脾肋下未触及，移动性浊音阴性，双下肢无水肿。

实验室检查与其他特殊检查 血常规：WBC 16.6×10^9/L，N% 92.7%，Hb 100g/L，PLT

$64 \times 10^9/L$，PCT 3.2ng/ml。外院肺部胸片检查：提示肺部有感染病灶。

入院诊断

1. 脓毒血症？感染性休克？
2. 肺部感染？
3. 非感染性发热待排除。

临 床 诊 治

临床思维

1. **脓毒症** 患者青年男性，临床表现为高热伴明显畏寒、寒战，有咳嗽、咳白色黏痰，体查：血压 87/48mmHg，心率快，可闻及额外心音，实验室检查 WBC、中性粒细胞及 PCT 均升高。因此诊断首先考虑脓毒症并发感染性休克？细菌感染可能性大，需进一步完善血培养等检查。

2. **肺部感染** 患者发热，伴有咳嗽及咳痰，外院肺部检查提示肺部有感染病灶，需完善胸部 CT 以明确感染情况。

3. **非感染性发热** 患者较长时间发热，血象高，感染中毒症状不严重，若能排除感染性疾病，则需要考虑成人 still 病等结缔组织病。

诊疗过程 患者入院后予以亚胺培南/西司他丁 0.5g 3 次/d 静滴抗感染并补液治疗，患者血压恢复正常。完善相关检查，结果如下：① ESR 90mm/h；②心脏彩超：三尖瓣中等回声团块，赘生物可能性大，不排除肿瘤，请结合临床；二、三尖瓣及肺动脉瓣轻度反流；③胸部 CT：双下肺多发病变，性质待定；感染性病变（真菌）？请结合临床及追踪复查；心包少许积液；④腹部盆腔 CT 平扫未见明显异常。7 月 13 日血培养报一级报告：革兰氏阳性球菌，临床怀疑为耐甲氧西林金黄色葡萄球菌（MRSA），停用亚胺培南/西司他丁，改用万古霉素 0.5g 4 次/d 静脉滴注抗感染；7 月 15 日血培养结果报告：无乳链球菌，药敏结果显示除对红霉素、克林霉素和四环素耐药外，对其他临床常用抗菌药物均敏感，根据药敏结果改用青霉素 240 万 U 静脉滴注 4 次/d 抗感染治疗。据此，该患者血培养阳性，且有心内膜赘生物，感染性心内膜炎诊断明确，嘱患者绝对卧床休息，避免活动，以防赘生物脱落引发肺栓塞，同时积极联系胸外科会诊。胸外科会诊后，于 7 月 26 日行赘生物清除三尖瓣机械瓣膜置换术。术后患者病情明显好转，于 8 月 7 日予以出院，回当地医院继续抗感染治疗。

微生物检验 7 月 12 日于抗菌药物使用之前送检血培养（需氧＋厌氧，左右肘静脉采血各 1 套），4 瓶血培养均在培养 10h 左右报阳，抽取报阳瓶液体涂片染色均可见革兰氏阳性球菌。同时转种血平板和厌氧血平板进行培养，24h 后可见血平板上有乳白色菌落生长（图 14-1），菌落较小，β 溶血，触酶试验阴性，CAMP 试验阳性。涂片革兰氏染色可见革兰氏阳性球菌，呈链状排列（图 14-2），质谱鉴定结果为无乳链球菌，药敏结果显示除对红霉素、克林霉素和四环素耐药外，对其他临床常用抗菌药物均敏感。

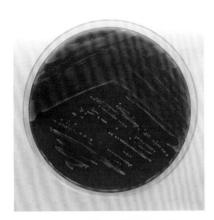

图 14-1 血培养瓶阳性标本培养 24h，
血平板上菌落形态

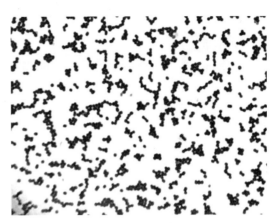

图 14-2 血培养瓶阳性标本培养 24h，血平板上
菌落涂片镜检（革兰氏染色 ×1 000）

最终诊断 无乳链球菌脓毒症并发感染性心内膜炎。

讨论与点评

本案例患者青年男性，临床表现为高热伴明显畏寒、寒战，有咳嗽、咳白色黏痰，外院肺部检查提示肺部有感染病灶，病程迁延 1 个月。入院体查：血压 87/48mmHg，心率快，可闻及额外心音，实验室检查 WBC、中性粒细胞及 PCT 均升高，入院时考虑细菌感染脓毒症可能性极大。心脏彩超：三尖瓣中等回声团块，赘生物可能性大，血培养显示无乳链球菌。根据临床病史、症状、体征、血培养及心脏彩超结果，患者可以确诊为脓毒症并发感染性心内膜炎。

无乳链球菌属于 B 群链球菌，为侵入性新生儿感染最重要的危险因素，成人 B 群链球菌感染包括菌血症、心内膜炎、皮肤和软组织感染及骨髓炎。血培养阳性结果是确诊血流感染的主要依据。血流感染病原学检验须按一定程序进行，严格执行血培养技术规范。血培养标本采集、储存、运送的正确与否直接影响了血培养结果的准确性，任一环节处理不当，均能引入误差和错误的检查结果。采血前要进行严格的皮肤消毒操作以减少污染情况，而采集时需关注采血时机、采血部位、采血量、血培养套数及血培养瓶类型选择是否符合规范。采集后血标本应立即送实验室，运送时间过长或错误的储存和运送方式也会严重降低血培养阳性检出率。实验室应拒收不合格标本，及时并规范地进行血培养检验流程。最后，血培养阳性结果需遵循三级报告制度，临床实验室应将检测结果及时告知临床医生。因此，严格执行血培养技术规范能提高血培养检验结果的准确性，为临床诊断和治疗提供可靠依据。

对于无乳链球菌的治疗，临床可首选青霉素，但目前在亚洲及美国均报道出现青霉素 G 敏感性下降的菌株。另外，对疑似或明确青霉素过敏患者，可考虑大环内酯类抗生素作为替代治疗方案。

本案例不足之处是该患者手术切除下来的瓣膜赘生物未送细菌培养，无法证实瓣膜赘生物是否由无乳链球菌所引起。

（胡咏梅）

案例 **15** 无乳链球菌新生儿败血症

导 言

新生儿败血症(neonatal septicemia)指新生儿期细菌侵入血液循环,并在其中繁殖和产生毒素所造成的全身性感染,有时还在体内产生迁移病灶。引起新生儿败血症原因有:①母亲孕期的感染(如败血症等)细菌可经胎盘血行感染胎儿;②产程延长、难产、胎膜早破时,细菌可由产道上行进入羊膜腔,胎儿可因吸入或吞下污染的羊水;③因消毒不严、助产不当、复苏损伤等使细菌直接从皮肤、黏膜破损处进入血中;④产后感染最常见。

无乳链球菌(*Streptococcus.agalactiae*),又称 B 群 β 溶血性链球菌,为新生儿败血症的重要致病菌。近年来该菌新生儿感染有所增加,垂直感染是重要方式已引起广泛重视。2010年美国疾病预防中心修订指南建议,孕 35~37 周的孕妇需进行阴道和直肠 B 群链球菌培养,阳性者在产程开始或胎膜破裂时应使用抗生素治疗。

本例患儿母亲生殖道分泌物、患儿血液和胃液洗出的胎粪羊水 3 种标本细菌培养均为无乳链球菌,支持该患儿感染无乳链球菌为垂直感染,青霉素治疗患儿得到痊愈。新生儿败血症往往缺乏典型的临床表现,进展迅速,病情凶险,但一旦确诊,敏感抗菌药物治疗效果良好,无乳链球菌对青霉素敏感。

病 史 摘 要

患者男,出生 12min。因"窒息复苏后呼吸困难 12min"于 2017 年 12 月 29 日入住新生儿科。

现病史 患儿系第 1 胎第 1 产,胎龄 40^+4 周,在我院产科经产钳助产娩出,出生体重3 050g。初评:足月,羊水Ⅲ度污染,哭声无、肌张力弱,予保暖下气管插管,带管吸引出淡黄色胎粪样物质 1ml,Apgar 评分:1min 6 分,5min 8 分,10min 10 分。分娩前一日即 2017 年12 月 28 日下午 6:30 母体出现发热,最高体温 38.5℃。

体格检查 体温 38.2 ℃,脉搏 146 次 /min,呼吸 60 次 /min,血压 59/32mmHg,体重2 900g,身长 49.0cm,头围 33.5cm。前囟 1.5cm×1.5cm,平软,张力正常,颅缝未闭,后囟未闭。双侧瞳孔等大等圆,左 3.0mm,右 3.0mm,双侧对光反射灵敏。四肢指(趾)甲、脐带有胎粪黄染,口唇红润,鼻翼无煽动,咽部无充血。可见呼吸三凹征。双肺听诊呼吸音粗,双上肺听诊有湿啰音。心前区无隆起,心率 146 次 /min,心律整齐,心音正常,无心脏杂音。肌张力正常,双侧睾丸已降。吸吮、拥抱、握持、觅食反射均引出。

入院诊断

发热查因

1. 新生儿败血症?

2. 新生儿胎粪吸入综合征。

临 床 诊 治

临床思维

1. 新生儿败血症 母孕期有发热,分娩前一日最高体温 38.5℃,患儿入院体温为 38.2℃,不排除宫内感染,新生儿败血症可能。

2. 新生儿胎粪吸入综合征 患儿为 40^{+4} 周足月儿,羊水Ⅲ度污染,生后有窒息,予以气管插管,带管吸引出 1ml 淡黄色胎粪样物质,活力差,有气促,体查可见四肢指(趾)甲、脐带有胎粪黄染,入院后予以洗胃有 1.5ml 胎粪羊水,故诊断。

诊疗经过 入院后完善相关检查,当日即送胃液(即胎粪羊水)和血培养检查。感染性指标检测:血常规 WBC 8.5×10^9/L,N% 63.7%,CRP 65.0mg/L;胸片示:两肺野纹理增粗,左肺野内带似见斑点状密度增高影,边缘模糊,心膈影大致正常。入院后予呼吸机辅助通气,青霉素 15 万 U 静脉滴注 3 次/d 抗感染治疗。2017 年 12 月 31 日胃液培养结果回报为无乳链球菌,对青霉素敏感。2018 年 1 月 1 日血液培养结果回报为无乳链球菌,对青霉素敏感。由此,血流感染诊断明确,血培养细菌为无乳链球菌,继续使用青霉素抗感染治疗。治疗两周后患儿呼吸困难缓解,吃奶正常,无发热无呕吐等不适,复查血培养阴性,予办理出院。

其母邓某以"孕 40^{+3} 周,临产"收住入院。人工破膜 4h30min 后,体温 38.5℃,取宫颈分泌物送培养结果为无乳链球菌,后经产钳助产娩出患儿。结合患者娩出病史及母体宫颈分泌物、新生儿胃液及血液的培养结果的一致性,该患儿发热原因系无乳链球菌所致的新生儿败血症。

微生物检验 2017 年 12 月 29 日送检胃液即胎粪羊水普通培养,接种血平板和脑心浸液增菌。2017 年 12 月 29 日送检血培养(小儿血培养瓶单瓶)。胃液和血液均培养出无乳链球菌。无乳链球菌是革兰氏阳性球菌,圆形或卵圆形,呈链状排列(图 15-1)。在血平板上形成灰白色,表面光滑,圆形凸起的小菌落,将菌落挑起可见 β 溶血(图 15-2)。触酶试验阴性,分解葡萄糖,产酸不产气,CAMP 试验阳性,马尿酸盐水解试验阳性。

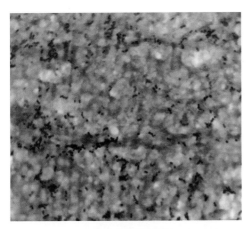

图 15-1 血培养瓶阳性直接涂片镜检
(革兰氏染色 ×1 000)

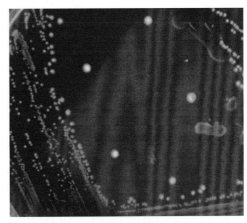

图 15-2 血培养瓶阳性培养 24h,
血平板上菌落形态

最终诊断　无乳链球菌新生儿败血症

讨论与点评

B 群链球菌(*group B streptococcus*,GBS)即无乳链球菌为兼性厌氧的革兰氏阳性链球菌,正常寄居于阴道和人体肠道,属于条件致病菌。一般健康妇女体内寄居的 GBS 并不致病。孕妇可出现泌尿系统、胎膜、子宫内膜感染和创伤感染,表现为菌血症,并且引发新生儿肺炎、脑膜炎、败血症,导致耳聋、视力受损、发育障碍、脑瘫等后遗症。新生儿败血症往往缺乏典型的临床表现,但进展迅速,病情凶险成为新生儿败血症的特点。外周血常规检查与 CRP 是新生儿感染最常见检测项目,鉴于败血症由病原体在血液中生长繁殖所致,故通过血培养检测出血液中感染的病原体是确诊败血症的"金标准"。

本案例患儿刚出生,窒息复苏后呼吸困难 12min,患儿胃液洗出的胎粪羊水和血液培养为无乳链球菌,母亲生殖道分泌物培养也为无乳链球菌,支持该患儿感染无乳链球菌为垂直感染,且为早发型新生儿无乳链球菌感染,经过积极有效的治疗,患儿痊愈出院。因此推荐对所有妊娠期妇女、GBS 阳性孕妇分娩的新生儿和产程中发生宫内感染的新生儿进行 GBS 常规筛查。

近年来 B 群 β 溶血性链球菌感染增加趋势,该菌感染后易产生神经系统后遗症,而且病死率极高,引起医学界广泛重视。我国 GBS 已经成为 NICU 新生儿早发败血症重要的致病菌。新生儿无乳链球菌感染的重要因素有垂直感染、院内感染、早产。新生儿败血症可分为早发型和晚发型。早发型新生儿无乳链球菌感染常见于出生后一周内,主要临床症状为肺炎和败血症,死亡率为 50%~70%,感染来源为带菌的产妇,血清型以 Ⅰa 多见。迟发型新生儿无乳链球菌感染常见于出生后 1 周至 3 个月内,主要临床症状为脑膜炎,通常遗留严重的神经系统后遗症,死亡率约 15%,多为院内感染,血清型以 Ⅲ 型多见。

2010 年美国疾病预防中心修订指南建议,孕 35~37 周的孕妇需进行阴道和直肠拭子 B 群链球菌培养,阳性者在产程开始或胎膜破裂时应使用抗生素治疗。GBS 对青霉素和大部分 β-内酰胺类抗生素敏感,青霉素是治疗 GBS 感染的首选药物,广谱抗生素氨苄西林为备选药物,青霉素过敏者可根据药敏试验结果选择克林霉素。

(李艳明)

案例 **16** 无乳链球菌新生儿败血症并发颅内感染

导 言

新生儿败血症(neonatal septicemia)据发病时间分早发型和晚发型。早发型新生儿败血症生后 7d 内起病,与卫生因素有关,常由母亲垂直传播引起。晚发型新生儿败血症出生 7d 后起病,由水平传播引起,常有脐炎、肺炎等局灶性感染。早期症状、体征常不典型,对新生儿败血症诊断新的"金标准"是血的病原检验即血培养。一般而言,新生儿败血症中 25% 会并发化脓性脑膜炎,其临床症状常不典型,颅内压增高征出现较晚,常缺乏脑膜刺激征,早期诊断困难。故怀疑患化脓性脑膜炎的新生儿时应及早检查脑脊液,早期诊断,及时治疗,减少后遗症和病死率。

本例患儿是一个 12d 的新生儿,因发热 14h 余入院。入院后采用哌拉西林/他唑巴坦进行抗感染治疗,发热并未控制,当血培养和脑脊液培养结果显示为无乳链球菌后,立即调整抗生素使用方案,选用对无乳链球菌敏感的青霉素联合万古霉素进行治疗,病情得以控制。本案例提醒临床医师要重视新生儿无乳链球菌感染引起的败血症和脑膜炎的发生,及时诊断和治疗。

病 史 摘 要

患者女,12d,湖南长沙人。因"发热 14h 余"于 2017 年 10 月 20 日入住新生儿科。

现病史 患儿 2017 年 10 月 19 日无明显诱因出现发热,测腋温 39.6℃,伴明显呻吟、气促,反应差,嗜睡,吃奶吸吮时间延长,呕吐 1 次,为胃内容物,非喷射状,无咳嗽、抽搐等,经当地医院抗感染等对症支持治疗(具体不详),患儿仍有发热,为求进一步诊治,遂转至我院,门诊以"发热查因"收入院。起病以来,患儿精神反应稍差,大小便正常。

出生史 患儿为 G4P2,胎龄 40^{+5} 周,出生体重 3.25kg,无窒息史。

体格检查 体温 38.6℃,脉搏 160 次/min,呼吸 44 次/min,血压 71/60mmHg,体重 3.75kg,身长 50cm,头围 35.5cm,反应可,弹足底两下,哭声响亮,颜面及躯干黄染,前囟 2.0cm×2.0cm,平软,张力正常,后囟未触及。双肺听诊呼吸音粗,双肺听诊无湿啰音。心率 160 次/min,心律整齐,心音正常,听诊未闻及杂音。腹部平软,无肠型,腹部未扪及包块,肝脏脾脏肋下未扪及,肠鸣音正常。四肢活动正常,新生儿原始反射正常引出。

入院诊断

发热查因:

1. 败血症?
2. 新生儿颅内感染?

临床诊治

临床思维

1. 败血症　患儿有发热、呻吟、气促等表现,不排除有败血症可能,进一步完善相关检查,如血常规、血培养、CRP等。

2. 新生儿颅内感染　患儿生后12d出现发热,临床应考虑此病,需进一步完善相关检验检查,如做腰穿抽脑脊液进行脑脊液常规及生化,脑脊液培养等。

诊疗经过

患儿2017年10月20日入院后体温波动在37.7~39℃,发热时抽血培养,完善相关检查,血常规:WBC 14.3×10^9/L,N% 88.4%,Hb 137g/L,PLT 396×10^9/L,CRP 44.3mg/L;做腰穿抽取脑脊液。

脑脊液常规显示:颜色淡黄色,微混浊,潘氏试验阳性,细胞总数 8.0×10^6/L,WBC 6.4×10^6/L,脑脊液生化:GLU 4.82mmol/L,LDH 45.0U/L,Cl 115.8mmol/L,ADA 1.0U/L,微量蛋白0.63g/L,同时给予哌拉西林/他唑巴坦抗感染治疗,但发热仍未控制。2017年10月23日检验科报告:血培养及脑脊液培养结果均为无乳链球菌,对青霉素、氨苄西林、头孢曲松、头孢噻肟、万古霉素均敏感,对克林霉素、红霉素和四环素耐药,予停用哌拉西林/他唑巴坦,改用青霉素联合万古霉素抗感染治疗。

治疗两周后复查,2017年11月4日血常规示:WBC 10.7×10^9/L,N% 31.6%,L% 46.3%,Hb140g/L,PLT 453×10^9/L,CRP 2.21mg/L,复查血培养无细菌生长,脑脊液培养无细菌生长。患儿无发热、咳嗽、气促及发绀、抽搐,出入量正常,体温36.6℃,一般情况可,予以出院。

微生物检验　2017年10月20日分别采集双侧血培养,2017年10月22日血培养均阳性报警后,报阳瓶培养液直接涂片可见单个或链状排列革兰氏阳性球菌,报阳血培养物在哥伦比亚血琼脂平板上培养24h后,可见表面光滑、圆形、β溶血的菌落(图16-1)。革兰氏染色后显微镜下观察:可见革兰氏阳性球菌,单个、成双、链状排列、长短不一(图16-2),经质谱鉴定为无乳链球菌,药敏结果显示该菌对青霉素、氨苄西林、头孢曲松、头孢噻肟、万古霉素均敏感,对克林霉素、红霉素和四环素耐药。

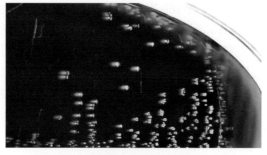

图16-1　血培养瓶阳性标本培养24h,
血平板上菌落形态

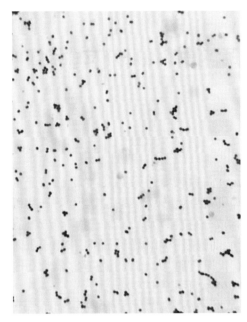

图 16-2　血培养瓶阳性标本培养 24h,血平板上
菌落涂片镜检(革兰氏染色 ×1 000)

最终诊断　无乳链球菌新生儿败血症并发颅内感染

讨论与点评

　　新生儿败血症多以呼吸道症状为主,包括发热、气促、呻吟、吸气三凹征、反应差等临床症状,本例患儿有发热且有明显呻吟、气促、反应差,符合典型的败血症的临床表现。新生儿脑膜炎多为烦躁不安、易激惹、严重者昏迷抽搐,有时伴反应低下、嗜睡、拒奶等症状,本例患儿嗜睡,吃奶吸吮时间延长,呕吐 1 次,虽不严重,但仍能提示可能患有新生儿脑膜炎。

　　本案例中在新生儿入院后发热时采血做血培养,并同时送检脑脊液培养,均得到阳性结果,对临床诊断提供了重要帮助。当怀疑血流感染、感染性心内膜炎、中枢神经系统感染与不明原因发热或感染等时,应考虑做血培养。最佳采血时机应是尽可能在寒战和发热初起时、在使用抗菌药物之前,如果已使用抗菌药物,应在下一次用药之前采集。新生儿颅内感染常继发于败血症,其临床表现多样,故应及早检查脑脊液,早期诊断及治疗,以减少后遗症并降低病死率。

　　本案例患儿一开始采用哌拉西林/他唑巴坦进行抗感染治疗,发热并未控制,当血培养和脑脊液培养结果显示为无乳链球菌后,立即调整抗菌药物使用方案,病情得以控制。

　　本案例提醒临床医师要重视新生儿 GBS 感染导致的败血症和脑膜炎的发生,及时诊断和治疗。同时应注重孕产妇生殖道 GBS 的携带筛查及感染检测,预防新生儿 GBS 感染。

(钟一鸣)

案例 **17**　粪肠球菌脓毒症并发感染性休克

导　言

脓毒性休克(septicshock)亦称感染性休克,是脓毒症的严重阶段,是 ICU 中导致患者死亡的主要因素之一。病理机制为感染微生物及其毒素等产物所引起的脓毒病综合征伴休克。感染灶中的微生物结构成分(抗原)及其毒素产物等侵入血液循环,激活宿主的各种细胞免疫和体液免疫系统,产生细胞因子和内源性介质,作用于机体各种器官、系统,影响其灌注,导致组织细胞缺血缺氧、代谢紊乱、功能障碍,甚至多器官功能衰竭。本病较多见于原有慢性基础疾病患者或分娩妇女、大手术等创伤者。

粪肠球菌(*Enterococcus faecalis*)是肠道正常菌群,通常定居于肠道和女性泌尿、生殖道,为机会致病菌,容易在年老体弱、表皮和黏膜破损以及抗菌药物使用不当等条件下产生感染。本案例中患者患有妊娠期糖尿病,是发生感染的危险因素。于剖宫产术后当天开始发热,并出现低血压,心率、呼吸加快,少尿等休克症状,并发乳酸酸中毒、胃肠道功能紊乱、呼吸衰竭、急性肾衰竭、心肌酶升高等多器官功能损害表现,病情凶险。入院后立即双侧双瓶规范送检血培养,对该患者及时病原诊断及治疗提供了重要依据,经抗感染及对症支持治疗后逐渐脱离生命危险。

病 史 摘 要

患者女,30 岁,湖南长沙望城人,教师。因"剖宫产术后 14h,发热 6h"于 2017 年 10 月 29 日入住产科。

现病史　患者因胎儿窘迫于当地医院行急诊剖宫产术 14h 后出现高热,体温达 39℃以上,心率快,呼吸快,尿少,当地医院 ICU 会诊后诊断考虑"脓毒血症脓毒性休克,急性肾功能不全,盆腔炎,代谢性酸中毒,妊娠期糖尿病,低钾低钠血症",予降温、抗感染、促宫缩及维持水电解质平衡等对症处理(具体用药不详),患者仍病情危重,当地医院建议转上级医院,故由当地医院 120 急救车护送入我院。患者起病以来,精神欠佳,未进食,留置导尿管,引流通畅,尿色清(急诊剖宫产至入院时尿量 290ml),肛门未排气排便。

既往史　妊娠糖尿病,2017 年 10 月 28 日 23:10 因胎儿宫内窘迫行急诊剖宫产术。

婚育史　30 岁结婚,孕 3 产 0,人工流产 2 次。

个人史、月经史及家族史　均无特殊。

体格检查　体温 36.5℃,脉搏 140 次/min,呼吸 25 次/min,血压 79/38mmHg。全身皮肤发红,双上肢手掌发绀,四肢末梢温度低,四肢动脉搏动细弱。腹软,宫底平脐,质硬,腹部伤口敷料干洁,伤口对合好,见少许渗液,无明显红肿及渗血,阴道恶露不多。

实验室检查与其他特殊检查　血常规:WBC 5.3×10^9/L,N% 97.9%,Hb 107g/L,PLT

131×10^9/L。PCT 114.86ng/ml。床旁心脏彩超检查：EF50%，下腔静脉 9mm，下腔静脉变异系数 80%，直腿抬高试验阳性。

入院诊断

脓毒症，感染性休克。

临 床 诊 治

临床思维

1. 脓毒症，感染性休克　患者发热，休克表现，体查低血压，白细胞的中性粒细胞比值、PCT 等明显升高考虑感染可能性大，脓毒症，感染性休克可能。但感染来源不明，需完善血培养和骨髓培养。

患者孕期无发热，术中羊水清亮，有待分泌物培养检查排除宫内感染；患者无尿频、尿急、尿痛等症状，有待泌尿系彩超及尿培养进一步排除泌尿系感染；患者无呼吸道感染症状，有待胸片及痰培养排除肺部感染。

2. 代谢性酸中毒。

3. 剖宫产术后。

4. 妊娠期糖尿病。

5. 胎盘粘连。

6. 盆腔炎性疾病。

诊疗经过　入院后送检血培养。患者全身皮肤发红，压之褪色，双侧球结膜水肿，心率快，血压低，考虑"脓毒症、感染性休克"，予以亚胺培南西司他丁 0.5g 静脉滴注 3 次 /d，10 月 30 日上午血培养一级报告为革兰氏阳性球菌，加用替考拉宁 0.4g 静脉滴注 1 次 /d，第四日患者体温下降，躯体皮肤发红较前减退。血培养结果报告：粪肠球菌，替考拉宁敏感，停亚胺培南，继续替考拉宁抗感染，体温逐渐恢复正常后，改用哌拉西林 / 他唑巴坦 4.5g 静脉滴注 3 次 /d 继续抗感染，补充白蛋白。两周后 PCT<0.05ng/ml，超敏 CRP 下降至 16.21mg/L。复查血常规正常。予办理出院。

微生物检验　2017 年 10 月 29 日上午 12 时 40 分采集患者双侧双瓶血培养送检，于 2017 年 10 月 30 日 11:22 分报阳，血培养瓶报阳后转种至血平板，35℃孵育 24h 形成直径 0.5~1mm 大小的灰白色、不透明、表面光滑的圆形菌落，不产生溶血环（图 17-1）。菌落直接涂片镜检见染色呈革兰氏阳性，菌体为圆形或椭圆形，直径 0.6~2.0μm，呈单个、成对或短链状排列，无荚膜和芽孢（图 17-2），谱仪鉴定为粪肠球菌。生化反应：触酶阴性、胆汁七叶苷试验阳性、不分解阿拉伯糖。

最终诊断　①粪肠球菌脓毒症并发感染性休克；②代谢性酸中毒；③剖宫产术后；④妊娠期糖尿病；⑤胎盘粘连；⑥盆腔炎性疾病。

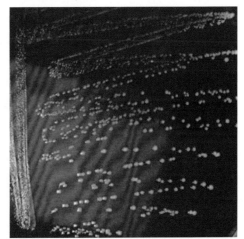

图 17-1　血培养瓶阳性标本培养 24h，血平板上菌落形态

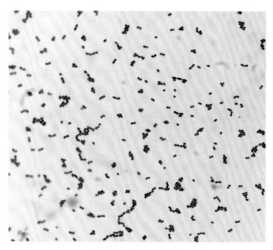

图 17-2 血培养瓶阳性标本培养 24h,血平板上
菌落涂片镜检(革兰氏染色 ×1 000)

讨论与点评

本案例中产妇患有妊娠期糖尿病,是发生感染的危险因素。产妇于剖宫产术后当天开始发热,给予物理降温后体温波动于 36~39℃,并出现低血压,心率、呼吸加快,少尿等休克症状,并发乳酸酸中毒、胃肠道功能紊乱、呼吸衰竭、急性肾衰竭、心肌酶升高等多器官功能损害表现,病情凶险。给予对症支持治疗以及抗感染后逐渐脱离生命危险,根据血培养结果确诊为粪肠球菌引起的感染性休克。其来源很可能是手术过程引起的组织损伤、应激造成肠黏膜屏障破坏、肠道菌群失调加之产妇自身机体营养状态不良,免疫功能低下,肠道菌群通过伤口侵入血液和其他组织并大量繁殖引起脓毒症,并发了肾衰竭、胃肠道功能紊乱、呼吸衰竭等多种并发症。

该菌株的体外药敏试验结果表现为仅对克林霉素、奎奴普丁/福达普丁耐药、替考拉宁敏感,一级报告后加用的替考拉宁是对革兰氏阳性球菌有强效抗菌活性的糖肽类。考虑到肠球菌属易获得耐药性,在患者病情好转之后将抗菌药物改为哌拉西林/他唑巴坦。此后患者恢复良好,一般情况好转后出院。一旦发现产妇这类高危患者出现感染的迹象,应及早使用可能敏感的抗菌药物,对于营养状况不良的患者还应给予足够的营养支持治疗,结合培养结果及时选择合适的抗菌药物,对挽救产妇生命,避免不良结局有积极作用。

(刘 宁)

案例 **18** 开放性骨折清创与固定术后鹑鸡肠球菌软组织化脓性感染

导 言

骨折清创与固定术后感染（infection after fracture fixation）多为外源性，开放性伤口、手术切口均是感染源的侵入途径。临床表现为骨折固定术后很快出现并迅速发展的血肿与愈合不良，主要源于细菌在伤口及手术区域内局部软组织的繁殖。当伤口局部疼痛、红肿、皮温增高伴高热需警惕软组织化脓性感染。

鹑鸡肠球菌（*Enterococcus gallinarum*）是非致病菌，常寄居人肠道，对万古霉素及头孢菌素类等具有固有耐药性。本案例患者于车祸严重外伤后行急诊清创手术，术后使用头孢他啶抗感染，次日出现伤口局部疼痛，查 CRP、白细胞计数和 PCT 均升高，伤口中大量脓性分泌物，送培养结果为鹑鸡肠球菌，经彻底清创后患者症状明显好转。考虑患者的发热寒战等感染症状为细菌入血引起，其来源可能是急诊清创术时，患者组织受损严重，创面大，污染重，清创时间长，在清创过程中感染的条件致病菌。而鹑鸡肠球菌恰好对术后使用的抗菌药物头孢他啶天然耐药。但鹑鸡肠球菌为条件致病菌，环境中常见，不能排除污染可能。本案例患者有寒战高热，应同时送检血培养检查，若血培养也能检出为同一细菌则诊断更为明确。

病 史 摘 要

患者男，59 岁，湖南长沙人，工程师。因"外伤致左胫骨骨折术后 1d，发热 6h"于 2017 年 8 月 6 日入院骨科。

现病史 患者诉于 1d 前被车撞伤，伤后创处疼痛、功能活动障碍，活动性出血。于当地医院行左膝关节正侧位片检查提示：左胫骨平台开放性粉碎性骨折，急诊行"左侧胫腓骨开放性骨折清创 VSD 覆盖加外固定术"，术后予头孢他啶 1.5g 静滴抗感染。当地术后第 2 天患者出现寒战发热，体温达 39.4℃，左下肢肿胀、渗血明显，可见多处张力性水疱，皮肤张力增高，触痛明显，遂来本院就诊，门诊以"1. 发热查因，2. 左胫骨骨折术后"收入院。患者自受伤以来精神可，饮食可，睡眠可，大小便正常，体重无明显变化。

既往史 既往有甲亢病史 20 余年，有高血压病史 5 年，长期口服厄贝沙坦胶囊 1 粒 1 次 /d。

个人史、婚育史及家族史 均无特殊。

体格检查 体温 36.3℃，脉搏 72 次 /min，呼吸 18 次 /min，血压 120/66mmHg，体重 70kg。前额部可见少许皮肤擦伤痕，稍肿胀，触痛。双侧瞳孔等大等圆，对光反射灵敏，左侧髂前上棘处可见一大小约 3.0cm × 3.0cm 的皮肤青紫，触痛，骨盆挤压试验及分离试验阴性，左腿 VSD 敷料包扎,左侧足背动脉搏动可,左足背皮温降低,左足趾感觉、活动尚可,右侧小腿可见多处皮肤擦伤痕,稍肿胀,触痛,右侧足背动脉搏动可。

实验室检查与其他特殊检查　血 常 规:WBC 7.1×10^9/L,N% 85.6%,Hb 70g/L,PLT 154×10^9/L。CRP 276.0mg/L,PCT 1.0ng/ml。肝肾功能正常。X 线检查提示:左侧胫骨平台粉碎性骨折,左侧腓骨近端粉碎性骨折(外院)。

入院诊断

1. 发热查因。

2. 左胫骨骨折术后。

临 床 诊 治

临床思维

1. **发热查因**　患者胫骨开放性骨折术后发热,中性粒细胞比例明显升高,CRP 及 PCT明显升高,考虑细菌感染可能性大。需进一步送病灶组织或分泌物培养明确病原诊断。

2. **左胫骨骨折术后**

诊疗经过　入院后行左膝 VSD 敷料更换及清创术,术中见左膝后方大量软组织损伤严重,有大量暗黄色脓性分泌物存留,有恶臭,术中取分泌物送细菌培养,并彻底清除坏死组织。考虑伤口感染,予头孢哌酮 / 舒巴坦抗感染治疗,患者症状无明显好转。分泌物细菌培养提示:鹑鸡肠球菌,对万古霉素、红霉素、四环素及奎奴普丁 / 达福普汀等耐药,而对青霉素、氨苄西林及喹诺酮类敏感。考虑"膝后部软组织化脓性感染",根据药敏结果调整抗菌药物:停用头孢哌酮 / 舒巴坦,改用氨苄西林 / 舒巴坦 3.0g 静脉滴注 3 次 /d+ 左氧氟沙星0.5g 静脉滴注 1 次 /d,左氧氟沙星 0.5g 口服 1 次 /d,配合积极创面换药和引流,患者感染症状明显好转后,转手外科进行骨折及其他组织损伤的康复处理,行"皮肤及皮下组织清创术 +股前外侧皮瓣移植术 + 下肢肌肉移植术 + 下肢关节囊缝合术 + 显微血管吻合术",术后予对症支持治疗,患者恢复良好,于治疗后一个月出院。

微生物检验　术中分泌物接种至血平板上 35℃培养 18h 后血平板上可见细小、圆形、灰色凸起的菌落,表面光滑,直径 0.5~1.0mm,周围有草绿色溶血环(图18-1)。经质谱鉴定为鹑鸡肠球菌。生化反应:触酶阴性、胆汁七叶苷试验阳性。镜下特征为革兰氏染色阳性球菌,卵圆形,成双或成短链状排列,菌体直径0.6~2.0μm,大小较为均一,没有荚膜和芽孢(图 18-2)。

最终诊断　开放性骨折清创与固定术后鹑鸡肠球菌软组织化脓性感染(左膝后方)

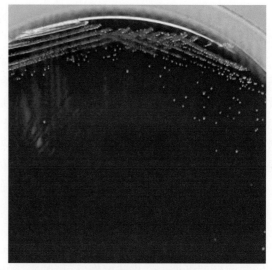

图 18-1　脓性分泌物标本培养 24h,
血平板上菌落形态

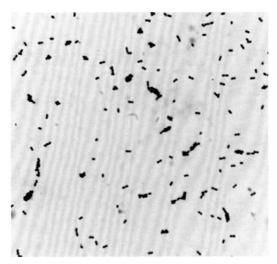

图 18-2　脓性分泌物标本培养 24h,血平板上
菌落涂片镜检(革兰氏染色 ×1 000)

讨论与点评

鹑鸡肠球菌是革兰氏阳性球菌,属肠球菌属,也是禽类及人类肠道的正常菌群,为较少见的条件致病菌,可引起内源性感染,也是医院内感染的主要致病菌之一。鹑鸡肠球菌细胞壁坚厚,对许多常见抗生素如万古霉素、头孢曲松、克林霉素等表现为固有耐药。

鹑鸡肠球菌为条件致病菌,环境中常见,培养出的鹑鸡肠球菌需要排除污染可能。本案例患者于车祸严重外伤后行急诊清创手术,术后使用头孢他啶抗感染,次日出现伤口局部疼痛及高热,查 CRP、WBC 和 PCT 均升高,伤口中大量脓性分泌物,送培养结果为鹑鸡肠球菌,经彻底清创后患者症状明显好转,提示案例中分离出来的鹑鸡肠球菌可能为致病菌。考虑患者的发热寒战等感染症状为细菌入血引起,其来源可能是急诊清创术时,患者组织受损严重,创面大,污染重,清创时间长,在清创过程中感染的条件致病菌。而鹑鸡肠球菌恰好对术后使用的抗菌药物头孢他啶天然耐药,因而引起了创伤部位的感染、脓肿及一过性的菌血症。本案例患者有寒战高热,如同时送检血培养检查,血培养也能检出为同一细菌则诊断更为明确。

(刘 宁)

案例 **19** 双肾 D-J 管置入术后大肠埃希菌尿路感染

导　言

　　尿路感染(urinary tract infection,UTI)是微生物在泌尿系统中生长繁殖而引起的泌尿系炎症,又称泌尿系统感染。分为上尿路感染(输尿管炎和肾盂肾炎)和下尿路感染(膀胱炎和尿道炎);临床又分为急性及慢性两种。泌尿系统感染一般伴有尿频、尿急、尿痛等膀胱刺激症状,常同时伴有不同程度的发热、乏力和肾区叩痛或有下腹不适及触痛,其临床特征与感染的微生物种类及感染部位有关。引起泌尿系统感染的病原体常见肠杆菌科细菌,

　　大肠埃希菌(*Escherichia coli*)是肠道中重要的正常菌群,在宿主免疫力下降或细菌侵入肠道外组织官器后,如尿路、胆道、腹腔等处即可成为机会致病菌。大肠埃希菌是尿路感染最常见病原菌。本案例为老年女性,有输尿管结石病史,同时有输尿管支架置入的侵入性操作,为尿路感染易感人群。当有尿路刺激征甚至发热、畏寒等全身症状出现时,应高度怀疑尿路感染的发生。本案例从肾穿刺液中分离出大肠埃希菌,正常情况下,该部位为无菌部位,无菌部位来源的标本检出病原菌的诊断价值大大强于中段尿或者导尿留取尿液。在临床实际中,肾穿刺液取样操作复杂,不易获取,且有创,因此此种标本并不常见,清洁中段尿或导尿留取尿液仍为临床送检最多的标本。

病 史 摘 要

　　患者女,64 岁,湖南怀化人,退休人员。因“发热、畏寒 16d”于 2017 年 8 月 21 日入住泌尿外科。

　　现病史　患者于 8 月 4 日无明显诱因出现发热,体温最高 39.0℃,伴畏寒、尿频、尿急、尿痛,在当地医院检查发现双肾结石伴积水,右侧输尿管结石,8 月 5 日行双侧 D-J 管置入术,术后予以抗感染及对症支持治疗,患者症状较前好转,自觉无畏寒与发热。1d 前,患者再次出现发热、畏寒,伴尿频、尿急、尿痛,无恶心、呕吐。为求进一步诊治,来我院就诊并收入院。起病来一般情况尚可,大便正常。

　　既往史　有右侧经皮肾镜碎石取石 + 左侧输尿管结石取石术病史。

　　个人史、婚育史、月经史及家族史　均无特殊。

　　体格检查　体温 36.5℃,脉搏 64 次 /min,呼吸 20 次 /min,血压 126/76mmHg。腹壁柔软,全腹无压痛,腹肌无紧张,无反跳痛,右肾区可见一长约 1.0cm 陈旧性手术瘢痕,余无特殊。

　　实验室检查与其他特殊检查　2017 年 8 月 21 日:尿常规:WBC 3+;亚硝酸盐(+)。尿沉渣镜检:WBC 2+/HP。2017 年 8 月 7 日泌尿系 CT:双肾多发结石;右侧输尿管结石;双肾积水;双肾 D-J 管置入术后。

入院诊断

输尿管支架相关尿路感染。

临 床 诊 治

临床思维 患者老年女性,为尿路感染易感者。16d 前因肾结石置入输尿管支架,有发生尿路感染的危险因素;患者有尿频,尿急,尿痛等膀胱刺激征,并有发热、畏寒等全身症状;尿常规、镜检等实验室检查亦提示存在感染。综上考虑患者为输尿管支架相关尿路感染。完善微生物检验,采用敏感抗菌药物治疗。

诊疗经过 入院后予以对症支持治疗。2017 年 8 月 24 日患者于全麻下行经皮肾镜肾结石激光碎石取石术,并送检肾穿刺液至微生物室做细菌检验。经微生物鉴定为大肠埃希菌,使用头孢呋辛 1.5g 静脉滴注 2 次 /d 抗感染治疗。抗感染治疗第 5 天后患者已无发热,畏寒,膀胱刺激等不适,予以出院。

微生物检验 取肾穿刺液接种于血平板,5% CO_2 培养 24h 后,血平板上见圆形、扁平、灰色、边缘整齐、表面光滑、半透明菌落(图 19-1),镜下涂片为革兰氏阴性短杆菌(图 19-2)。经质谱鉴定为大肠埃希菌。药敏结果显示该菌对氨苄西林、哌拉西林 / 他唑巴坦、头孢哌酮舒巴坦、氨苄西林舒巴坦、头孢唑林、头孢呋辛、头孢他啶、头孢曲松、头孢吡肟、头孢替坦、氨曲南、亚胺培南、厄他培南、美罗培南、替加环素、阿米卡星、妥布霉素、环丙沙星、左氧氟沙星、复方新诺明与呋喃妥因均敏感。

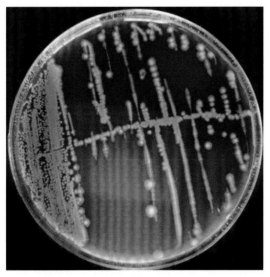

图 19-1 肾穿刺液标本培养 24h
血平板菌落形态图

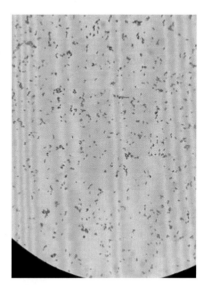

图 19-2 肾穿刺液标本培养 24h,血平板菌落涂片镜检(革兰氏染色 ×1 000)

最终诊断 大肠埃希菌尿路感染。

讨论与点评

本案例为一例常见的尿路感染病例。结合患者的病史、临床症状以及病原学检查结果，不难得出尿路感染的诊断。但需要注意的是，本例中患者送检标本为肾穿刺液，正常情况下，该部位为无菌部位，无菌部位来源的标本检出病原菌的意义不同于中段尿或者导尿留取尿液。根据 2001 年我国卫生部印发的《医院感染诊断标准》：穿刺留取尿液培养，细菌菌落计数 ≥ 10^3CFU/ml 即具诊断意义，而清洁中段尿或导尿留取尿液标本培养，革兰氏阴性菌 ≥ 10^5CFU/ml 或革兰氏阳性菌 ≥ 10^4CFU/ml 才具有诊断意义。在临床实际中，肾穿刺液取样操作复杂，不易获取，且有创，因此此种标本并不常见，临床送检最多的仍为中段尿标本或导尿留取尿液，实验室应该更加认真对待肾穿刺获取的标本。

尿路感染是全球医院感染最常见的感染类型。每年约有 2.5 亿人患尿路感染，40%~50% 的女性一生至少经历一次尿路感染。其中，留置导尿管 3d 以上的患者尿路感染发生率超过 90%。导管相关性尿路感染（catheter-associated urinary tract infections，CAUTIs）不仅会延长患者住院时间，增加额外医疗成本，而且会增加患者死亡率。目前有很多关于尿路感染流行以及耐药情况的研究，研究结果均显示尿路感染主要为医院获得性，分离率排名前三位的病原菌分别为大肠埃希菌、肠球菌及肺炎克雷伯菌。药敏试验结果显示，大肠埃希菌对厄他培南、亚胺培南、阿米卡星以及哌拉西林/他唑巴坦高度敏感。对抗肺炎克雷伯菌最有效的抗菌药物则依次为亚胺培南、阿米卡星、厄他培南。大肠埃希菌和肺炎克雷伯菌都对广谱青霉素、头孢菌素、氨曲南、环丙沙星显示出较高的耐药率，因此在尿路感染经验性治疗中应特别关注流行病学数据。此外，调查结果还显示，大肠埃希菌和肺炎克雷伯菌产超广谱 β 内酰胺酶（extended spectrum β lactamase，ESBL）的阳性率都具有下降趋势，ESBL 基因型仍然大多是 CTX-M。Yang 等人还对大肠埃希菌产 ESBL 阳性率的地域分布进行了研究，发现中国中部地区产 ESBL 大肠埃希菌和肺炎克雷伯菌的阳性率较其他地区更高。不同的国家、地区，尿路感染情况都会有所不同，因此连续耐药监测不管是对临床决策还是耐药控制都十分重要。

（蓝　优）

案例 **20** 肺炎克雷伯菌肺炎

导 言

  肺炎（pneumonia）是呼吸系统常见的感染性疾病，一般是由于受到病毒或者细菌感染，引起终末气道肺泡和肺间质的炎症。通常所说的肺炎一般指是细菌性肺炎。主要表现为高热、咳嗽以及咳黄脓痰等，如果炎症累及胸膜，还可引起患侧胸痛，出现胸膜炎。肺部影像学检查常显示片状和斑片状实变阴影。

  肺炎克雷伯菌（Klebsiella pneumoniae）是克雷伯菌属中最重要的致病菌，50% 的健康人群的呼吸道与粪便中可分离出此菌，细菌性肺炎可由肺炎克雷伯菌引起。碳青霉烯酶类抗菌药物通常是用来治疗耐药细菌的最佳手段和最后防线，本案例是由肺炎克雷伯菌所引起的细菌性肺炎，该患者在痰培养及药敏结果回报之前，医生经验性使用了头孢哌酮 / 舒巴坦抗感染治疗，但效果不佳，AST 药敏结果显示，分离自该患者的肺炎克雷伯菌为对头孢哌酮 / 舒巴坦耐药的多重耐药菌，故更换抗菌药物改用替加环素进行抗感染治疗患者得以康复。从本案例得到启示，微生物学检验对于临床感染性疾病的诊治具有非常重要的价值。

病 史 摘 要

  患者男，51 岁，湖南澧县人，无业人员。因"发热、咳嗽 7d"于 2017 年 1 月 13 日入住感染病科。

  现病史 患者 2017 年 1 月 6 日受凉后出现发热，伴有畏寒、寒战，中午开始发热，下午可达高峰，最高体温约 39℃左右，凌晨能自行退热，不伴大汗，无盗汗等不适。同时伴咳嗽，咳绿色黏稠脓痰，能咳出，以夜间及凌晨为主，无异味，无痰中带血，无胸闷、胸痛，无咯血。伴有皮肤巩膜黄染、食欲下降，无恶心、呕吐、呕血，无腹痛、腹泻、黑便，无尿频、尿急、尿痛等不适，为求治疗，遂来我院就诊，门诊以"发热查因"收入我院感染科。起病以来，患者精神、睡眠稍差，食欲差，大便 1 次 /(2~3)d，尿色变黄，尿量稍有减少，利尿后小便量可。

  既往史 2016 年 11 月 16 日在我院诊断为病毒性肝炎、慢性重型乙肝、肝硬化代偿期，住院期间痰培养出大肠埃希菌，治疗后于 2016 年 12 月 26 日好转出院。否认伤寒、结核等其他传染病史，无外伤史，有人工肝血浆置换史，否认食物、药物过敏史，预防接种史不详。

  个人史、婚育史和家族史 无特殊。

  体格检查 体温 39.0℃，脉搏 134 次 /min，呼吸 22 次 /min，血压 115/72mmHg。双肺呼吸音粗，左下肺闻及湿性啰音。心律齐。腹平软，无压痛及反跳痛，移动型浊音阴性。双下肢无明显水肿。

  入院诊断

  1. 发热查因：肺部感染？脓毒症？

2. 病毒性肝炎；

3. 肝硬化代偿期。

临 床 诊 治

临床思维

1. 肺部感染　患者中年男性，病程短，受凉后出现发热、咳嗽，发热前有寒战，咳绿色脓痰，肺部听诊有湿性啰音，考虑肺部感染可能性大。完善血常规、PCT、痰培养、肺部增强 CT 等检查明确诊断。

2. 脓毒症　患者中年男性，病程短，免疫力低下，主要临床表现为发热、咳嗽，有寒战、肌肉酸痛等感染中毒症状，不排除脓毒血症可能。可多次血培养 + 药敏等检查。

诊疗经过　根据前次住院痰培养示大肠埃希菌，入院后予以头孢哌酮 / 舒巴坦 2g 静滴 Q8h 抗感染，继续抗乙肝病毒、护肝降酶、纠正低蛋白血症、间断利尿、护胃、止咳化痰、雾化吸入解痉平喘等治疗，同时完善相关检查。

入院后查血常规：WBC 8.1×10^9/L，N% 68%，Hb 116.0g/L，PLT 105.0×10^9/L；PCT 2.03ng/ml；ESR 68.0mm/h；CRP 117.0mg/L；结核 T-SPOT、G^+GM 试验阴性。血培养阴性；胸部 CT：双肺见散在斑片状密度增高影，边缘模糊；双肺可见弥漫性密度减低区，相应区域纹理稀疏；双下叶胸膜下可见多个大小不等的肺大疱；双肺内见散在多发斑点、片状、条索状密度增高灶，并可见少许钙化；双侧胸腔后部新见弧形低密度灶，提示双肺新发感染伴双侧胸腔积液。经头孢哌酮 / 舒巴坦及止咳化痰等治疗后，患者咳嗽咳痰稍有好转，但仍有低热，咳脓痰，痰中带少许血丝。痰培养结果报告肺炎克雷伯菌，根据药敏结果，改头孢哌酮 / 舒巴坦为替加环素 50mg 静脉滴注 2 次 /d 进行抗感染治疗。经替加环素治疗后，复查胸片 CT 显示双上肺内大部分病灶较前范围缩小。复查 ESR、PCT、CRP 降至正常范围，患者体温降至正常，无明显咳嗽咳痰，病情好转，予出院。

微生物检验　痰培养 24h 后血平板上可形成较大、圆形、凸起、灰白色、不溶血的黏液型菌落（图 20-1）。经质谱仪鉴定为肺炎克雷伯菌。药敏结果提示其对复方新诺明和替加环素敏感，对哌拉西林 / 他唑巴坦、氨曲南、头孢他啶、环丙沙星、头孢曲松、头孢替坦、头孢唑林、厄他培南、头孢吡肟、庆大霉素、亚胺培南、左旋氧氟沙星、呋喃妥因、氨苄西林 / 舒巴坦、妥布霉素、阿米卡星、头孢呋辛、头孢哌酮 / 舒巴坦、氨苄西林和美罗培南耐药。

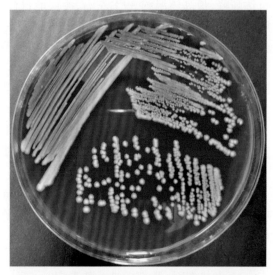

最终诊断　根据患者有发热、咳嗽咳痰的临床表现、体格检查肺部呼吸音粗且可闻及湿性啰音、实验室感染指标增高、肺部 CT 提示肺部感染、痰培养出肺炎克雷伯菌及治疗效果，最终诊断为：肺炎克雷伯菌细菌性肺炎。

图 20-1　痰液标本培养 24h，血平板上菌落形态

讨论与点评

本案例中的细菌性肺炎是下呼吸道感染中最常见的类型,近年来的数据表明,由肺炎链球菌所导致的肺炎仍占主要部分,但革兰氏阴性杆菌所导致的肺炎比例明显上升。在医院感染中,革兰氏阴性杆菌占 50% 以上而成为主要病原体。该细菌性肺炎患者的病原菌为肺炎克雷伯菌,根据其药敏结果,敏感的抗菌药物只有替加环素和复方新诺明,对大部分抗菌药物都耐药。碳青霉烯酶类抗菌药物通常是用来应对耐药细菌的最佳手段和最后防线,但该病例中的病原菌对碳青霉烯酶类抗菌药物均耐药,这种耐碳青霉烯酶的肠杆菌科细菌被美国 CDC 归类为"紧急威胁"。多重耐药肺炎克雷伯菌菌株给临床治疗带来了极大的挑战,且耐药菌的突变速度远远大于抗菌药物的研发进程,这就需要医院加强医院感染方面的隔离、消毒措施,减少耐药菌种的进一步广泛播散。该患者在痰培养及药敏结果回报之前,医生经验性使用了头孢哌酮/舒巴坦抗感染治疗,但效果不佳,根据其药敏结果,分离自该患者的肺炎克雷伯菌为对头孢哌酮/舒巴坦耐药的多重耐药菌。这就表明了药敏试验可以帮助临床医生选择合适的药物,避免或加重细菌的耐药,同时更加有效地对患者进行治疗。

另外,痰标本的细菌学检查对细菌性肺炎的诊断具有非常突出的意义。正常人下呼吸道的痰标本应该是无菌的,但因痰标本采集法常使用咳痰法,下呼吸道的痰经上呼吸道咳出时常带有上呼吸道的正常寄生菌,所以在采集下呼吸道痰标本时,应严格遵守痰标本采集操作规程,从而提高下呼吸道痰标本病原体的检出率。

(王思怡 刘文恩)

案例 **21** 肺炎克雷伯菌细菌性肝脓肿

导　言

　　肝脓肿（liverabscess）是细菌、真菌或溶组织阿米巴原虫等多种微生物引起的肝脏化脓性病变。肝脓肿分为三种类型，其中细菌性肝脓肿常为多种细菌所致的混合感染，约为80%，阿米巴性肝脓肿约为 10%，而真菌性肝脓肿低于 10%。肝脏由于接受肝动脉和门静脉的双重血液供应，并通过胆道丰富的血供和单核 - 巨噬细胞系统强大的吞噬作用，可以杀灭入侵的细菌并阻止其生长，因而细菌性肝脓肿发生率并不高。当人体抵抗力减弱时，入侵的化脓性细菌可能会引起肝脏感染而形成脓肿。引起细菌性肝脓肿最常见的致病菌在成人为肠杆菌科细菌。本病一般起病较急，主要临床表现突发寒战、高热和肝区疼痛等。

　　肺炎克雷伯菌属肠杆菌科克雷伯菌属，分为高毒力肺炎克雷伯菌（hypervirulent *Klebsiella pneumoniae*，hvKP）和经典肺炎克雷伯菌（classic *Klebsiella pneumoniae*，cKP）。hvKP 易随血流播散至其他部位引起肝脓肿等严重的侵袭性感染。中国台湾首次报道引起肝脓肿的hvKP 具有高黏液表型。目前虽无鉴定 hvKP 的"金标准"，有研究表明检测肺炎克雷伯菌的血清型如 K1 型、K2 型及毒力基因如 *rmpA*、*aerobactin* 基因更适用于筛选 hvKP。

　　本案例患者有糖尿病基础，反复发热寒战入院，右上腹疼痛、肝区叩痛，行肝脓肿穿刺，对肝脓肿穿刺液进行细菌培养，培养结果示为肺炎克雷伯菌感染。并根据其药敏结果，选择了头孢哌酮 / 舒巴坦进行治疗，最终病情好转出院。

病　史　摘　要

　　患者女，48 岁，湖南邵阳人，工人。因"发热伴右上腹隐痛 1 周"于 2017 年 11 月 11 日入院。

　　现病史　患者于 11 月 3 日受凉后出现发热，体温最高 39.3℃，伴右上腹隐痛，无畏寒寒战，自行服用"蒲地蓝、感康、阿莫西林"治疗后体温稍有下降，但仍反复出现发热，右上腹隐痛无缓解，并于 11 月 9 日出现畏寒寒战，为求进一步诊治，遂于我院就诊，门诊以"发热查因"收入院。起病以来，无咳嗽咳痰，无胸闷气促等不适，神清，精神睡眠差，食欲下降，大小便正常，体重减轻约 2kg。

　　既往史　既往有冠心病及糖尿病 10 余年，未规律治疗。

　　个人史、月经史、婚育史及家族史　无特殊。

　　体格检查　体温 37.6℃，脉搏 94 次 /min，呼吸 18 次 /min，血压 142/82mmHg。肥胖，神志清楚，全身浅表淋巴结无肿大，皮肤巩膜无黄染。颈软，双肺叩诊清音，双肺呼吸音清，双下肺可闻及少量湿啰音。心脏体查无异常。腹壁柔软，右上腹压痛，无反跳痛。墨菲征阴性,肝脾肋下未触及,移动型浊音阴性,肝区叩痛,肾区无叩痛。肠鸣音 5 次 /min。

实验室检查与其他特殊检查　血常规:WBC 13.7×10^9/L,N%70.7%,Hb 126.0g/L,PLT 202.0×10^9/L。生化:AST 82.7U/L,ALT 5 001U/L。PCT 17.25ng/ml。GLU 9.48mmol/L。

入院诊断

1. 发热查因:肝脓肿? 胆道感染?
2. 冠心病。
3. 糖尿病。

临 床 诊 治

临床思维

1. 发热查因　患者有受凉诱因,有急起高热,伴畏寒寒战及右上腹隐痛,体查有右上腹压痛,肝区叩痛,实验室检验血常规白细胞计数增高,以中性粒细胞升高为主,考虑肝脓肿或胆道感染可能大,需要进一步完善相关检测,如血培养、PCT 寻找感染证据,腹部 B 超及胸腹部 CT 寻找肝脓肿或胆道感染证据。如为肝脓肿,则应穿刺抽液送病原学检测,以进一步区分是细菌性还是阿米巴性肝脓肿。

2. 冠心病　既往有冠心病。

3. 糖尿病　既往有糖尿病。

诊疗经过　患者有反复发热伴全身明显中毒症状,且有右上腹压痛,肝区叩痛,考虑肝脓肿或胆道感染等局灶感性感染可能性大。据临床经验病原菌多为肠杆菌科细菌,暂予以莫西沙星 0.4g 静滴 1 次 /d 抗感染。治疗 2d 后,患者仍有发热,体温有上升趋势,查血常规WBC 13.3×10^9/L,N% 76.8%,入院当天腹部 B 超结果:右肝后低回声肿块,提示肝脓肿。考虑因肝脓肿为局灶感染,全身使用抗菌药物效果欠佳,故行肝脓肿穿刺引流脓液治疗,并为了进一步明确肝脓肿病原菌,将穿刺液送检常规、生化、革兰氏染色与病原体培养等。肝脓肿穿刺液常规检查:红色,混浊,有凝块,WBC 3+/HP,RBC 4+/HP,脓细胞成堆 /HP,多个核细胞 80.0%。穿刺液生化检测:LDH 55 745.0U/L,αHBDH 16 000.4U/L。经肝脓肿穿刺抽脓后患者体温有所下降,考虑肝脓肿穿刺抽脓治疗有效。肝脓肿液培养为肺炎克雷伯菌,根据药敏结果,改莫西沙星为头孢哌酮 / 舒巴坦 1.0g 静脉滴注 2 次 /d 抗感染。用药 3d 后,患者体温降至正常,无畏寒寒战等不适。复查腹部 B 超:肝脓肿明显缩小,血常规:WBC 7.9×10^9/L,N% 64.7%,PCT 0.07ng/ml。

微生物检验　脓液抽吸送检后涂片革兰氏染色镜检可见革兰氏阴性杆菌,两端稍钝圆,单个、成双或短链状排列,无鞭毛,无芽孢、有荚膜。(图 21-1)。接种血平板培养24h 后见较大、凸起灰白色黏液型菌落,菌落厚实而光亮(图 21-2)。经质谱鉴定为肺炎克雷伯菌。药敏结果提示其对阿米卡星、哌拉西林 / 他唑巴坦、氨曲南、头孢他啶、环丙沙星、头孢曲松、头孢替坦、厄他培南、头孢吡肟、庆大霉素、亚胺培南、氨苄西林 / 舒巴坦、复方新诺明、妥布霉素、美罗培南、头孢呋辛、左旋氧氟沙星、头孢哌酮 / 舒巴坦、替加环素、头孢唑林敏感,对氨苄西林耐药。

最终诊断　根据患者的临床症状、住院期间的实验检测与检查结果及微生物检验发现病原菌及治疗效果,最终诊断为:肺炎克雷伯菌细菌性肝脓肿。

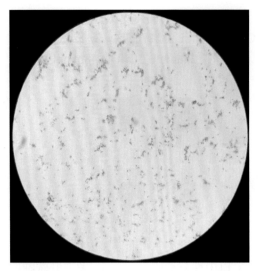

图 21-1　肝脓肿穿刺液标本直接涂片镜检
（革兰氏染色 ×1 000）

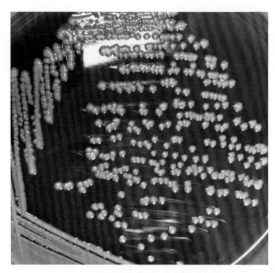

图 21-2　肝脓肿穿刺液标本培养 24h，
血平板上菌落形态

讨论与点评

　　细菌性肝脓肿的诊断标准：起病急，常伴发于某种病以后；寒战、高热；伴乏力、食欲缺乏、恶心、呕吐；肝区持续性钝痛；肝肿大伴触痛。

　　细菌性肝脓肿患者绝大多数都有白细胞数增高现象，总数可达 $(15\sim20) \times 10^9/L$ 或更高，中性粒细胞多在 90% 以上，有核左移现象。病情较重时，丙氨酸氨基转移酶、碱性磷酸酶多有升高，甚至血清胆红素也出现增高。肝脓肿穿刺液培养，常可培养出致病菌。细菌性肝脓肿的致病菌有地域差异。在欧美国家，大肠埃希菌感染最多见，东亚地区如中国、日本、韩国等研究均报道肺炎克雷伯菌是导致细菌性肝脓肿的主要致病菌。20 世纪 80 年代我国台湾地区首次报道引起肝脓肿的 hvKp，大部分 hvKp 具有高黏液表型，又称高黏液性肺炎克雷伯菌，用接种环挑取血平板上的该菌落可形成 ≥5mm 的黏液丝。hvKp 易随血流播散至其他部位引起肝脓肿等严重的侵袭性感染，导致多器官功能衰竭，危及患者生命。目前尚无鉴定 hvKp 的"金标准"，有研究表明，与高黏液表型试验相比，检测肺炎克雷伯菌的血清型（如 K1 型、K2 型）及毒力基因（如 *rmpA*、*aerobactin* 基因）更适用于筛选 hvKp。

　　该患者患有糖尿病，较高的血糖水平导致中性粒细胞的趋化功能减弱，为这些菌属通过血行播散至诸如肝脏等脏器提供了便利的环境条件，从而易发生肝脓肿。该案例在腹部 B 超引导下行肝脓肿穿刺检查，穿刺液常规及生化均提示感染，最终培养结果为肺炎克雷伯菌。本案例治疗初期单纯的应用全身抗菌药物抗感染，疗效不佳。在影像学检查提示肝脓肿的存在后，给予肝脓肿穿刺引流联合使用抗菌药物后患者明显好转，因此对于脓肿的治疗，引流很关键。

（王思怡　刘文恩）

案例 **22** 急性胰腺炎合并多重耐药肺炎克雷伯菌感染

导 言

急性胰腺炎(pancreatitis)是多种病因导致胰酶在胰腺内被激活后引起胰腺组织自身消化、水肿、出血甚至坏死的炎症反应。临床以急性上腹痛、恶心、呕吐、发热和血胰酶增高等为特点。病变程度轻重不等,轻者以胰腺水肿为主,临床多见,病情常呈自限性,预后良好,又称为轻症急性胰腺炎。少数重者的胰腺出血坏死,常继发感染、腹膜炎和休克等,病死率高,称为重症急性胰腺炎。

肺炎克雷伯菌(*Klebsiella pneumoniae*)是一种临床常见的革兰氏阴性杆菌,作为肠杆菌科细菌中重要的致病菌可引起社区及医院获得性感染,导致肺炎、肝脓肿、泌尿系统感染以及血流感染等多种感染性疾病。肺炎克雷伯菌逐渐进化并形成了 2 个不同的克隆组,一个呈现多重耐药(multiple drug resistance,MDR),又称碳青霉烯耐药肺炎克雷伯菌;而另一个呈现高毒力,即又称高毒力肺炎克雷伯菌(hvKP)。近几年来已经出现既高毒力又高耐药的肺炎克雷伯菌株(hvKP+ MDR),给临床治疗带来极大的挑战。

本案例是一个重症急性胰腺炎的患者,患者胰周坏死积液并感染,积液细菌培养显示为肺炎克雷伯菌,拉丝试验显示为黏液型肺炎克雷伯菌,药敏试验结果显示对包括碳青霉素类抗菌药物的大多数抗菌药物均耐药,根据患者临床表现,考虑为多重耐药的高毒力肺炎克雷伯菌。近年来发现该型肺炎克雷伯菌毒力更强,能引起全身多部位侵袭性感染,易误诊漏诊,病死率高,预后较差,应引起临床医生足够重视。

病 史 摘 要

患者男,53 岁,湖南邵阳人,工人。因"上腹部疼痛 20 余天,发热 10d,胃十二指肠动脉栓塞术后 6d"于 2017 年 11 月 20 日入住胰腺外科。

现病史 患者 2017 年 10 月 28 日晚饮酒后出现上腹部剧烈疼痛,呈阵发性钝痛,向腰背放射,伴有恶心呕吐,呕吐物为咖啡色样胃内容物,无畏寒发热,无咳嗽咳痰,无腹泻黑便等不适,急入当地医院,腹部 CT 及相关检查诊断为"急性胰腺炎",予以护胃抑酶补液等对症支持治疗后(具体不详),患者无明显好转,11 月 10 日出现发热、皮肤巩膜黄染,胆红素及转氨酶升高,肌酐升高,11 月 14 日患者突发血压、血红蛋白进行性下降,腹腔穿刺出血性液体,考虑胰腺坏死腹腔出血,遂急诊行血管造影(DSA)+胃十二指肠动脉栓塞术,术后血压平稳,但肾功能进行性恶化,患者家属为求进一步诊治,遂来我院就诊,急诊以"重症急性胰腺炎"收入胰腺外科。患者自发病以来,一般情况差,禁食,精神睡眠差,大便正常,小便量少,体重未见明显变化。

既往史 有高血压病史数年,规律服药,血压控制平稳。既往三年来,急性胰腺炎发作

4次,以第一次发作较重,每次入当地医院对症输液治疗好转出院。

个人史 有吸烟史,2包/d,有酗酒史,每餐半斤。婚育史及家族史无特殊。

体格检查 体温37.7℃,脉搏91次/min,呼吸15次/min,血压145/79mmHg。SpO_2 95%,双瞳孔等大等圆,直径约1.5mm,对光反射灵敏,双肺呼吸音下降,未闻及明显干湿啰音,心率91次/min,律齐,未闻及明显心脏杂音及异常心音,双下肢不肿,腹稍膨隆,腹软,肠鸣音未闻及,四肢肌力、肌张力正常,病理征(−),左侧胸腔置管固定,引流通畅,引流出血性液体,右下腹腹腔置管引流管固定,伤口敷料干燥,引流通畅,引流液为红色。

实验室检查与其他特殊检查 血常规(外院):WBC 25.6×10^9/L,N% 91.2%,Hb 92g/L,PLT 201×10^9/L,血淀粉酶635U/L,TG 18.94mmol/L;肝肾功能:TB 335.3μmol/L,DB 200.3μmol/L,CRE 302.6μmol/L,BUN 18.9mmol/L。

十二指肠镜(外院):十二指肠球部及壶腹部周围病变性质待查:CA？

腹部CT:①急性胰腺炎;②脂肪肝;③腹水;④双侧胸膜炎。

腹部彩超:胸腔积液、腹腔积液。

入院诊断

1. 重症急性胰腺炎并腹腔积液,高血压病(2级极高危组)。
2. 胃十二指肠动脉栓塞术后。

临 床 诊 治

临床思维 患者饮酒后出现上腹部疼痛,外院淀粉酶升高较正常值三倍以上,CT示胰腺坏死及有腹腔积液,考虑诊断为"重症急性胰腺炎",进一步完善相关检查如影像学检查、胰周坏死组织穿刺液细菌培养、血培养等。

诊疗经过 2017年11月20日入院后完善相关检查,血常规示:WBC 19.8×10^9/L,N% 90.8%,Hb 88g/L,PLT 206×10^9/L,PCT 15.58ng/ml,CRP 99.7mg/L,CT示:①胰腺及胰周改变,考虑坏死性胰腺伴周围多发包裹性坏死及积液,门脉主干及脾静脉起始部狭窄;②右中腹混杂密度灶:考虑包裹性积液、积血可能大;胰十二指肠上动脉点状金属密度影,介入术后改变？③左侧腹区肠管壁水肿增厚:炎症？原因待查;④脾脏内散在低密度影:考虑小灶性脾梗死可能性大;⑤右下肺炎症;⑥双侧少许胸腔积液(左侧为甚)并邻近肺组织膨胀不全。

经积极肠内营养、呼吸机辅助呼吸、血液净化等器官功能支持,并给予亚胺培南1g静脉滴注3次/d抗感染治疗,病情逐步稳定,但体温仍波动在37~39.5℃之间。

2017年12月11日复查CT考虑胰周坏死积液并感染伴腹压增高,于12月15日在局麻下经B超引导胰周穿刺置管引流术,术后立即引流出800ml褐色脓液及坏死组织,引流液送检培养。3d后细菌培养提示多重耐药肺炎克雷伯菌感染,对头孢菌素、亚胺培南、美罗培南、左氧氟沙星等多重抗生素耐药,仅对复方新诺明和替加环素敏感,并且拉丝试验提示高黏液型菌落。穿刺后体温稍稳定,但仍有间断发热,给予亚胺培南1g静脉滴注3次/d联合替加环素50mg静脉滴注2次/d抗感染,12月22日在局麻下经窦道肾镜胰周坏死组织清除术,术中清除大量腥臭坏死组织,患者发热症状明显好转,每日行胰周积液冲洗,引流液呈黄色带坏死组织的脓液,提示出现胆瘘。

用抗菌药物 2 周后,患者无明显发热畏寒等不适,一般情况可,2018 年 1 月 4 日试停抗菌药物 1d,2018 年 1 月 5 日患者再次出现寒战高热,最高体温 39.6℃,体查:心率 158 次/min,血压 86/45mmHg,呼吸 36 次/min,SpO₂ 98%,考虑出现感染性休克、脓毒症表现,立刻抽左右上肢血送检进行培养。同时再次给予前述抗菌药物抗感染。2018 年 1 月 8 日血培养结果提示多重肺炎克雷伯菌感染,与引流液培养结果相同,药敏结果相同。2018 年 1 月 9 日复查 CT 可见腹腔仍有坏死积液及坏死组织,但残余病灶远离原穿刺置管点,原窦道无法再次行经肾镜坏死组织清除术,再次采集腹腔引流液送检细菌培养,2018 年 1 月 10 日引流液细菌培养提示前述抗菌药物替加环素敏感性明显下降,1 月 11 日患者腹腔引流管开始出现暗红色腹水,考虑腹腔感染合并胰周组织坏死出血可能。2018 年 1 月 14 日在全麻下行开腹胰周坏死组织清除术,术后放置五根胰周引流管,每日引流出淡黄色含胆汁的脓液约800ml,术后患者无明显发热畏寒寒战等不适,于术后第 4 天(1 月 18 日)停用所有抗菌药物观察。

2018 年 2 月 1 日患者停用抗生素 2 周,胰周引流管引流通畅,患者未见明显发热畏寒寒战等不适,体温 36.8℃,予以出院回到当地继续对症支持治疗。

微生物检验　分别于 12 月 15 日采集胰周穿刺引流液、2018 年 1 月 5 日采集血液及2018 年 1 月 9 日采集腹腔引流液送检细菌培养,均分离出多重耐药肺炎克雷伯菌。胰周穿刺引流液培养 24h 后即可见乳白色、黏稠大菌落(图 22-1),用接种环挑菌可见明显拉丝现象(图 22-2)。该菌用质谱仪鉴定为:肺炎克雷伯菌。PCR 扩增该菌株的毒力基因,确定为 K1血清型高毒力肺炎克雷伯菌。药敏结果显示对头孢菌素、亚胺培南、美罗培南、左氧氟沙星等多重抗生素耐药,仅对复方新诺明和替加环素敏感。

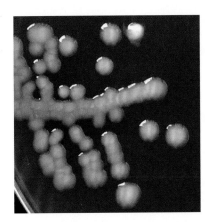

图 22-1　胰周穿刺引流液标本培养 24h,
血平板上菌落形态

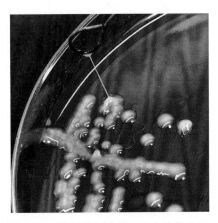

图 22-2　胰周穿刺引流液标本培养 24h,
血平板上菌落拉丝试验阳性

最终诊断　急性胰腺炎合并多重耐药肺炎克雷伯菌感染。

讨论与点评

本案例是一个重症急性胰腺炎的患者,患者 CT 示胰周坏死积液并感染,积液细菌培养显示为肺炎克雷伯菌,拉丝试验显示为黏液型肺炎克雷伯菌,根据患者临床表现,考虑为

hvKP,药敏试验结果显示对包括碳青霉素类抗生素的大多数抗菌药物均耐药。采用亚胺培南联合替加环素治疗2周后,患者有好转,停药后患者再次出现高热,在血液中同样检出该种肺炎克雷伯菌,再次使用药敏敏感的抗菌药物并进行开腹胰周坏死组织清除术后,患者好转出院。

肺炎克雷伯菌是引起社区获得性感染与医院获得性感染的重要病原体。近年来出现的高毒力肺炎克雷伯菌与普通肺炎克雷伯菌相比,毒力更强,并可继发迁徙性播散而导致多器官感染,容易造成误诊和漏诊,临床致死率高,预后较差。

本案例在积极治疗的情况下,经过3个月才完全康复,分析其原因,一方面患者胰周脓肿难以治疗,引流清除脓液效果差,必须彻底清除坏死组织及脓液;另一方面,分离出来的肺炎克雷伯菌既是高毒力又是高耐药菌株,给治疗带来极大挑战,如若不是及时仔细观察病情,及时正确的诊治,这种高毒力兼高耐药肺炎克雷伯菌感染预后极差。应引起临床医生足够重视。

(钟一鸣)

案例 23 蜂房哈夫尼亚菌导尿管相关尿路感染

导 言

导尿管相关尿路感染(catheter related urinary tract infection)是指留置导尿管后或者拔除导尿管 48h 内发生的泌尿系统感染,是医院感染中最常见的感染类型。患者出现尿频、尿急、尿痛等尿路刺激症状,或者有下腹触痛、肾区叩痛,伴有或不伴有发热,并且尿检白细胞男性 ≥ 5 个 / 高倍视野,女性 ≥ 10 个 / 高倍视野,插导尿管者应当结合尿培养予以确诊。

蜂房哈夫尼亚菌(*Hafinia alvei*)属于肠杆菌科蜂房哈夫尼亚属唯一一种细菌。为一种兼性厌氧革兰氏阴性杆菌,具有鞭毛,能运动,可自土壤、水、人和其他动物的粪便中分离。蜂房哈夫尼亚菌可引起菌血症、呼吸道感染、脑膜炎、尿路感染、脓肿及伤口感染,且易感染有基础疾病患者。本案患者为老年男性,基础免疫力低下,同时有留置导尿管的侵入性操作,为尿路感染易感人群。临床症状及尿常规结果均提示尿路感染,尿培养结果为蜂房哈夫尼亚菌。该案例提示临床工作者警惕蜂房哈夫尼亚菌为尿路感染潜在致病病原体,尤其是在具有潜在基础疾病的患病群体行尿路侵入性操作后的感染。

病 史 摘 要

患者男,75 岁,湖南长沙人,自由职业。因"尿频、尿急、尿不尽 4 年余,加重 1 个月余"于 2018 年 4 月 8 日入住我院泌尿外科。

现病史 患者自述 2014 年无明显诱因出现排尿不畅,逐步加重,反复小便淋漓,夜尿每晚 4~5 次,偶伴尿急,无明显肉眼血尿及尿痛,就诊于当地医院予以口服药(具体不详),症状未见明显好转,为求进一步诊治,于 2018 年 2 月 24 日来我院就诊,行相关检查,并予以置入尿管,门诊观察治疗,症状缓解不明显,2018 年 3 月受凉后患者上述症状加重,为求进一步诊治收入我院泌尿外科。起病以来,精神、食欲、睡眠差,偶有便秘,体重未见明显变化。

既往史、个人史、婚育史及家族史 均无特殊。

体格检查 体温 36.5℃,脉搏 83 次 /min,呼吸 16 次 /min,血压 139/84mmHg。神清合作,心、肺检查无明显异常。腹平软,无压痛及反跳痛。双肾区无叩痛,留置导尿管,导尿管引流通畅,尿液清亮。肛查:前列腺 Ⅱ 度增生。

实验室检查与其他特殊检查 尿常规:WBC 2+,亚硝酸盐 +。尿沉渣镜检:WBC 2+/HP。B 超:双肾集合系统分离、膀胱过度充盈、残余尿量约为 647ml。

入院诊断

1. 泌尿系感染。
2. 前列腺肥大。

临 床 诊 治

临床思维

1. 泌尿系感染   患者老年男性,临床表现尿频、尿急等膀胱刺激症状。有发生泌尿系感染发生的易感因素(前列腺肥大,留置导尿管等),尿常规结果显示白细胞增多,需进一步进行尿液微生物检验。

2. 前列腺肥大   患者为老年男性,肛查前列腺Ⅱ度增生,既往腹部彩超提示前列腺增生,诊断明确。

诊疗经过   入院后取清洁中段尿送检培养。患者具有手术指征,4月9日行"经尿道前列腺激光切除术",仍保留导尿管。术后预防性使用广谱抗菌药物拉氧头孢2g静脉滴注2次/d。术后第2天尿培养报告:蜂房哈夫尼亚菌,对氨苄西林、氨苄西林/舒巴坦、头孢唑林、头孢替坦耐药,对其他头孢类药物敏感,继续拉氧头孢抗感染治疗。术后第5天拔除尿管,患者无畏寒发热,无特殊不适,出院。

微生物检验   清洁中段尿培养24h后,血平板上见光滑、湿润、边缘整齐、灰白色菌落,计数>10^5CFU/ml。革兰氏染色镜下为革兰氏阴性杆菌。质谱鉴定为蜂房哈夫尼亚菌。药敏结果显示该菌对头孢哌酮/舒巴坦、哌拉西林/他唑巴坦、头孢呋辛、头孢他啶、头孢曲松、头孢吡肟、氨曲南、美罗培南、亚胺培南、厄他培南、妥布霉素、庆大霉素、阿米卡星、环丙沙星、左氧氟沙星、复方新诺明、呋喃妥因、替加环素敏感。对氨苄西林、氨苄西林/舒巴坦、头孢唑林、头孢替坦耐药。

最终诊断

1. 蜂房哈夫尼亚菌尿路感染。
2. 前列腺肥大。

讨论与点评

在留置导尿的过程当中,由于导尿管是从尿道外口向膀胱插入的,插导尿管的过程中可能会携带部分细菌,进入到膀胱中进而引发尿路感染。其次,由于导尿管本身是一个异物,细菌很容易附着在导尿管上,而不容易被尿液带走。久而久之,留置导尿时间长就容易大量的细菌附着在导尿管上,进而导致尿路感染。蜂房哈夫尼亚菌为一种兼性厌氧革兰氏阴性杆菌,具有鞭毛,能运动,属于肠杆菌科蜂房哈夫尼亚属唯——种细菌,可自土壤、水、人和其他动物的粪便中分离。蜂房哈夫尼亚菌很少从临床标本中分离,但在社区获得性与医院感染中是不可忽视的致病病原体。据相关文献报道,蜂房哈夫尼亚菌可引起菌血症、呼吸道感染、脑膜炎、尿路感染、脓肿及伤口感染,且易感染有基础疾病患者。Günthard等对该菌进行了一个大样本研究,从61名患者体内分离出80株蜂房哈夫尼亚菌,其中12株为泌尿生殖道来源。2000年,Ramos等报道了3例由 *H.alvei* 所致的医院获得性尿路感染患者,其中两名患者均有留置导尿管的病史。

本案患者为老年男性,基础免疫力低下,同时有留置导尿管的侵入性操作,为尿路感染易感人群。临床症状及尿常规结果均提示尿路感染,尿培养结果为蜂房哈夫尼亚菌。该菌

因可产 β- 内酰胺酶,故常对氨苄西林及一代头孢耐药。蜂房哈夫尼亚菌尿路感染治疗首选第 3 代头孢菌素类、磺胺甲噁唑 / 甲氧苄啶。本例中,患者药敏结果显示该菌对氨苄西林、氨苄西林 / 舒巴坦、头孢唑林、头孢替坦耐药。因患者拟进行手术,故围手术期使用拉氧头孢抗感染,术后根据培养及药敏结果继续使用该药治疗后,尿路刺激症状减轻。该案例提示临床工作者需警惕蜂房哈夫尼亚菌为尿路感染潜在致病病原体,尤其是在具潜在基础疾病的患病群体中进行尿路侵入性操作后产生的感染。

（蓝　优）

案例 24 沙门菌脊柱间盘炎

导 言

脊柱间盘炎(discitis of spine)指相邻椎体、椎间盘、椎间隙的炎症乃至感染化脓,也有称之为椎间隙感染。分自发性和继发性两种,继发性脊柱间盘炎多发生在传统或微创椎间盘手术后。原发性椎间盘炎又称自发性椎间盘炎,比较少见,由于病因不明及临床表现非特异给早期诊断和治疗带来了不少困难,误诊、漏诊率极高。病史和体检结果对该疾病的诊断非常重要,而影像学和实验室检查可以为诊断提供重要参考。目前实验室检查唯一可以确诊感染的是血或局部组织的细菌培养。但血培养的阳性率仅 30%,而通过在 CT 引导穿刺的活检获得组织标本培养阳性率可提高到 80% 以上。通过对活检组织标本的核酸进行扩增来确定感染的细菌。

肠沙门菌(*Salmonella enterica*)是沙门菌属一种,有 2 000 余个血清型。肠沙门菌的非伤寒血清型通常会造成肠道感染,伴有腹泻、发热和腹部绞痛,一般持续一周或更长时间。有时也可引起肠道外感染,如菌血症、尿道感染或骨髓炎,无明显胃肠症状。本案例临床拟诊脊柱肿瘤或结核,经手术时取破坏的骨组织行微生物检验,培养鉴定结果为纽兰沙门菌(*Salmonella newland*),才明确诊断为纽兰沙门菌脊柱间盘炎,并在 AST 结果指导下得到有效治疗。

本案例提示,骨质破坏患者除了考虑常见的结核感染外,还要考虑该类病原菌感染的可能。

病 史 摘 要

患者男,55 岁,湖南娄底人,农民。因"腰痛 2 个月余"于 2017 年 10 月 23 日入住脊柱外科。

现病史 患者于 2 个月前无明显诱因出现腰痛,腰部胀痛,休息时可减轻,弯腰活动时症状加重,双下肢无明显麻木不适,门诊完善腰椎 MRI 平扫增强,以"骨质破坏"收入脊柱外科。起病以来精神食欲尚可,无发热,无尿频尿急尿痛,大小便正常。

既往史 有高血压病史,有慢性胃炎、胆囊结石及脂肪肝病史;有手术史,5 年前在我院进行结肠癌根治术;有血制品输注史,其他无特殊。

个人史、婚育史、家族史 均无特殊。

体格检查 体温 36.6℃,脉搏 94 次 /min,呼吸 20 次 /min,血压 150/80mmHg。发育正常,营养中等,慢性病容。全身浅表淋巴结无肿大,双肺听诊呼吸音清,心率 94 次 /min,心律整齐,心音正常。腹部平软,无胃肠型,无蠕动波,腹式呼吸存在,有手术瘢痕。肝脾肋下未触及。

专科检查:头部居中,脊柱生理曲度正常。脊柱有垂直叩击痛,腰椎棘突无压痛,椎旁有压痛,肢体无放射痛。皮下无包块,无浅表静脉曲张。上肢肌力:均为5级。下肢肌力:髂腰肌左侧4级,右侧4级;股四头肌左侧4级,右侧4级;伸肌左侧4级,右侧4级;屈肌左侧4级,右侧4级。上下肢肌张力均正常。双下肢感觉麻木。

实验室检查与其他特殊检查 腰椎 MRI 平扫增强:

1. L4~S2 椎体内异常信号并软组织肿胀,性质待定,可疑椎体结核并椎旁脓肿形成?累及 L5/S1 椎间盘、L4~S2 水平硬脊膜并邻近椎管狭窄,不排除其他。

2. S1 平面椎管内囊状异常信号,马尾终丝囊肿?局限型包裹积液?

3. 腰椎退行性变。

入院诊断

1. 脊柱肿瘤?

2. 脊柱结核?

临 床 诊 治

临床思维

1. 脊柱肿瘤?患者出现症状可能与脊柱肿瘤侵入椎旁组织、病理学骨折、侵犯压迫神经根或脊髓有关。目前患者仅有影像学资料提示椎旁附件破坏以及神经根症状,需要通过活检明确诊断。

2. 脊柱结核?脊柱是骨结核常见部位,脊柱结核的活动性病变通常破坏特定两个椎体之间的椎间盘。该部位血管分布丰富,提供结核分枝杆菌生长需要高氧分压。椎间盘周围病变可侵犯到椎体前部,最后经韧带下间隙发展到相邻的椎体。这种病变可类似于肿瘤或引起明显的脊柱畸形,有时很难诊断。故需完善结核抗体、ESR、CRP 等检查方可明确诊断。

诊疗经过 入院血常规:WBC 7.4×10^9/L,N% 66.1%,Hb 127g/L,PLT 231×10^9/L;CRP 10.7mg/L;结核抗体:阴性;结核感染 T 细胞:阴性;腰椎正侧位 X 线片:①L5~S2 骨质破坏,L5/S1 椎间隙变窄,受累可能;②腰椎退行性变。腰部 CT:①L5~S1 椎体骨质破坏,性质待定:结核可能,肿瘤待排;②乙状结肠区术后改变,请结合临床;③L1/2~L4/5 椎间盘膨出,C2/3~C6/7 椎间盘膨出;④胆囊结石。11 月 3 日于全麻下行"腰椎后路病灶清除术 + 腰椎椎管扩大减压神经根管减压术 + 腰椎后路椎体间融合术(posterior lumbar interbody fusion,PLIF)+ 腰椎后路内固定术",术中取手术部位的骨组织送细菌培养和病理检查。骨组织培养结果为沙门菌属,经血清学鉴定为肠沙门菌纽兰血清型,药敏结果显示其对临床常用抗菌药物均敏感。同时病理结果回报:送检增生玻变的纤维脂肪及破碎的骨及软骨组织,显示慢性化脓性炎症,纤维及肉芽组织增生,死骨形成,请结合临床考虑。

综上,可以判断该患者由沙门菌感染导致骨质破坏。临床上予以哌拉西林 / 他唑巴坦 2.25g 静脉滴注 2 次 /d 抗感染治疗,患者伤口愈合良好,无红肿硬结及渗出,复查 X 线、CT、MRI 示恢复良好,予以出院。

微生物检验 11 月 3 日术中取手术部位的骨组织送培养,37℃需氧培养 24h 后,血平板上可见圆形、光滑,灰白色菌落(图24-1),涂片革兰氏染色为革兰氏阴性杆菌(图24-2),质谱鉴定结果为沙门菌属,进一步采用血清学鉴定为纽兰沙门菌,药敏结果显示其对临床常用抗菌药物均敏感。

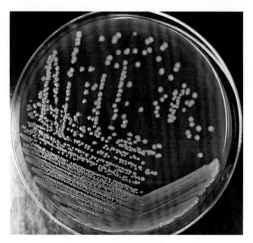

图 24-1   骨组织标本培养 24h,
血平板上菌落形态

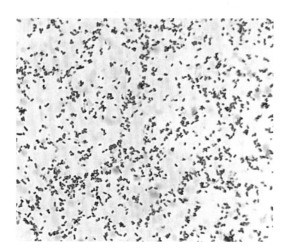

图 24-2   骨组织标本培养 24h,血平板上
菌落涂片镜检(革兰氏染色 ×1 000)

最终诊断   本案例无肿瘤与结核的证据,根据术中取手术部位的骨组织送培养结果为沙门菌属,经血清学鉴定为纽兰血清型,药敏结果显示其对临床常用抗菌药物均敏感,抗感染治疗有效,最后诊断为:沙门菌脊柱间盘炎。

讨论与点评

本案例临床拟诊脊柱肿瘤或结核,经手术时取破坏的骨组织行微生物检验,培养鉴定结果为纽兰沙门菌,诊断为纽兰沙门菌脊柱感染。考虑感染是在脊柱部位的定植菌从病灶节段向相邻节段扩散所致。脊柱炎多继发于涉及椎间盘的脊柱手术。细菌定植可来自静脉和动脉系统。细菌感染有关的危险因素,包括:高龄、营养不良、免疫抑制、糖尿病、静脉使用药物、肾衰竭败血症、脊柱手术、血管内装置与体内有异物。由于潜伏期长,早期诊断很困难。病史和体检结果对脊柱感染诊断非常重要,而影像学和实验室检查可以为诊断提供重要参考。目前实验室检查唯一可以确诊感染的是血或局部组织的细菌培养,但血培养的阳性率仅30%,而通过穿刺获得组织标本培养阳性率可提高到80%以上。对所有获取的标本,均应进行厌氧菌、需氧菌与真菌等培养以提高病原体检出率。对所有怀疑存在感染的病例,尽可能在使用抗菌药物前获取细菌培养的标本,因使用抗菌药物再获取标本将导致细菌培养阳性率成倍降低。

沙门菌属肠沙门菌种有众多血清型,引起人类疾病的沙门菌多属于肠沙门菌亚种Ⅰ,亚种Ⅰ包括血清型分群中的 A、B、C1、C2、D 和 E 群,分离自人和温血动物。实验室多以菌种的形式代替血清型报告,标准命名应该用血清型,即称肠沙门菌纽兰血清型(*Salmonella enterica type newland*)。

　　肠沙门菌非伤寒血清型通常会造成肠道感染,伴有腹泻、发热和腹部绞痛,一般持续一周或更长时间。有时也可引起肠道外感染如菌血症、尿道感染或骨髓炎,尤其是在免疫功能受损的患者。该患者为结肠癌术后患者,骨组织培养为纽兰沙门菌。结合临床特征、术中所取组织病理检查及培养结果可明确诊断。本案例提示,骨质破坏患者除了考虑常见的结核感染外,还要考虑该类病原菌感染的可能。只有明确病因,才能更有效地治疗。

(胡咏梅)

案例 **25**　左膝关节铜绿假单胞菌化脓性关节炎

导　言

　　化脓性关节炎(septic arthritis)由化脓性细菌入侵,并引起关节破坏及功能丧失的关节炎症,又称细菌性关节炎。任何年龄均可发病,但好发于儿童、老年体弱和慢性关节病患者,男性居多。受累的多为单一的肢体大关节,如髋关节,膝关节及肘关节等。感染以血源性感染最多见,另外细菌可由关节腔穿刺、手术、损伤或关节邻近组织的感染直接进入关节。血源性感染也可为急性发热的并发症,如麻疹、猩红热、肺炎等,多见于儿童。外伤性引起者,多属开放性损伤,尤其是伤口没有获得适当处理的情况下容易发生。邻近感染病灶如急性化脓性骨髓炎,可直接蔓延至关节。

　　铜绿假单胞菌(*Pseudomonas aeruginosa*)为革兰氏阴性杆菌,广泛分布于自然界,几乎可以感染人体任何组织和部位,是临床标本中检出最多的一种非发酵菌。本案例患者因左膝外伤引起关节肿痛、发热、活动受限,血液一般实验室检查和穿刺液微生物检验示骨关节铜绿假单胞菌感染。该菌是临床上重要的条件致病菌,特别是近年来由于耐碳青霉烯类铜绿假单胞菌(carbapenem-resistant Pseudomonas aeruginosa,CRPA)感染的增加,使得该类铜绿假单胞菌耐药株的暴发流行更加难于控制。因此,对铜绿假单胞菌的微生物学检验尤为关键。

病 史 摘 要

　　患者男,47岁,湖南常德人,企业管理人员。因"左膝疼痛、活动受限38d"于2013年11月16日入住骨科。

　　现病史　患者自诉2013年10月5日被路过的摩托车蹭到左膝,致皮肤划伤,未予处理。10月8日开始出现左膝关节肿痛、局部发热及活动受限,在当地医院治疗,经采血检验、关节液穿刺检查示无明显异常,予输液抗感染等处理(具体药物不详),但肿痛未见明显好转,为求进一步诊治来我院就诊,门诊以"左膝关节化脓性关节炎"收入骨科。病程中无昏迷,无恶心、呕吐,无咳嗽、咳痰,饮食可,精神、睡眠可,大小便无明显异常。

　　既往史、个人史、婚育史及家族史　均无特殊。

　　体格检查　体温37.0℃,脉搏80次/min,呼吸20次/min,血压100/60mmHg。专科体检:左膝关节肿胀明显,膝眼消失,局部皮肤无发红及破溃,无窦道形成,左膝关节皮温稍高。膝关节局部压痛不明显,左膝屈伸活动度0°~75°,屈曲活动时疼痛加重,左膝内外旋转活动受限,左膝浮髌试验阳性。左下肢足背动脉可扪及,左下肢感觉未见明显异常。

　　实验室检查与其他特殊检查　关节液常规检查:WBC满视野/HP,RBC 10~15个/HP。

　　入院诊断　左膝关节化脓性关节炎。

临 床 诊 治

临床思维　患者左膝被碰伤后出现左膝关节肿痛、局部发热及活动受限,关节液常规检查提示有感染,支持"左膝关节化脓性关节炎"诊断。尚需进一步做关节液细菌培养及药敏试验以明确致病菌及指导相关治疗。

诊疗经过　入院查血常规无异常。ESR 102mm/h,CRP 175mg/L。考虑关节局部感染,予经验性使用环丙沙星 0.4g 静脉滴注 1 次 /d 抗感染、消肿等对症支持。11 月 20 日行左膝化脓性关节炎关节清理置管冲洗术。术中见关节内草绿色液体充盈伴脓苔形成,部分滑膜反应性增生。取关节液细菌培养及药敏试验。术后患者患肢血运、感觉尚可,予补液支持、庆大霉素关节内灌洗等对症治疗。11 月 22 日,检验科报告关节液细菌培养结果为铜绿假单胞菌,药敏结果显示对环丙沙星、庆大霉素、头孢吡肟、亚胺培南、左氧氟沙星、头孢他啶均为敏感,予环丙沙星关节腔内灌洗。关节冲洗 2 周后,患者病情好转,炎症得到控制,12 月 4 日复查 CRP 12mg/L,ESR 59mm/h。嘱出院后环丙沙星片 0.5g 口服 3 次 /d 抗感染治疗。

微生物检验　关节穿刺液立即做直接涂片检查脓细胞和革兰氏染色,直接镜检见满视野白细胞,成团脓细胞散在分布,革兰氏染色镜检见革兰氏阴性杆菌,菌体细长且长短不一,呈球杆状或线状,成对或短链状排列。同时将关节液分别接种于血琼脂平板、厌氧血平板和脑心浸液肉汤,35℃孵育 24h,在血琼脂平板上见圆形、湿润、大而扁平、具有锯齿状边缘、有金属光泽(图 25-1)、有特殊气味、产水溶性色素。厌氧血平板可见类似菌落,脑心浸液肉汤浑浊转种血平板为同种菌,革兰氏染色镜检见革兰氏阴性杆菌,菌体细长且长短不一,呈球杆状或线状,成对或短链状排列(图 25-2)。关节液细菌培养鉴定为铜绿假单胞菌,药敏结果显示对环丙沙星、庆大霉素、头孢吡肟、亚胺培南、左氧氟沙星、头孢他啶均为敏感。

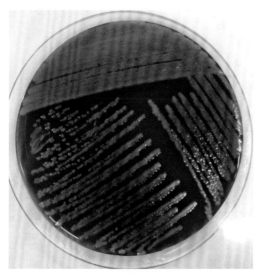

图 25-1　关节穿刺液标本培养 24h,
血平板上菌落形态

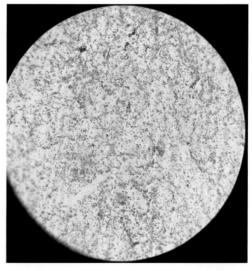

图 25-2　关节穿刺液标本培养 24h,血平板上
菌落涂片镜检(革兰氏染色 ×1 000)

最终诊断　左膝关节铜绿假单胞菌化脓性关节炎

<h1 align="center">讨论与点评</h1>

　　铜绿假单胞菌广泛分布于自然界，是临床上重要的条件致病菌，也是临床标本中检出最多的一种非发酵菌。该菌为革兰氏阴性杆菌，有特殊气味的可产生系列水溶性色素的菌落，极少数菌株可不产色素如黏液状菌落，可形成透明溶血环。某些铜绿假单胞菌呈现变异的菌落形态，如光滑、胶状、黏液状及发育不良菌落。当荧光素与蓝色水溶性吩嗪及绿脓菌素结合，就会产生铜绿假单胞菌典型的亮绿色。氧化酶阳性，氧化分解葡萄糖、木糖产酸，不产气，不分解蔗糖和乳糖。产红脓素或黑脓素的菌株，以及黏液状菌落的菌株可能不分解糖类。液化明胶，分解尿素，利用枸橼酸盐，不产生吲哚和硫化氢，还原硝酸盐为亚硝酸盐，或产生氮气。精氨酸双水解酶阳性，赖氨酸和鸟氨酸脱羧酶阴性，在 42℃脑心浸液肉汤内可生长。

　　本案例患者因左膝外伤引起关节肿痛、局部发热及活动受限，血液一般实验室检查和穿刺液检查提示骨关节感染。患者血沉加快和 CRP 升高，若关节穿刺液细菌与真菌检查阳性对骨与关节感染的诊断具有较重要的作用，病原检验可以鉴别急性化脓性关节炎和其他关节炎。

　　患者行左膝化脓性关节炎关节清理置管冲洗术，术中见关节内草绿色液体充盈伴脓苔形成，产生典型的绿色水溶性色素，最后关节液培养为铜绿假单胞菌，诊断明确，以 AST 结果指导临床抗感染，治疗明显有效。

（杨　芳）

案例 **26** 重症急性胰腺炎合并鲍曼不动杆菌感染

导 言

重症急性胰腺炎(severe acute pancreatitis,SAP)属于急性胰腺炎的特殊类型,是一种病情险恶、并发症多、病死率较高的急腹症;在轻症胰腺炎临床表现的基础上,同时合并以下的表现:出现局部的并发症(如胰腺脓肿、胰腺假性囊肿)或合并存在器官功能衰竭、休克、ARDS。临床症状有上腹部明显的压痛、反跳痛、肌紧张、腹胀、肠鸣音减弱或消失等。可以有腹部包块,偶见腰肋部皮下瘀斑征(Grey-Tumer 征)和脐周皮下瘀斑征(Cullen 征)。可以产生一个或多个脏器功能障碍,也可伴有严重的代谢功能紊乱。增强 CT 是诊断胰腺坏死最有效的方法,B 超及腹腔穿刺对诊断有一定帮助。

鲍曼不动杆菌(*Acinetobacter baumannii*)广泛分布于自然界,也存在于人体皮肤、呼吸道、消化道和泌尿生殖道黏膜,是最常见的院内感染病原菌之一,也是胰腺坏死感染常见的感染菌之一,感染已成为目前制约重症急性胰腺炎治愈率的关键因素。目前认为,SAP 组织感染可由于肠道细菌易位、胆道感染、十二指肠液逆流至胰管,血行播散造成菌血症致死。

本案例患者在胆管结石、胆囊结石伴胆囊炎基础上,出现反复发作并上腹痛 2 年余,上腹部及左侧腹部轻度压痛,伴反跳痛,考虑患者病初为胆管结石、胆囊结石伴胆囊炎反复发作,没有及时就医治疗,导致胆源性急性胰腺炎,细菌血行播散造成脓毒症。本次经有针对性地使用替加环素 + 亚胺培南 / 西司他丁抗感染治疗及对症支持治疗,并积极予以每日引流管冲洗,患者得以成功救治。提示及时、规范送检细菌培养,选择敏感抗菌药物治疗,是降低重症急性胰腺炎病死率的重要措施之一。

病 史 摘 要

患者女,53 岁,湖南怀化人,退休人员。因"中上腹痛反复发作 2 年余,加重 2 个月余"于 2017 年 5 月 22 日入住胰胆外科。

现病史 患者于 2015 年无明显诱因出现上腹部疼痛,为持续性绞痛,可自行缓解,伴恶心,干呕,无右肩背部放射痛,无腹泻,无畏寒、无发热,巩膜无黄染,就诊于社区医院,行对症治疗后,疼痛可缓解,上述症状近 2 年来反复发作。于 2017 年 3 月患者再次出现上腹部、脐周持续性胀痛,伴恶心及呕吐,呕吐物为胆汁,就诊于社区医院,行腹部超声示:胆囊结石伴胆囊炎,急性胰腺炎。给予抗感染、抑酶治疗后效果不佳,上述症状加重并出现发热,体温最高达 40℃,伴寒战,伴腰背部胀痛,转入当地市级医院 ICU 治疗,行腹部 CT 显示:急性胰腺炎、胰周假性囊肿,给予对症抑酶治疗 1 周,效果不佳,于 2017 年 4 月 13 日行胰周脓肿穿刺置管引流术,引流液及管周分泌物细菌培养显示屎肠球菌与鲍曼不动杆菌。给予万古霉素、硫酸阿米卡星抗感染及抑酶、腹腔引流管冲洗治疗后,症状好转,带管出院。回家后自行生理盐水行腹腔引流管冲洗。2017 年 5 月 17 日因引流管阻塞,再次出现上腹部及脐周胀痛,伴恶心,无呕吐,伴发热,体温最高达 38.7℃,自行口服布洛芬,可缓解。再次进行腹部 CT 显示:胰尾部病灶呈引流术后改变,病灶较前稍缩小,其内积气较前稍增多。患者为求进一步诊治来我院就诊,门诊以"急性胰腺炎重型伴胰周坏死感染、胆囊结石伴急性胆囊炎胆管结石、手术后状态(胰周脓肿穿刺置管引流术、盆腔结核术后)"收入我院胰胆外科。自发病以来,患者一般情况差,饮食、睡眠差,小便正常,大便 6 日未解,体重较前减轻约 10kg。

既往史　30 年前行开腹盆腔结核手术,术后规律行抗结核治疗半年。

家族史、个人史　无特殊。

体格检查　体温 38.2℃,脉搏 104 次 /min,呼吸 20 次 /min,血压 100/60mmHg。神清,慢性病容,表情痛苦,扶入病房,步态自如,查体合作。毛发分布正常。腹部平坦,无腹壁静脉曲张,无胃肠型蠕动波,左侧腹部可见引流管一根,未见液体引出,中下腹可见一约 12.0cm 手术瘢痕,左侧腹及脐周可触及一包块,大小 15.0cm×13.0cm,质韧,活动度差,分界清,伴压痛及反跳痛。上腹部及左侧腹部轻度压痛,伴反跳痛。肝脏剑突下触及,脾脏肋下未触及,肾脏未触及。墨菲征阴性,肝区无叩痛,双肾区叩痛阳性,移动性浊音阴性。肠鸣音 3 次 /min,音正常。

实验室检查与其他特殊检查　2017 年 4 月 13 日血脂检测(外院):TG 17.2mmol/L,TC 2.91mmol/L,HDL 0.16mmol/L,LDL 1.44mmol/L;腹腔穿刺脓液细菌培养为屎肠球菌,对万古霉素、四环素、替加环素敏感。2017 年 4 月 13 日腹腔引流管周分泌物细菌培养:鲍曼不动杆菌,多重耐药菌,阿米卡星、替加环素敏感。2017 年 5 月 18 日腹部 CT 示:胰尾部病灶呈引流术后改变,病灶较前稍缩小,其内积气较前稍增多,胰腺结构同前,胃腔十二指肠可见斑片状稍高密度灶,双侧胸腔无积液征象,余所见大致同前。腹部超声:胆管结石,胆囊结石伴胆囊炎,急性胰腺炎。

入院诊断

1. 急性胰腺炎(重型伴胰周坏死感染,胆源性)。
2. 胆管结石、胆囊结石伴胆囊炎。

临 床 诊 治

临床思维

1. **急性胰腺炎(重型伴胰周坏死感染,胆源性)**　患者反复发作中上腹痛 2 年余,加重 2 个月余,上腹部及左侧腹部轻度压痛,伴反跳痛,有胆囊结石伴急性胆囊炎、胆管结石、高脂血症、手术后状态(胰周脓肿穿刺置管引流术、盆腔结核术后),根据以上症状、体征与检查结果,该诊断明确。需进一步完善相关检测,如引流液细菌培养、淀粉酶、全腹增强 CT、预约经超声介导下腹腔穿刺引流术等。临床微生物学需在 AST 指导下进行有效的抗感染治疗。

2. **胆管结石、胆囊结石伴胆囊炎**　患者反复发作中上腹痛 2 年余,加重 2 个月余,腹部超声:胆管结石,胆囊结石伴胆囊炎。根据以上症状、体征与检查结果,该诊断明确。

诊疗经过　入院后查血常规：WBC $13.2 \times 10^9/L$，N% 80.5%，Hb 78.0g/L；血淀粉酶明显升高。根据门诊药敏结果，予替加环素联合亚胺培南/西司他丁抗感染治疗后，患者发热症状明显好转。入院后经超声介导下腹腔穿刺引流术采集的腹腔脓液细菌培养于入院后第 4 天结果报告为鲍曼不动杆菌生长，替加环素敏感。继续使用替加环素+亚胺培南/西司他丁抗感染治疗及对症支持治疗，并积极予以每日引流管冲洗，患者腹痛腹胀较前明显好转，无发热畏寒、恶心呕吐等不适。复查腹部 CT 结果显示："重症胰腺炎引流术后"改变，情况较前好转。

微生物检验　腹腔穿刺液标本直接注入小儿血培养瓶和厌氧瓶内，轻摇混匀立即送检。注入培养瓶的标本置于全自动血培养仪内监测，接种血培养瓶的标本阳性报警转种后有菌生长，继续做菌种鉴定及药敏。入院后第 4 天腹腔脓液细菌培养结果报告为鲍曼不动杆菌，替加环素敏感。

最终诊断　根据患者腹痛高热症状、结合患者的腹部超声、腹部 CT、腹腔脓液细菌培养结果及治疗效果，诊断为①急性重症胰腺合并细菌混合感染；②胆管结石、胆囊结石伴胆囊炎。

讨论与点评

重症急性胰腺炎（SAP）是临床上常见的急腹症，目前认为，SAP 组织感染可由于肠道细菌易位、胆道感染、十二指肠液逆流至胰管，细菌可血行播散造成脓毒症致死。随着重症监护、早期液体复苏、保护脏器功能、呼吸机、血液滤过等治疗，早期病死率已经明显下降，但继发感染仍严重威胁着 SAP 患者的生命。胰腺坏死感染已成为目前制约 SAP 治愈率的关键因素并伴有极高的病死率。分离鉴定出感染病原与采用敏感药物的治疗可大大降低病死率，微生物学检验必不可少。

本案例患者在胆管结石、胆囊结石伴胆囊炎基础上，出现反复发作中上腹痛 2 年余，上腹部及左侧腹部轻度压痛，伴反跳痛，考虑患者病初为胆管结石、胆囊结石伴胆囊炎反复发作没有及时就医治疗，导致胆源性急性胰腺炎，血行播散造成脓毒症。本次经过有针对性地使用替加环素+亚胺培南/西司他丁抗感染治疗及对症支持治疗，并积极予以每日引流管冲洗，患者得以成功救治。

鲍曼不动杆菌广泛分布于自然界，也存在于人体皮肤、呼吸道、消化道和泌尿生殖道黏膜，是最常见的院内感染病原菌之一，也是胰腺坏死感染常见的感染菌之一。本案例在院外及本院均培养出鲍曼不动杆菌，病原菌明确，且之前外院的药敏结果显示替加环素敏感。替加环素常用于皮肤和腹腔感染的治疗，然而单独使用易引起耐药，因此，患者入院后即使用替加环素与碳青霉烯类药物联合用药，发挥药物协同作用，患者发热症状明显好转。

多重耐药性鲍曼不动杆菌是目前临床面临的重大挑战，近年来随着其发病率和耐药性的不断上升日益引起临床医护工作者的重视。多重耐药性鲍曼不动杆菌是目前临床面临的重大挑战，其产生可能与近年来碳青霉烯类抗菌药物普遍使用有关，应及时、规范送检培养，做到早发现、早诊断、及时治疗。

值得注意的是,本案例在院外从腹腔穿刺液中培养分离出屎肠球菌,从腹腔引流管周分泌物中培养分离出鲍曼不动杆菌,入住本院后从腹腔穿刺液培养分离出鲍曼不动杆菌,均对替加环素敏感,经替加环素及亚胺培南/西司他丁抗感染治疗,感染得到控制。所以考虑本案例急性胰腺炎并发细菌混合感染。

(彭婉婵)

案例 27 肺腺癌并发流感嗜血杆菌肺炎

导 言

肺腺癌(lung adenocarcinoma)是肺癌的一种,属于非小细胞癌,多数腺癌起源于较小的支气管。近 50 年来许多国家都报道肺癌的发病率明显增高,在男性癌瘤患者中,肺癌已居首位,早期一般没有明显的临床症状,往往在胸部 X 线检查时被发现。临床症状和体征的有无、轻重以及出现的早晚,取决于肿瘤发生部位、病理类型、有无转移及有无并发症,以及患者的反应程度和耐受性的差异。常见症状仅为一般呼吸系统疾病所共有的症状,如咳嗽、痰血、低热、胸痛、气闷等,很容易被忽略。大约有 1/4 的肺癌早期以肺炎的形式出现。对起病缓慢,症状轻微,抗感染治疗效果不佳或反复发生在同一部位的肺炎应当高度警惕有肺癌可能。

流感嗜血杆菌(Haemophilus influenzae)是一类无芽孢、无鞭毛的革兰氏阴性小杆菌,主要致病物质包括菌毛、荚膜、内毒素和某些酶,可致肺炎、败血症和脑膜炎等多种疾病,当人体免疫力下降时可引起继发性肺部感染等。本案例患者因"胸痛"入院,肺部 CT 结果显示有肺癌、支气管扩张并肺部感染,痰液培养结果显示为流感嗜血杆菌,提示本患者是在肺癌及支气管扩张的基础上继发了流感嗜血杆菌肺炎。老年人由于器官功能减退,对病原菌抵抗力下降,是流感嗜血杆菌感染的高危人群,应规范送合格标本进行微生物检查,以及时采取有效的治疗措施。

病 史 摘 要

患者男,70 岁,湖南益阳人,农民。因"右胸痛 2 个月余,发热咳嗽 10d"于 2017 年 9 月 15 日入住呼吸内科。

现病史 患者于 2017 年 7 月上旬无明显诱因出现右侧胸痛,为持续性胀痛,未予重视,2017 年 9 月初患者出现发热,最高体温为 38.4℃,伴咳嗽咳痰,为阵发性连声咳,咳嗽剧烈时右背痛加重,于当地医院检查胸部平片发现"右上肺占位",遂于我院门诊就诊,门诊以"右上肺病变待查"收入呼吸内科。患者自起病以来,精神食欲睡眠可,大小便正常,体重下降 1.5kg。

既往史 2005 年行直肠改道造瘘术,2007 年行胸椎肿瘤切除术。

个人史 吸烟 50 年,20 支/d,吸烟指数 1 000;无饮酒史,生活较规律,无性病、冶游史。

家族史 无特殊。

体格检查 体温 36.6℃,脉搏 81 次/min,呼吸 18 次/min,血压 110/62mmHg。慢性病容,右肺语音传导减弱,无胸膜摩擦感,无皮下捻发感,双肺叩诊呈正常清音。呼吸规整,双肺呼吸音清。左外腹可见直肠改道引流袋,内有色黄大便。胸椎段可见长约 10cm 手术瘢痕。

实验室检查与其他特殊检查   胸部增强 CT 示：①右上肺肿块，纵隔淋巴结增大：考虑肺 CA 并阻塞性肺不张可能性大；②支气管炎，右上肺前段、右中肺内侧段及左上肺舌段支气管扩张并感染。血常规无异常；下呼吸道分泌物抗酸染色检测结果为阴性。

入院诊断

1. 支气管扩张并感染。

2. 右上肺病变待查：肺癌？结核？

3. 手术后状态（直肠改道造瘘术后   椎管肿瘤切除术后）。

临 床 诊 治

临床思维

1. 支气管扩张并感染   患者有发热咳嗽胸痛，影像学可见右上肺前段、右中肺内侧段及左上肺舌段支气管扩张，周围肺内见斑片状密度增高模糊灶。需完善呼吸道分泌物培养及药敏检测等。

2. 右上肺病变待查   考虑肺癌可能性大：患者老年男性，吸烟指数>400，影像学 CT 可见右上肺后段见团块灶，分叶状，边界不清，邻近胸膜与病灶粘连，增强后不均匀轻度强化，但目前诊断不能确定，需要行肺穿刺活检明确病理与病原体培养鉴定，排除肺结核。

3. 手术后状态   直肠改道造瘘术后，椎管肿瘤切除术后。

诊疗经过   入院后，予以莫西沙星 0.4g 静脉滴注 1 次 /d 抗感染，行肺穿刺。门诊下呼吸道分泌物培养及药敏结果：流感嗜血杆菌，头孢菌素及青霉素和喹诺酮类均敏感，继续莫西沙星抗感染治疗。行 CT 引导肺穿刺送活检；肺穿刺病理结果：右上肺中分化腺癌。入院治疗 10d 后复查 CT 肺部感染灶吸收减少，患者无咳嗽咳痰等不适，一般情况可。

微生物检验   患者入院前于门诊就诊时即取深部痰标本送微生物检验。痰标本性状为脓性痰，革兰氏染色每个低倍镜视野鳞状上皮细胞<10 个，WBC>25 个，油镜下见大量革兰氏阴性杆菌，少量阳性球菌。血平板和巧克力平板培养 24h 后病原菌经质谱鉴定为流感嗜血杆菌，挑取单个菌落在巧克力平板上分纯培养。流感嗜血杆菌在巧克力色平板上需氧培养 18~24h 培养形成微小、圆形、光滑、湿润、边缘整齐，不溶血呈露滴状的小菌落（图 27-1）。将分纯的菌落进行革兰氏染色，镜下形态为革兰氏阴性短杆菌或球杆菌，异质性明显，菌体小（图 27-2）。药敏结果显示流感嗜血杆菌对氨苄西林中介，对所检测的其他抗生素均敏感。

最终诊断   根据患者发热、咳嗽咳痰临床表现、痰培养的结果及治疗效果，以及肺穿刺病理结果，最后诊断为①支气管扩张并感染；②右上肺中分化腺癌。

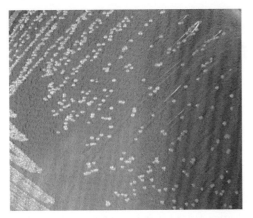

图 27-1 痰标本培养 24h,巧克力平板上菌落形态

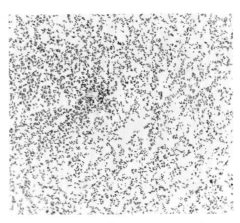

图 27-2 痰标本培养 24h,巧克力平板上菌落涂片镜检(革兰氏染色 ×1 000)

讨论与点评

  本案例患者胸痛 2 个月未予重视,直至出现发热伴咳嗽咳痰来院就诊。由于肺腺癌常见症状仅为一般呼吸系统疾病所共有的症状而被忽视,在胸部 CT 检查时才被发现。胸部 CT 结果显示有肺癌、支气管扩张并肺部感染,痰液培养结果显示为流感嗜血杆菌,提示本患者是在肺癌及支气管扩张的基础上继发了流感嗜血杆菌感染。流感嗜血杆菌在上呼吸道定植率可达人群的 50%,可引起免疫低下者感染。患者年老、有肿瘤史,加之肺部肿瘤本身在局部生长时刺激、阻塞、浸润和压迫,病原菌极易侵入肺,是细菌感染性肺炎的高危人群。该菌为苛养菌,细菌培养条件要求 X、V 因子,导致该菌检出率较低。需要临床科室与微生物室密切配合以提高流感嗜血杆菌等苛养菌的检出率,需及时送检合格标本进行微生物检查,以及时采取有效的治疗措施。

(赵 娟)

案例 **28** 糖尿病足腐败希瓦菌感染

导 言

糖尿病足(diabetic foot)是指因糖尿病神经病变、下肢血管病变或皮肤微血管病变以及细菌感染所导致的足部疼痛、足部溃疡及足坏疽等临床体征。常常由于缺血、神经病变和感染三种因素协同发生作用。感染是糖尿病足继早期神经病变引起的症状的后期表现。因自主神经功能障碍导致皮肤软组织破坏,造成外源细菌侵入。高血糖、氧分压降低和营养不良等可共同引发组织水肿、酸积聚、高渗和低效无氧代谢环境适合细菌生长,并阻碍了白细胞的功能。

腐败希瓦菌(*Shewanella putrefaciens*)隶属异(交替、别)单胞菌科(*lteromonadaceae*)希瓦菌属(*Shewanella*),是在水及土壤中分布极为广泛的腐生菌,可导致食品变质,是一种条件致病菌,可以引起菌血症、中耳炎、胫骨感染、创伤后溃疡,以及引起糖尿病或免疫力低下患者皮肤的化脓性溃疡。本案例为糖尿病患者,由于血糖一直控制不佳,具有糖尿病足细菌感染的易感因素,是典型的糖尿病足案例,所以糖尿病患者应该到医院就诊,定期检测血糖,制订适合自己的治疗方案,控制好血糖,防止糖尿病足等并发症的发生。糖尿病患者一旦出现足部皮肤破损感染应该想到糖尿病足,尽早送检皮损组织或分泌物做微生物检验。

病 史 摘 要

患者女,80岁,湖南娄底人,退休人员。因"血糖升高10余年,左足溃烂20余日"于2016年6月27日入住内分泌科。

现病史 患者10余年前因身体不适当地就诊时发现血糖升高,先后口服降糖药及皮下注射胰岛素调节血糖,血糖控制不佳,当地诊断为2型糖尿病。20多天前患者左足第一趾内侧及第二趾外侧大水疱,破溃后伤口反复未见愈合,伴疼痛,遂来我院就诊,门诊以"2型糖尿病 糖尿病足细菌感染?"收入院。自发病以来,患者精神睡眠可,食纳一般,大小便正常,体重无明显变化。

既往史 有高血压病史,未规律服药及监测血压。

个人史、婚育史、家族史 均无特殊。

体格检查 体温36.0℃,脉搏80次/min,呼吸16次/min,血压160/90mmHg。慢性病容,心肺腹体查无异常,左足第一趾内侧、第二趾外侧可见约2.0cm×1.0cm大水疱,白色死皮覆盖,表面无溃烂,未见脓性分泌物。

入院诊断

1. 2型糖尿病 糖尿病足细菌感染?
2. 高血压病1级 极高危组。

临 床 诊 治

临床思维

1. 老年患者血糖升高 10 余年,控制不佳,当地医院已经诊断为 2 型糖尿病,故 2 型糖尿病诊断明确;左足皮肤破溃伤口不愈合,故考虑糖尿病足细菌感染。需完善病灶分泌物细菌培养与鉴定等检验检查。

2. 高血压病 1 级 极高危组。

诊疗经过 入院后予以降血糖治疗并送检创面分泌物微生物培养。入院后第 2 天创面分泌物培养出细菌,鉴定为腐败希瓦菌。根据药敏结果,使用敏感药物头孢哌酮 / 舒巴坦抗感染治疗。治疗 4d 后患者足部感染控制,大水疱消失,破溃面缩小,患者要求出院,予带药出院。

微生物检验 24h 血平板上可见湿润,凸起,溶血,外层紫红色而内层暗红色菌落(图 28-1)。革兰氏染色镜下可见革兰氏阴性杆菌,有极端鞭毛,无芽孢,无荚膜(图 28-2)。检出菌在质谱仪上鉴定腐败希瓦菌。氧化酶试验阳性,分解葡萄糖,O/F 为氧化型,不分解核糖,TSI 为 K/A,动力、硝酸盐还原、鸟氨酸脱羧酶和 DNA 酶试验阳性。在 TSI 或克氏双糖铁琼脂中产生大量硫化氢(H_2S)。与沙门菌属、变形杆菌属和弗劳地枸橼酸杆菌的鉴别:腐败希瓦氧化酶阳性,葡萄糖 O/F 为氧化型;而沙门菌属、变形杆菌属和弗劳地枸橼酸杆菌氧化酶阴性,葡萄糖 O/F 为发酵型。与海藻希瓦菌的鉴别:腐败希瓦菌 6.5% NaCl 下不生长。

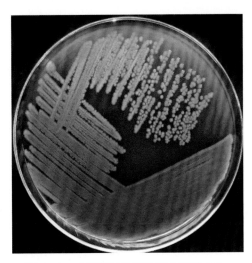 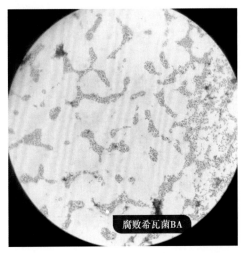

图 28-1 皮肤破溃分泌物标本培养 24h, 血平板上菌落形态

图 28-2 皮肤破溃分泌物标本培养 24h,血平板上菌落涂片镜检(革兰氏染色 ×1 000)

最终诊断 2 型糖尿病,糖尿病足腐败希瓦菌感染。

讨论与点评

希瓦菌属从 1941 年首次分离并被命名为假单胞菌以来,希瓦菌属多次更名(无色棒菌属、假单胞菌属、异单胞菌属等)。至今发现 50 个种,与人类疾病有关的有腐败希瓦菌和海藻希瓦菌两个种。腐败希瓦菌是在水及土壤中分布极广泛的腐生菌,可导致食品变质,是一种条件致病菌,可以引起菌血症、中耳炎、胫骨感染、创伤后溃疡,以及引起糖尿病或免疫力低下患者皮肤的化脓性溃疡。

本案例为糖尿病患者,由于血糖一直控制不佳,具有糖尿病足细菌感染的易感因素,是典型的糖尿病足案例,所以糖尿病患者应该到医院就诊,定期检测血糖,制订适合自己的治疗方案,控制好血糖,防止糖尿病足等并发症的发生。一旦出现皮肤破损,应该尽早就医,尽早送检皮损组织或分泌物做微生物检验,以便尽早找出病原菌。糖尿病足感染患者创面分泌物微生物培养结果显示病原菌种类众多,革兰氏阴性杆菌种类较革兰氏阳性球菌多,亦有部分真菌感染,混合感染突出。有文献报道糖尿病足感染的病原菌谱随时间变迁而改变,不同阶段患足局部感染病原菌的种类可能不同,或者同一种病原菌在不同阶段对一种抗菌药物的敏感度不同;应多次进行创面病原菌培养及药物敏感试验,合理使用抗菌药物。

(王嘉惠)

案例 29 支气管炎败血鲍特菌肺炎

导 言

患有原发性或继发性免疫缺陷及严重的基础病患者是条件致病菌导致机会感染的高危人群,可引起败血症、腹膜炎、肺炎等。支气管炎败血鲍特菌(*Bordetella bronchiseptica*)可存在于多种动物体内(兔、狗、猫、猪等),可致各种动物的呼吸道感染,偶尔与人类感染有关。在有原发性或继发性免疫缺陷及严重的基础病患者中,本菌可引起败血症、腹膜炎、肺炎等。本案例中患者痰培养检出支气管炎败血鲍特菌,该菌在许多温血动物中引发呼吸道感染,人类感染主要见于免疫受损或肺囊性纤维化患者。难点在于判断其是支气管炎败血鲍特菌定植菌还是致病菌。首先送检的痰标本必须为合格的痰标本,该患者有肺结核、自身免疫性疾病,长期服用抗结核药和免疫抑制剂,免疫力低下,是条件致病菌导致机会感染的高危人群,且其肺部影像学改变和血象变化支持肺部感染诊断,入院后使用抗感染药物,最终情况好转,确诊支气管炎败血鲍特菌肺炎。

病 史 摘 要

患者男,35 岁,湖南永州人,农民。因"咳嗽、咳痰、关节游走性疼痛 9 年余,再发加重 4个月"于 2016 年 8 月 9 日入住风湿科。

现病史 患者自诉 2007 年受凉后出现咳嗽、咳痰,痰为淡黄色,痰中有血丝,四肢关节游走性疼痛,来我院呼吸科住院治疗,查抗中性粒细胞胞浆抗体阳性,确诊为"肉芽肿性血管炎",给予激素、环磷酰胺针剂等治疗,上述情况较前好转出院。此后规律服用泼尼松片10mg/d,规律静滴环磷酰胺针剂,多次复查肺 CT,可见肺部空洞、浸润影。2010 年 12 月出现发热,来我院风湿科以"肉芽肿性血管炎"收治。住院期间痰涂片找结核分枝杆菌阳性,结核抗体阳性,患者转传染病医院继续治疗,出院后患者接受规律抗结核治疗,间断服用硫唑嘌呤、吗替麦考酚酯,2016 年 4 月患者感到上述症状较前加重,经当地医院治疗好转,后规律服用泼尼松片25mg/d。2016 年 8 月 2 日患者感到症状加重难以忍受,自行将泼尼松片加至65mg/d,8 月 9 日来我院就诊,门诊以"肉芽肿性血管炎"收住风湿科。近几日感觉视物模糊,精神食欲差,大小便正常。

既往史 有肺结核、骨关节结核、腰椎结核病史 6 年,2010 年在外院行右膝关节置换术。

个人史、家族史 无特殊。

体格检查 体温 36.3℃,脉搏 86 次/min,呼吸 20 次/min,血压 130/86mmHg。双眼外凸,左眼角膜可见充血,左眼部肉芽肿;四肢皮肤可见十几个暗红色皮疹及破溃;双肺呼吸过清音。

实验室检查与其他特殊检查　血常规：WBC 12.9×10^9/L，N% 93.5%，抗中性粒细胞胞浆抗体阳性，结核感染 T 细胞斑点试验阳性。胸部 CT 示：①双肺散在陈旧性结核灶，中轴性间质结构紊乱，肺不张，余肺肺气肿。②双肺多发支气管扩张并感染，左肺下叶明显。③左肺上叶舌段结节灶，肺结节分级报告系统（Lung Reporting and Data System，LU-RADS）3类，性质待定。④右侧胸膜增厚粘连。脊柱 MRI 示：C6/7 椎间盘轻度膨出颈椎轻度退行性变；腰椎退行性变；L4~S1 椎体及 S1~S3 椎旁软组织病变，结核？

入院诊断

1. 肺部感染。
2. 肉芽肿性多血管炎。

临 床 诊 治

临床思维

1. 肺部感染　患者有咳嗽、咳黄色脓痰症状。血常规示 WBC 12.9×10^9/L，N% 93.5%；胸部 CT：①双肺散在陈旧性结核灶，中轴性间质结构紊乱，肺不张，余肺肺气肿；②双肺多发支气管扩张并感染，左肺下叶明显；③左肺上叶舌段结节灶：LU-RADS 3 类，性质待定；④右侧胸膜增厚粘连。需完善痰培养等检验检查以进一步明确病原体。

2. 肉芽肿性多血管炎　既往诊断明确。

诊疗经过　患者入院时视物模糊、四肢关节疼痛、皮肤溃破，给予甲泼尼龙 200mg/d 冲击治疗连续 4d，后 80mg/d 连用 5d。入院两日后患者出现咳嗽咳脓痰，肺部 CT 示陈旧性结核灶、多发支气管扩张并感染，送检痰培养后，多索茶碱平喘，莫西沙星 0.4g 静脉滴注 1 次/d抗感染，入院第 4 天痰培养及药敏结果：支气管炎败血鲍特菌，对左氧氟沙星、环丙沙星及头孢哌酮/舒巴坦敏感，此时患者咳嗽咳痰缓解，仅日间有咳嗽，继用莫西沙星抗感染。左眼部肉芽肿较前加重，考虑病情活动，加用环磷酰胺 0.2g 1 次/d 静脉注射。患者住院期间出现多发口腔溃疡，予制霉菌素片漱口预防真菌感染。之后患者出现环磷酰胺耐药，加用吗替麦考酚酯 0.5g 1 次/d 抑制免疫。入院第 7 天患者咳黄色脓痰，停用莫西沙星改用头孢哌酮/舒巴坦抗感染。改用抗菌药物两天后患者咳嗽咳痰缓解，四肢皮肤溃疡好转，皮疹无增多，无黄色脓痰，一般情况好转，予带药出院。

微生物检验　本案例在使用抗生素之前进行痰标本采集，宜清晨采集痰标本。在咳痰前，先进行刷牙，用清水漱口避免口腔杂菌污染。用力咳出呼吸道深部的痰液，标本内避免混入唾液、鼻涕或漱口水等，咳痰至无菌广口瓶内后马上盖紧盖子送检。采集痰液量不少于1ml，未能及时送检的标本 4℃下保存不超过 24h。培养前先涂片进行革兰氏染色，低倍镜下观察：WBC>25 个/LP，鳞状上皮细胞<10 个/LP，为合格痰标本。

痰标本送检后接种至血平板、麦康凯平板（Mac）及巧克力（HA）平板上，35℃培养 24h后，血平板上形成细小、有光泽菌落（图 29-1A）；Mac 上 35℃培养 18~24h 呈细砂状灰白菌落（图 29-1B）；HA 上 35℃培养 18~24h 呈小水珠样灰白菌落（图 29-1C）。质谱鉴定为支气管炎败血鲍特菌。孵育 3d 后在平板上形成中等大小、有特征性的珠光色泽、乳酪样黏稠的菌落（图 29-2）。显微镜下形态为革兰氏阴性小球杆菌，或短细棒状菌。

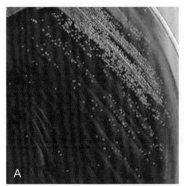 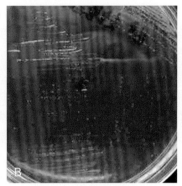 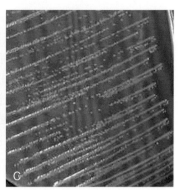

图 29-1 痰标本培养 24h

血平板（A）、MAC（B）及 HA（C）上菌落形态

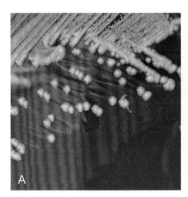 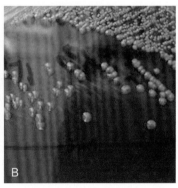 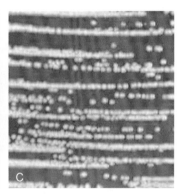

图 29-2 痰标本培养 72h

血平板（A）、MAC（B）及 HA（C）上菌落形态

鉴别要点：支气管炎败血鲍特菌在 CHB 上的菌落形态与百日咳鲍特菌相似，很难区分，但百日咳鲍特菌血琼脂平板和巧克力平板上不生长，支气管炎败血鲍特菌均可生长。百日咳鲍特菌硝酸盐还原试验阴性，无动力，支气管炎败血鲍特菌则相反，且尿素试验呈快速阳性反应（4h）。

最终诊断 ①支气管炎败血鲍特菌肺炎；②肉芽肿性多血管炎。

讨论与点评

支气管炎败血鲍特菌可存在于多种动物体内（兔、狗、猫、猪等），可致各种动物的呼吸道感染，偶尔与人类感染有关。本菌可引起败血症、腹膜炎、肺炎等，特别在有原发性或继发性免疫缺陷及严重的基础病患者中。

本案例中患者痰培养检出支气管炎败血鲍特菌，检验的难点在于判断其是定植菌还是致病菌。该痰培养标本革兰氏染色镜检，低倍镜下观察，WBC>25 个 /LP，鳞状上皮细胞<10 个 /LP。据此判断痰标本为合格标本。患者青年男性，患肺结核，自身免疫性疾病，长期服用抗结核药和免疫抑制剂，免疫力低下，是条件致病菌导致机会感染的高危人群，其肺部影像学改变和血象变化支持肺部感染诊断，但患者本身患有肺结核，其上呼吸道症状可

能由结核引起。患者入院后一直使用莫西沙星抗感染,根据该株支气管炎败血鲍特菌的药敏结果,其对环丙沙星及左氧氟沙星均敏感,推测其对莫西沙星也敏感,且治疗一段时间后咳嗽症状明显缓解提示治疗有效。

支气管败血鲍特菌菌落较小,与口腔中的部分正常菌群难于区别,分离时往往容易漏检。接种前进行直接涂片,确认为合格标本。巧克力平板可提高该菌的鉴别能力,有助于提高分离率。支气管败血鲍特菌是动物的致病菌,临床致病较少。明确患者有无动物接触史、有临床症状,多次分离培养出该菌,且根据药敏试验使用敏感药物后症状好转者可能为该菌感染。

（刘 宁）

案例 **30** 面部狗咬伤后犬巴斯德菌面部皮肤感染

导 言

动物源性病原菌感染病即人畜共患病(zoonosis),是一种传统的提法,是指人类与人类饲养的畜禽之间自然传播的疾病和感染疾病。动物源性细菌是人畜共患性疾病的病原菌,即由一种病原菌同时可引起动物和人类的某些传染病。其中绝大多数是以动物作为传染源的称为动物源性疾病(zoonosis),人类通过直接接触病畜或污染物及媒介动物叮咬等途径感染而致病,这些病主要发生在畜牧区或自然疫源地。

犬巴斯德菌(*Pasteurella Canis*)为巴斯德菌属,是常见动物源性病原菌,常寄生于动物的呼吸道和消化道黏膜,是常见动物源性病原菌,可引起肺部感染、脑膜炎、脑脓肿、腹膜炎等。人可通过接触感染的动物而感染,狗咬伤后伤口感染要警惕动物源性病原菌感染。可尽早送检伤口组织或分泌物做微生物检验。本案例患者因面部多处狗咬伤近11h入院,经局部创面分泌物细菌培养分离出犬巴斯德菌而确诊,使用头孢西丁抗感染5d后,伤口周围无明显红肿,创面无明显分泌物,无臭味,感染得到控制。对于咬伤伤口的标本分离出的巴斯德菌,一般不需要做常规药敏试验。此类标本一般可分离出多种微生物,针对其他微生物的经验性治疗一般对巴斯德菌有效,对于分离自无菌部位如血培养、深部组织或植入性假体或呼吸道标本的该菌应该做药敏试验,尤其是免疫缺陷的患者。

病 史 摘 要

患者男,5岁6个月,湖南娄底人。因"面部多处狗咬伤近11h"后于2016年6年6日17:00入住烧伤整形科。

现病史 患儿于11h前被狗咬伤面部多处,创面流血不止,在当地医院进行创面冲洗清创及注射人用狂犬病疫苗、狂犬免疫球蛋白治疗,为求进一步诊治来我院就诊。患儿受伤以来,无明显发热、畏寒、咳嗽、流涕、抽搐等不适,精神、食纳欠佳,大小便正常。

既往史、个人史、家族史 无特殊。

体格检查 体温37.0℃,脉搏100次/min,呼吸22次/min,体重20kg。左面部创面约4.5cm×3.5cm,创面深达浅表肌腱膜系统(superficial musculoaponeurotic system,SMAS)筋膜层,创面边缘不整齐,左上侧、右下侧均可形成皮瓣向外侧掀起,其中左上侧皮瓣约2.0cm×1.5cm,皮瓣远端皮肤已发黑坏死,左上唇处可见有2.0cm×1.0cm皮肤创面,创面跨越唇红线,上唇皮肤及唇红黏膜均有创伤,创缘不整齐;两处创面创腔内均未见明显异物残留,局部有活动性渗血,见少许黄白色分泌物,周围组织稍肿胀,局部触痛敏感。

入院诊断

多发性动物咬伤(左面部、左唇狗咬伤),创面感染。

临 床 诊 治

临床思维   患儿左侧面部及左上唇处可见有狗咬伤后创面,创面创腔内未见明显异物残留,见少许黄白色分泌物,无臭味,局部有活动性渗血,周围组织稍肿胀,故诊断考虑多发性动物咬伤后创面感染,需要进一步明确病原菌,可送检创面分泌物培养。

诊疗经过   患者入院后查血常规无异常,送局部创面分泌物做细菌培养后经验性使用头孢西丁 0.6g 静脉滴注 3 次 /d 抗感染治疗,入院第 2 天细菌培养结果报告为犬巴斯德菌。考虑到巴斯德菌属一般不产 β - 内酰胺酶,同时犬咬创面逐渐好转,继续用头孢西丁治疗。入院第 4 天行颌面部局部皮瓣转移术 + 口腔颌面部外伤清创缝合术,术后四天患儿创面愈合良好出院。

微生物检验   创面分泌物 37℃培养 24h 后血平板见少量 α 溶血链球菌和 1~2mm 大小、灰色、半透明、不溶血菌落(主要菌群)(图 30-1)。后一种菌革兰氏染色为革兰氏阴性小杆菌(图 30-2),触酶阳性,氧化酶阳性。质谱鉴定为犬巴斯德菌。

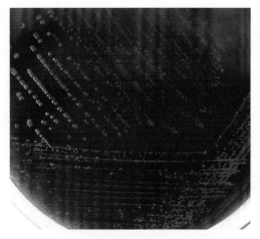

图 30-1   皮肤破溃分泌物标本培养 24h,　　　　图 30-2   皮肤破溃分泌物标本培养 24h,血
　　　　 血平板上菌落形态　　　　　　　　　　 平板上菌落涂片镜检(革兰氏染色 ×1 000)

最终诊断   犬巴斯德菌面部皮肤感染。

讨 论 与 点 评

动物的呼吸道和消化道黏膜常寄生有动物病原菌,人可通过接触感染的动物而感染,狗咬伤后伤口感染要警惕动物源性病原菌感染。

巴斯德菌属可引起肺部感染、脑膜炎、脑脓肿、腹膜炎等,对苯唑西林、头孢氨苄、红霉素和克林霉素耐药较常见,对四环素耐药也有报道。有报道产 β - 内酰胺酶的多杀巴斯德菌对 β - 内酰胺类 / 克拉维酸复合制剂敏感。CLSI M45(第 3 版)提到,对于咬伤伤口的标本分离出的巴斯德菌,一般不需要做常规药敏试验。此类标本一般可分离出多种微生物,针对其他微生物的经验性治疗一般对巴斯德菌有效。对于分离自无菌部位如血培养、深部组织或植入性假体或呼吸道标本的该菌应该做药敏试验,尤其是免疫缺陷的患者。

本患儿使用头孢西丁抗感染 5d 后,伤口周围无明显红肿,创面无明显分泌物,无臭味,感染得到控制。

(李艳明)

案例 31　马耳他布鲁氏菌腰椎椎管内感染

导　言

椎管内感染(spinal canal infection)并不多见,大多继发于涉及椎间盘的脊柱手术,但一旦发生,治疗非常困难。椎管内感染大多数需手术治疗,只有行病灶切开术,清除脓液及炎症肉芽组织,抗生素冲洗,才能迅速控制感染,避免炎症蔓延。椎管内感染可能是伤口有细菌造成的,也可来自静脉和动脉系统以及细菌感染有关的危险因素,包括:高龄、营养不良、免疫抑制、糖尿病、静脉使用药物、肾衰竭败血症、脊柱手术、血管内装置与体内有异物。受到感染引起脓肿,出现胸背疼痛,腹部疼痛,同时还有畏寒的症状。对于椎管内感染,需要做脊髓液的检查明确,如果有感染,则需要积极的消炎抗感染治疗。

马耳他布鲁菌(*Brucella melitensis*)隶属布鲁菌属,是一种细胞内寄生菌,是人畜共患病原体,容易感染牛、羊、猪等家畜,几乎对人所有感染都由直接或间接接触牛羊所致。具有极强的致病力,被认为是一种潜在的生物恐怖病原菌。布鲁氏菌引发的疾病谱也非常广泛,典型的临床表现为反复发热、全身乏力、多汗、关节疼痛或活动障碍等一些非特征性的症状。本案例无明显发热多汗等症状,因腰痛及双下肢疼痛反复发作入院。经影像学检查提示腰椎椎管狭窄,并考虑椎管内存在感染性肿物。患者无发热,血象正常,故考虑特殊病原体感染,结合患者有与生羊肉接触史,手术过程中切除肿物及时送检微生物检查,为病例的最后确诊提供了实验室依据。对于医生而言,症状不典型疾病的正确诊断是一个挑战,而从患者的临床标本中培养出病原菌是感染性疾病实验室诊断的"金标准",培养的阳性结果可为疾病提供明确诊断的依据。因此临床医生送检组织标本培养对于找到疾病根源非常重要。

病 史 摘 要

患者男,33 岁,湖南邵阳人,农民。因"腰痛 1 个月、加重并右下肢麻木 10d"于 2017 年 7 月 6 日入住脊柱外科。

现病史　患者诉 2017 年 6 月初劳累后出现腰痛及上下肢疼痛,持续性钝痛,行走及变换体位时加剧,平躺或休息后可缓解,无麻木,在当地医院就诊后诊断为"腰椎间盘突出",行药物保守治疗,患者症状无明显缓解,之后患者腰痛及双下肢疼痛症状反复发作。2017 年 6 月底,患者自觉腰痛及双下肢疼痛症状明显加重,并出现右下肢麻木,以右侧小腿外侧及足背为甚,为求进一步治疗,遂来我院就诊,门诊以"腰椎椎管狭窄"收治入院,起病以来患者精神可,饮食可,睡眠可,无明显畏寒、发热,体重无明显变化。

既往史　无特殊。

个人史　有吸烟史 10 余年,20 支 /d,无饮酒史,其余均无特殊。

体格检查　体温 36.9℃,脉搏 90 次 /min,呼吸 19 次 /min,血压 113/74mmHg。专科体

查:直腿抬高实验左侧阳性,约 50°,加强试验阳性;右侧阳性,约 30°,加强试验阳性。其余检查均未发现异常。

实验检测与其他　血常规:WBC 8.2×10^9/L,N% 88.4%,RBC 5.28×10^{12}/L,Hb 157g/L,PLT 282×10^9/L;MRI 检查(门诊 7 月 5 日结果):L5 椎体下缘至 S3 椎体水平椎管内硬膜下感染性病变可能,请结合临床;L4/5 椎间盘膨出,L5/S1 椎间盘膨出并向后突出,L5/S1 椎间盘变性,左侧骶骨结节灶,倾向于良性。

入院诊断

1. 腰椎椎管狭窄。
2. 椎管内肿物性质待查。

临 床 诊 治

临床思维　根据患者症状、体征及影像学表现可初步诊断为椎管内肿物、腰椎椎管狭窄,需要尽早明确椎管内肿物的性质。从影像提示,肿物性质以感染性病变可能性大,结合患者无明显突出的化脓性感染症状如畏寒、发热等,普通的化脓性细菌感染可能性较小,重点需要考虑特殊病原体感染如结核等,需要通过完善局部肿物的培养或病理检查以获得确诊依据。

诊疗经过　患者经过相关检查后,于 7 月 14 日在全身麻醉下行"腰椎后路椎体间融合术(PLIF)＋腰椎后路内固定术,无骨折复位＋神经根管扩大减压术",术中取出骨组织及时送检微生物培养和病理检查。7 月 17 日微生物实验室回报骨组织可疑布鲁氏菌生长,及时上报疾控中心,追问病史患者曾有处理生羊肉的接触史,利福平胶囊 0.45g 口服 1 次/d,联合多西环素 0.1g 静脉滴注 2 次/d。8 月 1 日,患者腰痛右下肢麻木等症状明显改善,伤口愈合好,拆线后回当地医院继续治疗,利福平＋多西环素治疗 2 个月后复查。

微生物检验　术中取出的骨组织送微生物培养,血平板于 5%CO_2 培养箱培养 24h 后为极细小菌落,继续培养至 48h,可见灰白色光滑小菌落,菌落直接涂片镜检为"细砂"状(图 31-1),继续培养 4~5d,方可见 0.5~1.0mm、无色或偏白色、凸起的光滑菌落(图 31-2)。快速脲酶试验为强阳性,疑为布鲁氏菌。此后在生物安全柜,采用柯兹洛夫斯基染色法,该菌种染成淡红色,球杆状,用来做对照的大肠埃希菌则染成蓝色杆状,至此高度怀疑布鲁氏菌。与

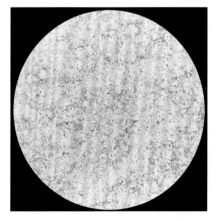

图 31-1　血平板上菌落涂片镜检
（革兰氏染色 ×1 000）

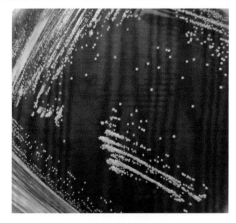

图 31-2　骨组织标本培养 96h,
血平板上菌落形态

当地疾控中心联系,送至上级实验室进行确证实验,7 月 21 日疾控中心回报结果确定为马耳他布鲁氏菌。

最终诊断　马耳他布鲁氏菌腰椎椎管内感染。

讨论与点评

布鲁氏菌是一种细胞内寄生菌,是人畜共患病原体,容易感染牛、羊、猪等家畜,对人也有极强的致病力,被认为是一种潜在的生物恐怖病原菌。布鲁氏菌引发的疾病谱也非常广泛,典型的临床表现为反复发热、全身乏力、多汗、关节疼痛或活动障碍等一些非特征性的症状。布鲁氏菌病的发热多为弛张热或波浪热,容易与疟疾、伤寒等疾病相混淆。本案例无明显发热多汗等症状,入院时并未考虑感染性疾病,因此对于医生而言,疾病的正确诊断是一个挑战,而从患者的临床标本中培养出布鲁氏菌是实验室诊断的"金标准",培养的阳性结果可为疾病提供明确诊断的依据。因此医生送检组织标本培养对于找到疾病根源非常重要。

可用于布鲁氏菌培养的标本类型非常广泛,包括血液、骨髓、脑脊液、脓肿标本、组织标本等。然而值得特别注意的是,实验室获得性感染是传播布鲁氏菌病的重要来源,布鲁氏菌感染剂量很低($\leqslant 10^2$ 个病原菌),故微生物实验室的工作人员必须做好严格的安全防护措施,所有操作必须在二级以上的生物安全柜内进行。对于可疑的布鲁氏菌菌株,必须立即通知所在区域的公共卫生部门,由参考实验室进行确证。由于多方面原因,布鲁氏菌的药敏实验并未常规开展,对于布鲁氏菌感染无并发症的成年患者,推荐多西环素 + 利福平 / 链霉素的联合治疗,也可采用多西环素 + 复方新诺明 / 妥布霉素;利福平联合氟喹诺酮类。对于 8 岁以下儿童推荐使用庆大霉素 / 利福平联合复方新诺明治疗 6 周。

另外,血清学检查也是实验室诊断布鲁病常用的方法,血清学试验使用的抗原通常为马耳他布鲁氏菌和流产布鲁氏菌,也可用于检测由犬布鲁氏菌和绵羊布鲁氏菌感染产生的抗体。同时,血清学试验在布鲁氏菌病流行病学的调查研究中有着非常重要的作用。

(李虹玲)

案例 32　混淆魏斯菌感染急性结石性胆囊炎

导　言

急性胆囊炎（acute cholecystitis）是由于胆囊管阻塞和细菌侵袭而引起的胆囊炎症,好发于女性。其典型临床特征为右上腹阵发性绞痛,伴有明显的触痛和腹肌强直,当胆管并发炎症或炎症导致肝门淋巴结肿大时,可出现黄疸。约 95% 的患者合并有胆囊结石,称为结石性胆囊炎。

混淆魏斯菌（*Weissella confusa*）隶属魏斯菌属,分布广泛,可分离自生牛奶、粪便、唾液、母乳、尿液、发酵谷物、肉类和肉制品、甘蔗、胡萝卜汁、香蕉叶和蔬菜,亦可从健康人粪便中分离得到,是阴道菌群的常见寄居菌。目前报道的混淆魏斯菌感染病例大部分见于免疫功能低下患者,及与复杂医疗状况有关,最常见因素为恶性肿瘤。本案例为"胆囊结石伴急性胆囊炎"患者,胆囊结石手术后出现发热,胆汁细菌培养鉴定分离出混淆魏斯菌。魏斯菌属对万古霉素天然耐药,CLSI M45 中也暂无魏斯菌的药敏折点,根据 AST 结果及时选择合理药物（MIC 值低的抗菌药物）对疾病的治疗起到了重要作用。

病史摘要

患者女,67 岁,湖南长沙人,退休人员。因"间断性右上腹疼痛、腹胀 3d"于 2016 年 9 月 12 日入住胆道胰腺外科。

现病史　患者于 2016 年 9 月 9 日无明显诱因出现腹痛,呈间断性钝痛,疼痛每小时发作一次,每次持续 1~2min,不能自行缓解,并伴有持续性腹胀,恶心、皮肤巩膜黄染及尿色加深,无发热、畏寒、呕吐、腹泻、皮肤瘙痒、白陶土样大便等,遂于当地医院就诊,诊断为"胆囊结石伴急性胆囊炎",给予禁食、抗感染、解痉等对症处理后腹痛腹胀症状明显减轻,为求进一步治疗,遂来我院就诊,门诊以"胆囊结石伴急性胆囊炎"收入院。自发病以来,神志清,精神可,饮食,睡眠可,小便色黄,大便正常,体重无明显改变。

既往史　有高血压病史,收缩压最高达 150mmHg,未规律降压治疗,余无特殊。

个人史、婚育史及家族史　无特殊。

体格检查　体温 36.1℃,脉搏 77 次 /min,呼吸 18 次 /min,血压 156/89mmHg。皮肤巩膜黄染,全身浅表淋巴结未扪及肿大,心肺无异常。腹部平坦,未见腹壁静脉曲张,无胃肠型及蠕动波,腹软、未触及肿块,右上腹压痛及反跳痛,肝脾及胆囊均未触及,双肾区无叩痛,移动性浊音阴性,肠鸣音正常。

实验室检查与其他特殊检查　外院腹部 MRI 示胆囊结石、胆囊肿大、Mirizzi 综合征。

入院诊断

1. 胆囊结石伴急性胆囊炎。

2. Mirizzi 综合征。

3. 高血压 I 级中危组。

临 床 诊 治

临床思维　患者间断性右上腹疼痛,皮肤巩膜黄染,右上腹压痛及反跳痛,结合腹部 MRI 考虑胆囊结石伴急性胆囊炎可能。完善有关感染的实验检测项目与病原体检验。

诊疗经过　入院后查血常规:WBC 12.4×10⁹/L,N%75.2%,Hb 88g/L,PLT 164×10⁹/L;PCT 0.05ng/ml;腹部彩超示:胆囊结石、胆囊炎、胆囊肿大。予头孢西丁 2g 静脉滴注 2 次/d 抗感染。9 月 14 日,行胆囊切除术。术后患者出现高热,最高体温 39.8℃,术后送胆汁标本行微生物需氧培养及厌氧培养,复查血常规检查:WBC 20.2×10⁹/L,N 89%,Hb 112g/L,PLT 120×10⁹/L。当天予头孢曲松 2g 静脉滴注 2 次/d 抗感染。术后继续使用头孢曲松抗感染治疗。胆汁培养质谱鉴定报告:混浊魏斯菌,药敏结果(MIC):青霉素 G 4~8mg/L,氨苄西林 0.5~8mg/L,头孢曲松 ≤0.5mg/L,头孢吡肟 ≤0.5mg/L,美罗培南 ≤0.25mg/L,高浓度庆大霉素 ≤250mg/L,环丙沙星 ≤1mg/L,左旋氧氟沙星 ≤2mg/L,加替沙星 ≤1mg/L,复方新诺明 ≥4/76mg/L,磷霉素 ≥256mg/L,克林霉素 ≤0.25mg/L,红霉素 ≤0.25mg/L,利奈唑胺 ≤2mg/L,万古霉素 ≥32mg/L,四环素 ≤1mg/L。CLSI M45 中暂无魏斯菌的药敏折点。根据药敏结果继续头孢曲松 2g 静脉滴注 2 次/d 抗感染。9 月 20 日病情好转出院。

微生物检验　胆汁在血平板上于 35℃ CO_2 培养箱中培养 18~24h,形成 α 溶血、圆形的细小菌落,48h 培养后形成逐渐增大,颜色加深的小菌落(图 32-1)。镜下为不产芽孢的成双或呈链状排列的短棒状或球杆菌(图 32-2)。质谱鉴定为混浊魏斯菌。混浊魏斯菌为兼性厌氧的革兰氏阳性菌,异质发酵、触酶阴性。魏斯菌属曾被归属为乳杆菌属、明串珠菌属及片球菌属,通过传统和商业化的表型鉴定方法常将其误鉴定为乳酸杆菌或类乳酸菌等微生物。

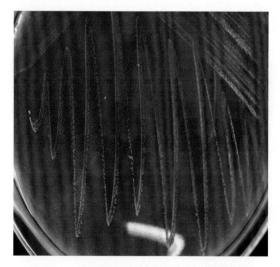

图 32-1　胆汁标本血平板培养 48h 菌落形态

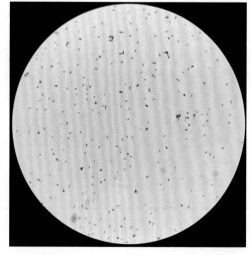

图 32-2　胆汁标本培养 48h 血平板上菌落涂片镜检(革兰氏染色 ×1 000)

最终诊断　混浊魏斯菌感染急性结石性胆囊炎。

讨论与点评

魏斯菌属分布广泛,可分离自生牛奶、粪便、唾液、母乳、尿液、发酵谷物、肉类和肉制品、甘蔗、胡萝卜汁、香蕉叶和蔬菜,亦可从健康人粪便中分离得到,是阴道菌群的常见寄居菌。人们曾认为魏斯菌属只能引起人类非致死性感染,常被当作污染菌。然而,近年来研究报道魏斯菌属可导致菌血症、脓肿、人工关节感染及感染性心内膜炎等。外科手术、化疗等引起肠道菌群改变破坏肠黏膜屏障从而促进魏斯菌属移位,导致宿主感染魏斯菌属。目前报道的混淆魏斯菌感染病例大部分见于免疫功能低下患者,与免疫功能低下及复杂医疗状况有关的最常见因素为恶性肿瘤。近期化疗、器官移植、烧伤、慢性酒精中毒、长期使用类固醇、慢性肾功能不全及糖尿病可增加感染的机会。此外,骨科手术如关节置换术、关节成形术和术后骨髓炎也增加了细菌感染的风险。魏斯菌属对万古霉素天然耐药,因此万古霉素用药史会使魏斯菌属在药物选择下过度生长繁殖。

CLSI M45 中暂无魏斯菌属的药敏折点,MICs 较低的抗菌药物有青霉素、氨苄西林、四环素、克林霉素、红霉素、环丙沙星、达托霉素、亚胺培南、氟喹诺酮类药物(左氧氟沙星、莫西沙星)、阿莫西林 / 克拉维酸、氨苄西林 / 舒巴坦、哌拉西林 / 他唑巴坦和多尼培南,文献报道混淆魏斯菌对头孢他啶、复方新诺明、利福平、甲硝唑、替考拉宁和甲氧苄啶 / 磺胺甲噁唑高水平耐药。由于该菌属对万古霉素天然耐药,因此在鉴别诊断时及时考虑该细菌并选择合适的抗菌药物对疾病的治疗具有重要意义。对于重症感染患者,根据抗菌药物敏感性试验选择 MIC 值低的抗菌药物是指导适当治疗的关键。

本案例患者间断性右上腹疼痛、腹胀而入院,入院后腹部彩超发现胆囊结石、胆囊炎、胆囊肿大。予以头孢西丁 2g 每 12h 一次静滴抗感染的情况下,行胆囊切除术。术后患者出现高热,血常规白细胞及中性粒细胞均升高,在微生物培养结果出来之前经验性使用头孢曲松,胆汁引流液培养分离出混淆魏斯菌,药敏结果显示头孢曲松的 MIC 值很低,继续使用头孢曲松,患者感染迅速得到控制并康复出院。

分析本案例感染混淆魏斯菌可能是由于患者为老年人,免疫力下降,存在胆囊结石基础,细菌移位导致宿主感染魏斯菌。本例患者抗菌药物选择合理、及时,对疾病的治疗起到了重要作用。

(杨 芳)

案例 33 智齿冠周炎并侵蚀艾肯菌菌血症

导 言

智齿冠周炎（pericoronitis of wisdom teeth）是指第三磨牙（又称智齿）牙冠周围的软组织炎症，是常见口腔疾病之一。常发生于 18~25 岁的青年，主要症状为牙冠周围软组织肿胀疼痛，不同程度的张口受限，可波及咽侧则出现吞咽疼痛，导致患者咀嚼、进食及吞咽困难。病情重者尚可有周身不适、头痛、体温上升、食欲减退等全身症状。

侵蚀艾肯菌（*Eikenella corrodens*）隶属艾肯菌属，是人类黏膜表面正常菌群的一部分，通常不致病，近年来由本菌引起的感染增加，且常有诱因（如免疫力低下、黏膜表面外伤破坏防御屏障），使此菌进入周围组织而发生感染等。该菌可以在许多部位的标本中分离到，如牙菌斑、龋齿、牙周组织、下呼吸道、伤口和脓肿的吸出物及血液等。该菌也可引起脑膜炎、心内膜炎、中耳炎、肺炎、手术后感染和关节炎等疾病。

本案例患者为妊娠期女性，因发热头痛 2d 入院，血培养检出侵蚀艾肯菌后，经追问患者病史，得知患者起病之初左侧脸颊有微痛，后疼痛明显加剧，体格检查发现口腔内有智齿萌出，智齿冠周肿胀，有波动感，明确诊断智齿冠周炎并菌血症。妊娠期因免疫力低下及激素水平影响，易发生口腔感染。推测该患者可能是由侵蚀艾肯菌导致急性智齿冠周炎，口腔局部感染后细菌入血从而导致菌血症。遗憾的是由于患者一开始口腔症状不明显，医生有所忽视，其后也并未进行智齿冠周脓肿的微生物培养。

病 史 摘 要

患者女，24 岁，孕 26 周，湖南株洲人，公务员。因"发热头痛 2d"于 2015 年 11 月 19 日入住产科。

现病史 患者自诉 2d 前开始发热，最高体温 39.9℃，伴畏寒寒战，头疼恶心呕吐、腹胀、乏力。无咽痛、咳嗽、咳痰；无腹痛、腹泻。自发病以来，精神倦怠，睡眠欠佳，大小便正常，体重无明显变化。

既往史 10 余天前因受凉后出现鼻塞，未治疗。

个人史、婚育史、家族史 无特殊。

体格检查 体温 38.1℃，脉搏 116 次 /min，呼吸 29 次 /min，血压 123/85mmHg 心肺体查未见明显异常。腹隆，孕 26+ 周，双下肢轻度水肿。

实验室检查与其他特殊检查 血常规示：WBC 17.7×10^9/L，N% 89.9%，Hb 128g/L，PLT 205×10^9/L。

入院诊断

妊娠合并菌血症？

临 床 诊 治

临床思维　患者为妊娠期妇女,有发热头痛病史,体温高达 39.9℃,需警惕菌血症可能,完善血流感染的实验检查如血培养。

诊疗经过　入院当日送检不同穿刺点血培养两套,暂未予抗菌药物治疗。PCT 8.33ng/ml。30h 后血培养阳性报警,一级报告革兰氏阴性杆菌,根据患者持续寒战高热不退,结合实验室检查血象高,PCT 升高,血培养阳性,考虑菌血症。因患者处于妊娠期,既往对青霉素及头孢类药物过敏,故予以亚胺培南 0.5g 静脉滴注 3 次/d 抗感染治疗。

3 日后两套血培养的需氧瓶均报告培养鉴定结果:侵蚀艾肯菌。医生接到实验室报告后再详细追问患者病史,患者自诉起病之初左侧脸颊即有微痛,现疼痛明显加剧,查体:体温 40℃,左侧脸颊稍肿胀,口腔内有智齿萌出,智齿冠周肿胀,有波动感。考虑侵蚀艾肯菌为革兰氏阴性条件致病菌,患者左下 8 智齿萌出的冠周有脓肿,口腔局部感染导致细菌入血可能性大。诊断智齿冠周炎并菌血症明确,予以心脏彩超检查未提示明显感染性心内膜炎,经过积极抗菌药物治疗患者体温正常,继续足疗程使用亚胺培南联合甲硝唑抗感染两周,患者出院。出院后两周患者复查血培养及心脏彩超正常,口腔脓肿消失。

微生物检验　血培养阳性报警后涂片镜检为革兰氏阴性杆菌,在血平板上 35℃培养 24h 后,形成针尖大小的菌落,48h 培养后逐渐增大,形成光滑、湿润、圆形、半透明的小菌落(图 33-1)。显微镜下见革兰氏阴性杆菌,细长,两端圆、长 1.5~4.0μm,无芽孢,无鞭毛,无荚膜(图 33-2)。经质谱仪鉴定为侵蚀艾肯菌。侵蚀艾肯菌是一种兼性厌氧菌,对营养要求高。临床开放部位标本中分离侵蚀艾肯菌时加入 5mg/L 克林霉素可提高分离率。侵蚀艾肯菌常对青霉素、氨苄西林、羧苄西林、四环素、氯霉素和亚胺培南敏感,对克林霉素耐药。药敏试验可参照 CLSI M45。

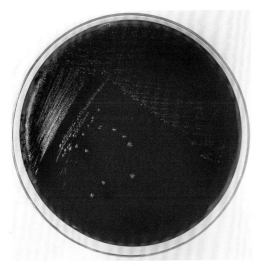

图 33-1　创面分泌物培养 48h,
血平板上菌落形态

图 33-2　创面分泌物培养 24h,血平板上菌落涂片
镜检(革兰氏染色 ×1 000)

最终诊断　①智齿冠周炎并发侵蚀艾肯菌菌血症;②妊娠。

讨论与点评

侵蚀艾肯菌是人类黏膜表面正常菌群的一部分,通常不致病,近年来由该菌引起的感染增加,且常有诱因,如免疫力低下、黏膜表面外伤破坏防御能力为常见的诱发因素,可使该菌进入周围组织而发生感染等。该菌可以在许多部位的标本中分离到,如牙菌斑、龋齿、牙周组织、下呼吸道、伤口和脓肿的吸出物及血液等。该菌也可引起脑膜炎、心内膜炎、中耳炎、肺炎,手术后感染和关节炎等疾病。

本案例为妊娠期女性,因发热头痛 2d 入院,予以亚胺培南 0.5g 每 8h 一次静滴抗感染治疗。血培养检出侵蚀艾肯菌后,经追问患者病史,得知患者起病之初左侧脸颊有微痛,后疼痛明显加剧,体格检查发现口腔内有智齿萌出,智齿冠周肿胀,有波动感,诊断智齿冠周炎并菌血症明确。考虑口腔局部感染致细菌入血可能性大,且有可能导致感染性心内膜炎,予心脏彩超等检查未提示明显感染性心内膜炎,此时患者体温虽已正常,但考虑菌血症患者在感染后仍可在全身各处,尤其心脏等重要脏器形成脓肿或菌落,再继续使用亚胺培南联合甲硝唑抗感染两周,患者予出院。出院后两周患者复查血培养及心脏彩超正常,口腔脓肿消失。

本案例中,因免疫力低下及激素水平影响,妊娠期女性易发生口腔感染,该患者极有可能是由侵蚀艾肯菌导致急性智齿冠周炎,口腔局部感染后细菌入血从而导致菌血症。遗憾的是,由于患者一开始口腔症状不明显,医生有所忽视,其后也并未进行智齿冠周脓肿的微生物培养。

（陈　霞）

案例 **34** 阴道加德纳菌败血症

导 言

败血症（septicemia）是指致病菌或条件致病菌侵入血液循环，并在血中生长繁殖，产生毒素而发生的急性全身性感染。孕妇患有败血症会影响胎儿生长发育的。本案例是一例辅助生殖妊娠早孕期间发生阴道加德纳菌败血症，最终 B 超检查结果显示宫内双死胎而实施引产术。

阴道加德纳菌（*Gardnerella vaginalis*）是阴道正常菌群，当阴道乳酸杆菌大量减少，阴道加德纳菌和厌氧菌过度增殖，造成阴道正常菌群微生态平衡失调，可引起非特异细菌性阴道病（*bacterial vaginosis*，BV）。该菌是一种多形性，无荚膜，无鞭毛，革兰氏染色不稳定的细菌。阴道加德纳菌引起的感染多数较轻，多见于性活跃妇女，是女性阴道炎的常见致病菌，血流感染罕见。孕妇患者可引起流产或产后子宫内膜炎。严重感染者也可导致脓毒症、尿道感染、肾周脓肿和膀胱炎等。发热期间、抗菌药物使用之前及时进行血培养送检是本例患者分离到阴道加德纳菌而确诊的关键，并且临床医师能及时送检生殖道标本进行培养，更明确了病原菌的来源，使本例患者的诊断及治疗更加及时、完善。

临床医师对妊娠期妇女出现发热、阴道流血、腹痛等症状需警惕感染的发生，及时明确诊断与抗菌药物积极治疗，避免宫内感染或败血症发生，导致流产与死胎。

病 史 摘 要

患者女，36 岁，湖南郴州人，自由职业。因"孕 12$^+$ 周，畏寒发热 2d"于 2016 年 8 月 23 日入住妇产科。

现病史 患者末次月经为 2016 年 6 月 1 日，择期外院胚胎移植术，1 个月后尿妊免试验阳性，以后定期产前检查正常。2016 年 8 月 18 日始患者无明显诱因出现阴道流血，量不多，于外院行保胎治疗，8 月 21 日出现发热，最高体温达 39.4℃，为求进一步诊治来院就诊，门诊以"发热查因"收入院。起病以来，无头痛，精神尚可，大小便正常。

既往史 自然流产 5 次。既往因孕 1$^+$ 月胚胎停育 4 次，5 年前因左侧输卵管妊娠于外院开腹切除左侧输卵管。1$^+$ 年前在外院行子宫纵隔切除术，具体不详。2 年前外院查空腹血糖最高达 6.83mmol/L，诊断为糖耐量异常，予二甲双胍口服，孕期已停药，未定期检测血糖。数年前外院发现小三阳。否认结核、伤寒等病史。否认食物、药物过敏史。预防接种史按计划进行。

个人史、婚育史、家族史 无特殊。

体格检查 体温 39.5℃，脉搏 86 次/min，呼吸 20 次/min，血压 98/66mmHg。腹部隆起如孕月大小。腹壁柔软，无压痛，腹肌无紧张，无反跳痛。阴道内有少许暗红色血液流出。

实验室检查与其他特殊检查 2016 年 8 月 22 日（外院）产科彩超显示：宫腔内双活胎，宫腔积血 44mm×10mm×54mm,右髂窝内探及一 120.0mm×105.0mm×107.0mm 囊性包块。

入院诊断

1. 发热查因:宫腔感染?
2. 试管婴儿妊娠状态。
3. 手术后状态:子宫纵隔切除术后,左输卵管切除术后。

临 床 诊 治

临床思维　发热原因:患者孕 12$^+$ 周,8 月 18 日始患者无明显诱因出现阴道流血,而后出现体温升高,需警惕宫腔感染等原因引起的发热,若胎儿异常,发生流产可能性大,则需适时终止妊娠。

诊疗经过　入院后查血常规:WBC 10.4×10^9/L,N% 87.3%,RBC 3.98×10^{12}/L,Hb 129g/L,PLT 256×10^{12}/L,PCT 0.960ng/ml,CRP 91.60mg/ml;感染性指标均明显升高提示有细菌性感染可能,送检血液样本进行需氧培养及厌氧培养,给予美罗培南 1g 静脉滴注 3 次 /d 抗感染治疗。

2016 年 8 月 28 日血培养 5d 厌氧培养显示阳性报警,转种厌氧血平板(厌氧血平板)2d后可见细小菌落,经质谱鉴定为阴道加德纳菌。检验科微生物室联系临床,告知疑似阴道加德纳菌血流感染,建议采集宫颈分泌物送检。根据该菌特点,将美罗培南降阶梯为哌拉西林 /他唑巴坦治疗。

2016 年 9 月 1 日宫颈分泌物培养细菌鉴定为阴道加德纳菌。复检产科 B 超,结果显示双死胎,底部宫腔内少量积液。对患者宫内死胎实施引产术,9 月 3 日患者病情好转出院。

微生物检验　阴道加德纳菌重要的生物学特性有:①生长缓慢,为苛养菌,血培养瓶报阳时间长(接近阴性设定时间);转种血平板上培养 48h 后才形成细小、灰色、似有溶血环菌落,易与链球菌属菌落混淆(图 34-1)。②革兰氏染色阴阳不定、呈多形性,菌体细小,无芽孢,无荚膜(图 34-2),抗酸染色阴性。③生化反应:氧化酶、触酶阴性,葡萄糖发酵试验阳性。

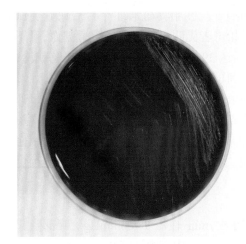

图 34-1　宫颈分泌物标本培养 48h,
血平板上菌落形态

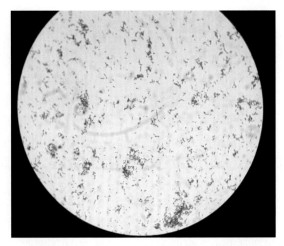

图 34-2　宫颈分泌物标本培养 48h,血平板
上菌落涂片镜检(革兰氏染色 ×1 000)

最终诊断 阴道加德纳菌败血症。

讨论与点评

阴道加德纳菌是阴道正常菌群,由阴道乳酸杆菌分解糖原产生的乳酸的多少是维持阴道微生态的主要因素,因菌群失调引起细菌性阴道病(*bacterial vaginosis*,BV)。BV 还可导致妇产科多种严重并发症如子宫术后感染、产后子宫内膜炎等,并可引起新生儿败血症和软组织感染。一般阴道加德纳菌血流感染罕见,引起的感染多数较轻。

本案例是一例辅助生殖妊娠期间发生阴道加德纳菌败血症伴胎儿死亡;梳理患者的病程,也有可能是宫内感染导致败血症。

临床医师对患者在发热期间、抗菌药物使用之前及时进行血培养送检是本例患者分离到阴道加德纳菌而确诊的关键,并且临床医师能及时送检生殖道标本进行培养,更明确了病原菌的来源,使本例患者的诊断及治疗更加及时、完善。

本例患者血液需氧培养为阴性,厌氧培养为阳性,说明由于某些细菌更适合在微需氧或厌氧环境中生长,同时送检血培养需氧培养与厌氧培养对提高阴道加德纳菌检出率十分关键。阴道加德纳菌无需做药敏试验,对于单纯阴道加德纳菌引起的感染,可选用甲硝唑、氨苄西林或阿莫西林进行治疗。本例未获得病原学依据前,经验使用美罗培南病情得到了控制,积累了美罗培南用于阴道加德纳菌血流感染治疗的经验。同时表明,一旦明确病原,即可根据病原学特点将经验治疗调整为目标治疗。

（李艳冰）

案例 **35** 皮肤软组织停乳链球菌与溶血隐秘杆菌混合感染并脓毒症

导　言

皮肤及软组织感染(SSTI)是化脓性致病菌侵犯表皮、真皮和皮下组织引起的炎症性疾病。对病程迁延、反复发作或抗菌药物治疗无效的患者应询问病史、特别是发病诱因和危险因素,对建立诊断及分析致病菌十分重要;同时应做微生物学检验,应尽早获得细菌鉴定与药敏试验结果。

取溃疡或创面分泌物、活检或穿刺组织、血液等标本或同时取创面和血液为微生物学检验标本,标本采集的原则是确保分离鉴定的细菌是真正致病菌。对于复杂SSTI,正确分析临床微生物检测结果及其意义,如取材时是否发生来自皮肤正常菌群的污染,分离菌株是污染菌、定植菌还是致病菌,分离菌株与皮肤感染发生发展是否存在必然联系,药敏试验提示的敏感抗菌药物能否在感染局部发挥作用等。

停乳链球菌(*Streptococcus dysgalactiae*)致病性较强,可引起上呼吸道感染、皮肤软组织感染及侵入性感染,如坏死性筋膜炎、败血症和心内膜炎等。青霉素为治疗首选药物。溶血隐秘杆菌(*Arcanobacterium hemolysis*)属于隐秘杆菌属,为兼性厌氧的革兰氏阳性杆菌,在实验室中检出率较低,可引起咽喉炎、皮肤坏死和侵入性感染。溶血隐秘杆菌由于生长极为缓慢,在本例中血培养报阳瓶直接涂片,镜下仅见革兰氏阳性球菌,故一级报告为革兰氏阳性球菌。而后续转种血平板培养中发现了同时存在溶血隐秘杆菌。创面分泌物培养同样分离出这两种病原菌,说明可能为该部位播散入血所致。本案例系激素及免疫抑制剂治疗"系统性硬化症"患者,免疫力低下,易出现溃烂皮肤感染与血流感染,早期血及分泌物培养鉴定与药敏结果对于本案例感染的诊断与治疗起到了重要作用。

病 史 摘 要

患者男,34岁,湖南邵阳人,农民。因"皮肤溃疡8年,加重伴发热7d"于2017年12月22日入住风湿免疫科。

现病史　患者于2009年2月无明显诱因出现指端溃疡,双手皮肤变硬,伴雷诺现象及关节疼痛,诊断为"系统性硬化症",予以激素及免疫抑制剂治疗后症状稍好转。此后患者因反复皮肤溃疡并感染多次住院,每次予抗感染、清创换药等治疗,伤口可愈合。7d前患者再次出现左侧足跟皮肤溃疡,伴发热,体温最高达40℃,外院检查示白细胞显著升高,先后予头孢西丁1g 1次/d及亚胺培南/西司他丁1g 3次/d静脉滴注抗感染治疗后,体温稍下降,最高体温38.4℃,为求进一步诊治来院就诊,门诊送检血培养(需氧培养及厌氧培养)及创面分泌物培养。起病以来,患者一般情况稍差,饮食减少,体重无明显变化,大便时结时秘,尿量减少,睡眠正常。

既往史、个人史及家族史　均无特殊。

体格检查　体温 38.8℃,脉搏 150 次 /min,呼吸 24 次 /min,血压 101/82mmHg。全身皮肤干燥,鱼鳞样脱屑,心率 150 次 /min,律齐,S1 增强,P2>A2,心尖区可闻及 3/6 级收缩期杂音,无心包摩擦音。骶尾部散在 1.0cm×2.0cm 三度压疮 6 处。双手手指变短,皮肤萎缩变薄紧贴于骨面,关节屈曲挛缩,不能伸直,右侧第三指掌指关节可见一 1.5cm×1.5cm 溃疡。左侧足跟有一大小约 8.0cm×7.0cm 皮肤溃疡,伴黄色臭味脓性分泌物,右侧小腿外侧有一大小约 27.0cm×10.0cm 皮肤坏死发黑,中间 10.0cm×8.0cm 表皮撕脱,伴血性渗液(图 35-1)。

实验室检查与其他特殊检查　血常规:WBC $17.1×10^9$/L,N% 90.2%。血培养一级报告:革兰氏阳性球菌。

入院诊断

1. 脓毒症。

2. 蜂窝织炎。

3. 系统性硬化症。

4. 压疮。

临 床 诊 治

临床思维

1. 脓毒症　患者有多处皮肤溃疡并发热,体温高达 40℃,血常规示白细胞和中性粒百分比显著升高,门诊血培养一级报告为革兰氏阳性球菌,故脓毒症诊断明确,需等待血培养最终结果,明确病原菌。

2. 蜂窝织炎　患者有多处大面积皮肤破溃并感染,分泌黄色恶臭脓液,蜂窝织炎诊断明确。需送检皮损处分泌物培养,明确病原菌,并需了解皮肤感染与脓毒症是否为同一病原菌。

3. 系统性硬化症　患者已经因“系统性硬化症”住院治疗,此后反复出现皮肤溃疡并感染,应注意患者是否患糖尿病,完善血糖检查。

4. 压疮　查体发现有“压疮”(图 35-1),注意防止“压疮”感染。

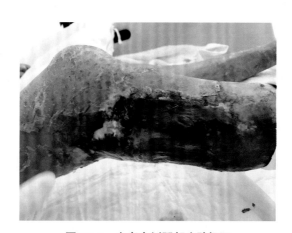

图 35-1　患者右侧腿部皮肤坏死

诊疗经过　入院后查血糖正常,医生送检创面分泌物培养,同时根据血培养一级报告结果"革兰氏阳性球菌",予以万古霉素抗感染 2d,仍反复高热,体温最高 39.2℃,考虑感染未得到有效控制。2d 后血培养及创面分泌物培养均报告为停乳链球菌及溶血隐秘杆菌;根据药敏结果,停用万古霉素,改为青霉素 480 万 U 静脉滴注 4 次 /d,治疗 3d 后患者体温逐渐恢复正常。但因患肢坏死严重,外科医生建议进行截肢手术,患者及家属拒绝并出院。一周后患者再次发热,在外院抗感染治疗后行截肢手术,术后恢复良好。

微生物检验　血培养 18h 报阳,直接涂片见革兰氏阳性球菌,转血平板 35℃培养 24h后,可见 2 种细小的 β 溶血菌落。质谱鉴定分别为停乳链球菌与溶血隐秘杆菌。创面分泌物接种血平板及厌氧血平板。血平板 35℃培养 24h 可见细小菌落生长,涂片可见革兰氏染色阳性球菌(图 35-2),培养 48h 可见白色 β 溶血小菌落生长,质谱鉴定为停乳链球菌。厌氧血平板在厌氧罐内 35℃培养 48h 可见有 2 种 β 溶血菌落,涂片镜检,稍大者为革兰氏阳性球菌,细小菌落为革兰氏阳性杆菌,质谱鉴定分别为停乳链球菌与溶血隐秘杆菌。

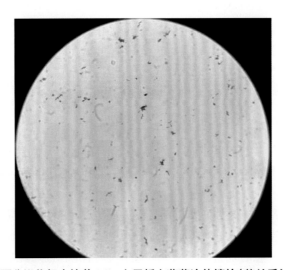

图 35-2　创面分泌物标本培养 24h,血平板上菌落涂片镜检(革兰氏染色 ×1 000)

最终诊断　皮肤软组织停乳链球菌与溶血隐秘杆菌感染混合感染并脓毒症。

讨论与点评

本案例系激素及免疫抑制剂治疗的系统性硬化症患者,免疫力低下,反复出现皮肤溃烂感染而多次住院,每次予以抗感染、清创换药等治疗,伤口可愈合。7d 前患者再次出现左侧足跟皮肤溃疡,伴高热,血液检测感染性指标升高,且血培养及创面分泌物培养均分离出停乳链球菌与溶血隐秘杆菌。皮肤软组织混合感染并脓毒症诊断明确。

本案例中停乳链球菌致病性较强,可引起上呼吸道感染、皮肤软组织感染及侵入性感染,如坏死性筋膜炎、败血症和心内膜炎等。青霉素为治疗首选药物。

溶血隐秘杆菌属于隐秘杆菌属,为兼性厌氧的革兰氏阳性杆菌,此菌在实验室中检出率较低,生长十分缓慢,在 37℃培养 48h 后,可于血平板上形成 0.5mm 直径的小菌落。溶血隐秘杆菌可引起咽喉炎、皮肤坏死和侵入性感染。

　　本案例中,临床医生根据血培养一级报告革兰氏阳性菌使用万古霉素,却未能很好地控制感染,患者在治疗过程中反复发热,分析其原因,万古霉素仅能在血液中达到较高浓度,但其在局部的组织中分布的浓度较低,病原菌从皮肤坏死处反复入血,导致了患者反复发热。鉴定药敏结果回报后,更换为青霉素,既可以有效治疗链球菌感染,同时也可抑制溶血隐秘杆菌的生长,且青霉素可在局灶达到较高浓度,因此治疗效果更优于万古霉素。

　　由于溶血隐秘杆菌生长缓慢,在本例中血培养瓶直接涂片,镜下仅见革兰氏阳性球菌,故一级报告为革兰氏阳性球菌。而后续的培养中发现同时有溶血隐秘杆菌的存在。创面分泌物培养同样分离出这两种病原菌,说明可能为该部位播散入血所致。

　　本案例在门诊就诊即送检血培养,血培养结果分级报告制度让临床医生得以在第一时间获得有效信息,对及时采用抗感染治疗降低病死率有明显作用,入院后送检的创面分泌物培养结果与血培养一致,微生物检验对本例诊断及治疗起了重要作用。

(刘乐平)

案例 36 足部溃疡混合感染(溶血隐秘杆菌合并奇异变形杆菌)

导 言

足部溃疡(foot ulcer)是指足部皮肤和黏膜坏死脱落后形成的缺损,是糖尿病患者最常见的临床表现,也可见于营养不良、脱水等其他状况,根据发生的原因不同分为神经性溃疡、缺血性溃疡、混合性溃疡。当出现下列征象:溃疡处渗出形成水疱,或渗出液大量增加;渗出液从清亮变为脓性;溃疡的底部从正常的粉红色肉芽组织变为黄色或灰色组织;溃疡内窦道形成,提示合并感染。

溶血隐秘杆菌(*Arcanobacterium haemolyticum*)隶属隐秘杆菌属。该菌以前称溶血棒杆菌,兼性厌氧菌,可引起咽炎、皮肤溃疡病、伤口及软组织感染、骨髓炎与心内膜炎等。

本案例患者反复足部溃疡并感染 2 年,很容易联想到是否为糖尿病足,但患者住院期间4 次血糖和糖化血清蛋白均正常,排除糖尿病足。当患者免疫力低下、白蛋白降低时,可发生创面反复感染,迁延不愈。该患者白蛋白降低,可能是引起足部反复感染的原因之一。入院后创面分泌物培养分离出溶血隐秘杆菌和奇异变形杆菌(*Proteus mirabilis*)而明确了病原诊断,经积极抗感染治疗、清创、植皮及负压引流术等处理,创面全面愈合。正确的病原学实验诊断在疾病的诊疗过程中起着关键性作用,质谱技术对临床少见菌准确快速鉴定具有十分重要的价值。

病 史 摘 要

患者男,59 岁,湖南衡阳人,农民。因"右足反复溃烂 2 年,再发病并加重 4d"于 2017年 2 月 3 日入住烧伤外科。

现病史 患者于 2015 年年初右足底近蹠趾处无明显诱因出现水疱并破溃、反复流脓,经当地医院治疗后痊愈。此后反复发作,每次经换药后均可愈合。2017 年 1 月 29 日右足背再次出现一水疱,第 2 天水疱破溃伴右足出现肿胀疼痛,到当地医院治疗后无好转,患者右足肿胀较前加重,遂来院就诊,门诊以"右足溃疡并感染"收住院。患者起病以来,无明显畏寒发热,精神、食欲一般,大小便正常,体重无明显减轻。

既往史 无糖尿病史。

个人史、家族史及婚育史 无特殊。

体格检查 体温 36.5 ℃,脉搏 91 次 /min,呼吸 19 次 /min,血压 107/64mmHg。右足背近踝关节处及右足底近蹠趾处各可见一溃疡创面,大小分别约为 12.0cm×9.0cm、3.0cm×2.0cm,创面可见大量坏死组织及脓性分泌物,有恶臭味,右足明显肿胀。右踝关节及各趾活动受限。

实验室检查与其他特殊检查

血常规:WBC 17.1×10^9/L,N% 82.1%,Hb 100g/L。血清总蛋白 60.3g/L,白蛋白 29.5g/L,白球比值 1.0。血糖和糖化血清蛋白正常。

入院诊断

右足溃疡并感染。

临 床 诊 治

临床思维 患者右足明显肿胀,创面可见大量坏死组织及脓性分泌物,有恶臭味,血常规白细胞升高,中性粒细胞百分比升高,感染可能性大,需进一步送检微生物培养明确诊断。

诊疗经过 入院后即采集创面分泌物送检细菌培养,予以哌拉西林/他唑巴坦 4.5g 3 次/d 联合替硝唑 0.4g 2 次/d 静脉滴注经验性抗感染治疗,同时创面积极换药处理。4 次血糖和糖化血清蛋白均正常。3d 后创面分泌物培养结果为溶血隐秘杆菌和奇异变形杆菌。根据微生物培养结果,右足溃疡感染明确为细菌感染,继续使用哌拉西林/他唑巴坦 4.5g 3 次/d 静滴抗感染并行右足溃疡扩创、植皮、负压引流术。10d 后改用头孢西丁 2g 3 次/d 静滴抗感染。25d 后患者皮片大部分成活,术后创面全面愈合,予出院。

微生物检验 入院后送检创面分泌物需氧培养,接种哥伦比亚血琼脂平板(BA),35℃ 5%CO_2 培养 18~24h 后见两种菌落:①针尖大小的半透明菌落似有狭窄 β 溶血(图 36-1)、触酶试验(−)、革兰氏染色为革兰氏阳性不规则小杆菌(图 36-2)、质谱鉴定为溶血隐秘杆菌;药敏结果为青霉素、头孢曲松、美罗培南敏感,红霉素、克林霉素、环丙沙星耐药。②湿润、边缘不齐的灰色菌落,革兰氏染色为革兰氏阴性杆菌,氧化酶阴性,质谱鉴定为奇异变形杆菌;药敏结果为哌拉西林/他唑巴坦、头孢他啶、头孢曲松、头孢吡肟、氨曲南敏感,氨苄西林、氨苄西林/舒巴坦、亚胺培南、环丙沙星与左氧氟沙星耐药。

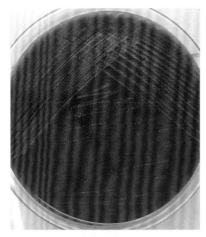

图 36-1 创面分泌物标本培养 24h,血平板上菌落形态

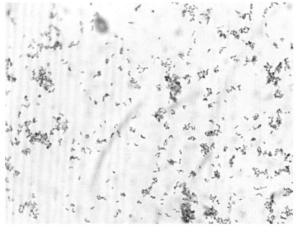

图 36-2 创面分泌物标本培养 24h,血平板上菌落涂片镜检(革兰氏染色 ×1 000)

最终诊断 足部溃疡混合感染(溶血隐秘杆菌合并奇异变形杆菌)。

讨论与点评

隐秘杆菌属有 6 种,其中溶血隐秘杆菌、伯尔德隐秘杆菌和化脓隐秘杆菌与医学有关。溶血隐秘杆菌,以前称溶血棒杆菌,兼性厌氧菌,可引起咽炎、皮肤溃疡病、伤口及软组织感染、骨髓炎与心内膜炎等。本案例"右足反复溃烂 2 年",很容易联想到是否为糖尿病足,但该患者住院期间 4 次血糖和糖化血清蛋白均正常。当患者免疫力低下时,可发生创面反复感染,迁延不愈。该患者白蛋白降低,可能是引起足部反复感染的原因之一。患者足部创面为溶血隐秘杆菌和奇异变形杆菌混合感染。变形杆菌为肠道内正常定植菌,主要引起尿路感染和伤口软组织感染。

隐秘杆菌属细菌对所有 β - 内酰胺类抗菌药物、利福平、四环素、大环内酯类敏感,对氨基糖苷类、喹诺酮类敏感性较低。但目前已有 β - 内酰胺类抗菌药物治疗失败的报道。由于溶血隐秘杆菌菌落细小,生长缓慢,24h 溶血不明显,涂片为革兰氏阳性菌,较易被当成其他棒杆菌作为污染菌处理。应仔细观察,延长培养时间,从而减少漏检。

本患者使用敏感抗菌药物治疗联合积极清创、引流,使该例患者的病情得到较好控制。本病例临床医师及时送检微生物培养,微生物实验室及时培养及经质谱准确鉴定出病原菌,为患者诊断及治疗提供积极有效的帮助。

(李艳明)

案例 37 乳微杆菌败血症

导 言

菌血症(bacteremia)指致病菌由局部侵入血流,但未在血流中生长繁殖,只是短暂的一过性通过血液循环到达体内适宜部位后再进行繁殖而致病。一般来说,免疫受损并伴有重病的患者容易导致发生菌血症。

乳微杆菌(*Microbacterium lactium*)隶属微杆菌属,通常存在某些乳制品如奶粉和若干干酪中,所有菌株的耐热性都很强,巴氏消毒奶该菌仍能存活。其是一类细胞纤细、多形态的杆菌;无芽孢,不运动,好氧菌,可生长在含酵母膏、蛋白胨和牛奶培养基中。自然界土壤、污水也有该细菌的分布,微杆菌属于条件致病菌,是临床上少见的致病菌,但可发生于免疫功能低下的患者,如外伤、透析、导管和手术后引起的感染,甚至可引起致死性疾病。微生物实验诊断的难点在于判断检出的乳微杆菌是否为污染菌。

本案例报道小儿乳微杆菌引起的败血症,微杆菌属细菌在临床实验室中比较少见,且培养特点为生长缓慢。本案例入院后第一次送检的血培养均为阴性,第二次送检骨髓培养瓶报阳时间长达4d,检出单一乳微杆菌,才得以明确诊断。通过本案例提示我们,当临床上高度怀疑存在感染时,应多次送检血培养,必要时送检骨髓培养以提高苛养菌、少见菌的阳性率。

病 史 摘 要

患者女,1岁5个月,湖南邵阳人。因"发热1个月余"于2016年8月5日入住儿科。

现病史 1个月余前患儿无明显诱因出现反复发热,以下午及晚上为主,体温波动在37.5~38.9℃之间,偶有咳嗽,无痰,于2016年7月12日在当地医院住院诊治,行胸片示双肺野内斑片状模糊影,痰培养示鲍曼不动杆菌生长,诊断为支气管肺炎,予头孢唑肟、氟氯西林抗感染及雾化治疗后复查痰培养正常,无发热、咳嗽,于7月29日出院。出院次日再次发热,性质同前。8月3日体温升至39.2℃,伴咳嗽,为进一步诊治来院就诊,门诊以"发热查因"收入儿科。患儿精神可,食欲、大小便正常,体重无明显减轻。

既往史、个人史、家族史 无特殊。

体格检查 体温38.9℃,脉搏110次/min,呼吸24次/min,血压100/60mmHg。双肺呼吸音粗,右下肺闻及湿性啰音。心律齐。腹平软,无压痛及反跳痛,移动性浊音阴性。双下肢无明显水肿。

实验室检查与其他特殊检查 血常规示 WBC 20.84×10^9/L,N% 83.14%。

入院诊断

发热查因?

1. 肺部感染。

2. 结核感染。

临 床 诊 治

临床思维

1. 肺部感染　1岁5个月幼儿,反复发热1个月余,以中低热为主,伴咳嗽,听诊右下肺湿性啰音,外院胸片提示肺炎改变,外院抗感染治疗后好转,停药后反复,故考虑肺部感染可能性大。

2. 结核感染　1岁5个月幼儿,年龄小、发热时间长,以中低热为主,发热时间多为下午和晚上,外院抗感染治疗效果欠佳,体温一直未转至正常,需排除该诊断。

诊疗经过　入院后查PCT 0.42ng/ml,ESR 33.0mm/h,均明显高于正常值。查PPD试验阴性;结核抗体检测阴性。肺部CT提示支气管炎可能,双侧腋窝小淋巴结,考虑肺部感染可能性大,予头孢哌酮舒巴坦0.4g 2次/d静滴抗感染治疗。2016年8月5日送检全血进行需氧、厌氧培养和脑脊液需氧培养,2016年8月10日回报培养结果均为阴性。患儿病情无好转,仍有发热。2016年8月10日送检骨髓进行需氧培养,2016年8月13日出现阳性报警,菌落生长缓慢,2016年8月16日经质谱仪鉴定为乳微杆菌,根据骨髓需氧培养报告改为利奈唑胺进行治疗,第二日体温恢复正常,3日后患儿无发热咳嗽,病情平稳,家属要求出院。

微生物检验　全血需氧、厌氧培养和脑脊液需氧培养,2016年8月10日回报培养结果均为阴性,后又送检骨髓培养,长达约4d报阳,转至血琼脂平板上48h后才能见细小、不透光的黄色菌落,显微镜下形态为革兰氏染色阳性杆菌,细长、不规则,单个或成对,有的排列成直角、V字形或栅栏状(图37-1),抗酸染色阴性,无芽孢,无鞭毛,无荚膜。生化反应符合微杆菌属特征,葡萄糖和麦芽糖发酵试验阳性,触酶试验阳性。经质谱仪鉴定为乳微杆菌。

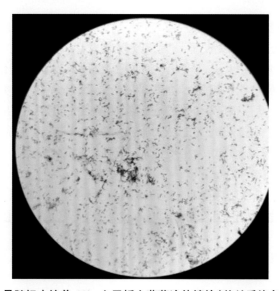

图 37-1　骨髓标本培养48h,血平板上菌落涂片镜检(革兰氏染色 ×1 000)

最终诊断　乳微杆菌败血症。

讨论与点评

本案例患者为幼儿,1 岁 5 个月,发热 1 个月余,先于当地医院住院诊治,痰培养示鲍曼不动杆菌生长,予头孢唑肟、氟氯西林抗感染及雾化治疗后复查痰培养正常,但出院次日再次发热,血常规白细胞及中性粒细胞比例均升高,PCT 明显升高,骨髓分离培养经质谱仪鉴定结果为单一菌种乳微杆菌,利奈唑胺抗感染治疗有效。因此最终诊断考虑为由乳微杆菌引起的败血症。

乳微杆菌培养特点为生长缓慢,本案例骨髓培养瓶报阳时间长达 4d,转至血琼脂平板上 48h 后才能形成细小、不透光的黄色菌落。

通过本案例可看出,当临床上高度怀疑存在感染时,应多次送检血培养,必要时送检骨髓培养以提高苛养菌、少见菌的阳性率。

(简子娟)

案例 **38** 艰难梭菌肠道感染

导　言

　　艰难梭菌感染（Clostridium difficile infection,CDI）指有腹泻症状,并且粪便标本厌氧培养出阳性菌落并鉴定为艰难梭菌。CDI 的临床表现轻重不一,包括腹泻、假膜性肠炎及中毒性巨结肠,1978 年首次报道艰难梭菌为抗生素相关性腹泻和假膜性肠炎的病原体。目前,CDI 被认为是院内感染,流行病学进行调查发现在免疫力低下的情况下容易感染艰难梭菌,尤其是在 EICU 病房抗生素（氨苄西林、林可霉素、头孢菌素类抗生素）使用后导致肠道菌群紊乱而引起的腹泻。

　　艰难梭菌（Clostridium difficile）是人和动物肠道中的正常菌群,隶属芽孢梭菌属。为革兰氏染色阳性棒状杆菌,有芽孢,仅获得艰难梭菌并不能引起艰难梭菌感染,相关危险因素是发生 CDI 的必要因素,包括年龄、住院治疗、严重的肠道外手术、质子泵抑制剂治疗等。CDI 主要是由产毒素 CD 过度繁殖导致肠道菌群失调并释放毒素所引起,主要临床症状为发热、腹痛、水样便腹泻。

　　本案例为急性淋巴细胞白血病患者,入院时未出现感染症状。化疗期间,患者免疫力低下,加上多种抗菌药物的使用,出现腹泻症状,粪便艰难梭菌培养及鉴定最终诊断为 CDI。本实验室采用两步法联合艰难梭菌培养结果,即首先使用 GDH 试验初筛,初筛阳性用酶免疫方法（EIAs）进行毒素检测,同时做细菌培养与鉴定,通过三种方法综合判断肠道艰难梭菌感染,该法有利于患者早期诊断与抗感染治疗方案制订。

　　免疫力低下患者,当出现腹泻症状时,应警惕 CDI 的发生,及时送检大便标本,减少不必要的抗菌药物的使用。

病 史 摘 要

　　患者女,39 岁,湖南湘西自治州凤凰县人,农民。"发现白细胞升高半个月" 于 2017 年 8 月 29 日入住我院血液内科。

　　现病史　患者诉 2017 年 8 月上旬无明显诱因出现面部疱疹,于当地医院血常规检查:WBC 44.1×10^9/L,N 6.4×10^9/L,L 34.2×10^9/L,Hb 114g/L,PLT 116×10^9/L。骨髓细胞学检查示急性淋巴细胞白血病或淋巴瘤白血病可能。骨髓免疫分型示表达 HLA-DR、CD10、CD19、CD34、TdT、cCD79a,部分细胞表达淋巴细胞白血病（Pre-B-ALL 可能）。胸部 CT 示右肺上叶、右肺下叶前内基底段多发结节。细胞免疫功能检查（流式）:CD3+CD4+/CD3+CD8+:1.79。当时予以对症支持治疗（具体不详）,疗效欠佳,为求进一步诊治,来院就诊,门诊以 "急性淋巴细胞性白血病" 收入血液科。患者起病以来,精神、食欲差,睡眠、大小便尚可,体重无明显变化。既往史、家族史、个人史无特殊。

体格检查 体温 36.5℃，脉搏 80 次 /min，呼吸 20 次 /min，血压 100/60mmHg。营养中等，贫血貌。皮肤黏膜色苍白，皮肤弹性良，眼睑正常，双眼球结膜大片出血，巩膜无黄染。颈软，胸骨无压痛。心肺腹体查未发现异常。

实验室检查与其他特殊检查 腹部 B 超显示肝胆胰脾未见明显异常，后腹膜未见明显占位。

入院诊断

急性淋巴细胞白血病（ph+）。

临 床 诊 治

临床思维 根据患者当地医院的检验检查（血常规、骨髓细胞学形态学检查、骨髓免疫分型）与临床症状可诊断"急性淋巴细胞白血病"。入院后需进一步完善细胞遗传学与白血病相关基因检测。在治疗过程中临床医师注意是否有感染的发生，密切注意患者体温等情况。

诊疗经过 入院后查融合基因 BCR-ABLP190 定量结果为 82.23%，BCR-ABLP210、P230 阴性；流式免疫分型考虑 B-ALL 可能大。融合基因筛查：BCR-ABL（+）。患者 ph+ 急性淋巴细胞白血病诊断明确，无化疗禁忌证，行达沙替尼 50mg 2 次 /d 联合 VICP（长春新碱 + 去甲基柔红霉素 + 环磷酰胺 + 泼尼松）方案诱导化疗、对症支持治疗及头孢吡肟 2g 静脉滴注 3 次 /d 与伏立康唑 200mg 口服 2 次 /d 预防细菌与真菌感染等治疗。化疗期间，患者诉夜间腹痛，大便次数逐渐增多，约 8~9 次，开始大便质软、成形，颜色正常，逐渐出现稀便与水样便，送检大便艰难梭菌检测，真菌（霉菌）涂片检查阴性；大便需氧菌菌群调查未见异常；粪便真菌培养及鉴定（含丝状真菌）示培养 7d 无真菌生长；粪便抗酸杆菌液基集菌夹层杯法结果阴性。告病危，停服达沙替尼，予以刺激造血、合血、止血、预防感染等对症支持治疗。此后几天患者腹泻症状无改善，予以止泻、益生菌调节肠道菌群等对症治疗，停用头孢吡肟，改用左氧氟沙星 0.5g 静脉滴注 1 次 /d 抗感染治疗。彩超腹部示肝实质弥漫性病变，胆囊炎声像，腹腔积液，双侧胸腔积液。患者出现精神症状考虑伏立康唑和泼尼松不良反应，停用伏立康唑和泼尼松，监测伏立康唑浓度；改用替加环素 500mg 静脉滴注 2 次 /d；粪便艰难梭菌检查结果显示，GDH 检测：阳性（检测值：5.91），艰难梭菌毒素 AB 检测：灰区（检测值：0.21），培养鉴定结果：艰难梭菌。停用伏立康唑、替加环素和左氧氟沙星，予甲硝唑片 0.4g 口服 3 次 /d、酪酸梭菌二联活菌散和去甲万古霉素 0.4g 口服 3 次 /d 治疗肠道艰难梭菌感染，一周后患者腹胀、腹泻较前缓解，无畏寒发热，无咳嗽咳痰，精神、食欲、睡眠尚可，生命体征平稳。完成化疗后带药出院。

微生物检验 粪便在 37℃ BA 上厌氧培养（MART Anoxomat Mark Ⅱ系统）24h 后未见明显菌落生长，培养 48h 后在血琼脂平板上见到直径 3~5mm、圆形、略凸起菌落，白色或淡黄色、不透明、边缘不整齐、表面粗糙，不溶血（图 38-1）；在 CDFI 平板上，形成黑色、扁平、粗糙、边缘不整齐菌落（图 38-2）。菌落革兰氏染色镜检可见革兰氏阳性的粗长直棒状杆菌，有芽孢，与菌体等大，位于菌体次级端（图 38-3）。

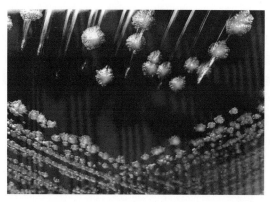

图 38-1　粪便标本厌氧培养 48h,血平板上菌落形态

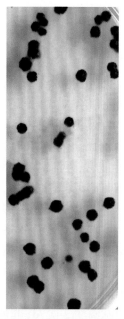

图 38-2　粪便标本厌氧培养
48h,CDFI 平板上菌落形态

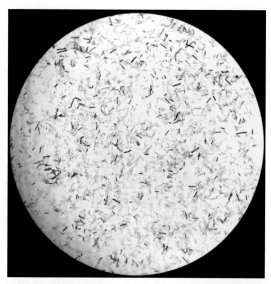

图 38-3　粪便标本厌氧培养 48h,血平板上菌落涂
片镜检(革兰氏染色 ×1 000)

最终诊断　患者住院期间持续腹泻的原因,根据患者在住院期间用抗菌药物后出现持续腹泻、腹痛等临床表现、大便检查结果为艰难梭菌、调整针对艰难梭菌进行治疗,疗效显著满意。最终诊断为:艰难梭菌肠道感染。

讨论与点评

　　艰难梭菌为革兰氏染色阳性棒状杆菌,有芽孢,仅获得艰难梭菌并不能引起艰难梭菌感染(CDI),相关危险因素是发生 CDI 的必要因素,包括年龄、住院治疗、严重的肠道外手术、质子泵抑制剂治疗等。CDI 主要是由产毒素 CD 过度繁殖导致肠道菌群失调并释放毒素所引起,主要临床症状为发热、腹痛、水样便腹泻。CDI 通常由长期或不规范使用抗菌药物引起,轻者引起腹泻,严重者引发假膜性肠炎,且常伴有中毒性巨结肠、肠穿孔、感染性休克等并发症,甚至最终导致死亡。

本案例患者有急性淋巴细胞白血病的基础,入院确诊后行化学治疗,同时使用免疫抑制剂及广谱抗菌药物,这些均为 CDI 的危险因素。该类患者发生腹泻时应高度怀疑 CDI,尽早诊断,合理选择抗菌药物,避免病情加重。CDI 诊断标准为:患者出现中至重度腹泻或肠梗阻,并满足以下任一条件:①粪便检测 CD 毒素或产毒素 CD 结果阳性;②内镜下或组织病理检查显示假膜性肠炎。指南建议综合考虑不同方法的敏感度、特异性、耗时、费用等因素推荐使用两步法或三步法进行 CDI 诊断。①三步法:首先使用 GDH 试验初筛,初筛阳性用酶免疫方法(EIAs)进行毒素检测,二者结果不一致使用细胞毒性试验、产毒素培养或核酸扩增技术进行确证;②两步法:同步联合检测 GDH 和毒素,二者结果不一致使用确证实验。本实验室采用两步法联合艰难梭菌培养结果,较三步法更快给出检测结果,有利于患者早期治疗。推荐口服万古霉素用于治疗严重案例,但并不支持在没有肠梗阻时使用万古霉素>125mg 每天 4 次的给药方案。本例患者抵抗力极度低下,且腹泻呈顽固性,病情严重,给予了甲硝唑联合去甲万古霉素治疗 CDI,使病情尽快趋于稳定。在确诊 CDI 后,及时停用了广谱抗菌药物,这也是此例患者能够较顺利控制 CDI 的重要因素之一,因 CD 目前尚无法进行常规药敏试验,甲硝唑和万古霉素作为 CDI 抗感染治疗的一线药物,一般疗程为10~14d,对于复发性 CDI,第一次复发时仍可采用原治疗方案,第二次复发时应给予万古霉素并逐渐减量,配合脉冲式给药模式或粪便菌群移植,疗程需 2~8 周。

本案例为免疫力低下患者,当出现腹泻症状时,应警惕 CDI 的发生,及时送检大便标本,减少不必要的抗菌药物的使用。大便产毒 CD 培养是确诊 CDI 的“金标准”,厌氧培养敏感度较高,但不能区分菌株是否产生毒素,可作为难辨梭菌筛查的有效方法之一,菌株可用于流行病学调查。

（赵　娟）

案例 39　结核性胸膜炎

导　言

结核性胸膜炎(tuberculous pleuritis)是结核分枝杆菌及其自溶产物、代谢产物进入胸膜腔而引起的胸膜炎症。大多数结核性胸膜炎呈急性病程,其症状主要表现为结核的全身中毒症状和胸腔积液所致的局部症状,属肺外结核。病史和临床表现可作为诊断的重要线索,痰、胸腔积液或胸膜活检组织标本中检测到抗酸杆菌或培养出结核分枝杆菌是确诊结核性胸膜炎的依据。此外影像学检查(胸片、超声检查、胸部 CT)和胸腔积液常规和生化检查(包括有核细胞计数和分类、pH、总蛋白、葡萄糖、乳酸脱氢酶浓度等)与腺苷脱氨酶(ADA)也是重要指标。

结核分枝杆菌(*Mycobacterium tuberculosis*)隶属分枝杆菌属结核分枝杆菌复合群,是结核病的病原体,可侵犯全身各器官,但以通过呼吸道途径引起肺结核为最多见。该菌专性需氧,营养要求高,生长缓慢,采用 BACTEC 系统可以提高结核分枝杆菌培养的阳性率。并非所有的结核都可以得到细菌学证实,实验诊断可进行胸腔积液核酸扩增检测、血清结核抗体检测与 T-SPOT 等联合方法。结核分枝杆菌对异烟肼、链霉素、利福平等常用抗结核药敏感,但长期应用易产生耐药性。临床治疗多主张联合用药,以减少耐药性的产生。

病 史 摘 要

患者男,8 岁,江西宜春人,学生。因"反复发热 2 个月余"于 2017 年 5 月 26 日入住儿科。

现病史　患儿于 2017 年 3 月无明显诱因出现发热,热峰 38~39℃之间,每天 3~4 次,热型不规律,经口服退热药后体温可逐渐下降至正常。病初伴有阵发性连声干咳、流涕,发热时无畏寒寒战,无夜间盗汗及四肢乏力,无气促、呼吸困难、咯血,无胸闷、胸痛,无头晕、头痛、腹痛及呕吐等不适,于 3 月 30 日至 4 月 17 日在当地医院住院治疗,拟诊"结核感染",4 月 1 日开始予以"异烟肼、利福喷汀、链霉素"抗结核,"头孢唑肟"抗感染,"泼尼松 25mg 1 次 /d"治疗,患儿咳嗽、流涕好转,每天发热次数逐渐下降至 1~2 次 /d,但热峰无明显下降,遂至江西省会某医院就诊,诊断"肺结核、结核性胸腔积液、结核性胸膜炎",继续三联抗结核(异烟肼、利福喷汀、链霉素)治疗,并逐渐减停激素(5 月 22 日减停)。患儿发热较前无明显好转,为求进一步诊治,遂来院就诊,门诊以"左肺多发病变原因待查"收住入院。自起病以来,发热时精神稍差,饮食、睡眠可,大小便正常,体重减轻约 3kg。

既往史、家族史、个人史　无特殊。

体格检查　体温 37.0 ℃,脉搏 99 次 /min,呼吸 23 次 /min,血压 96/58mmHg,体重 22.8kg,身高 122cm。发育正常,营养中等,神志清楚,自主体位,正常面容,表情自如,查体合作。肺部呼吸运动度对称,肋间隙正常,语颤左侧减弱,无胸膜摩擦感,无皮下捻发感,双肺叩诊呈清音,双肺呼吸音粗,左侧呼吸音降低,双肺听诊无啰音,不伴哮鸣音。腹部平软,无腹肌紧张,无反跳痛。肝脾未触及。腹部无包块。

实验室检查与其他特殊检查

2017 年 3 月 31 日(外院)左侧胸腔积液为淡黄色微透亮液体约 6ml,HE 及巴氏染色,镜下见淋巴细胞和少许间皮样细胞;诊断左侧胸腔积液结核可能。左侧胸腔积液常规及生化:有核细胞计数 $400 \times 10^6/L$,N% 13%,L% 86%,颜色为淡黄色、浑浊、有凝块,比重 1.10,蛋白定量 53.08g/L,GLU 1.81mmol/L,LDH 2598.17U/L;CRP 89.60mg/L;PCT 0.48ng/ml;真菌 D- 葡聚糖检测阴性。纤支镜:支气管内膜感染。肺部 CT(4 月 17 日):左肺感染伴左侧胸腔积液(包裹性?),左侧胸膜增厚。T-SOPT:混合淋巴细胞培养及 γ- 干扰素 A 抗原(HHLB-A:29SFCS/2.5);混合淋巴细胞培养及 γ- 干扰素 B 抗原(HHLB-B:60SFCS/2.5)。

2017 年 5 月 23 日(本院)血常规:WBC $11.7 \times 10^9/L$,N% 74.8%,L% 17.6%,Hb 106g/L,PLT $383 \times 10^9/L$;ESR 60mm/L;CRP 61.6mg/L。肺部 CT:左侧胸膜明显增厚,左侧少量胸腔积液,左肺多发病变,结核?

入院诊断

结核性胸膜炎(左侧,复治,伴胸腔积液)。

临 床 诊 治

临床思维　男性患儿,以反复发热为主要表现,体查左肺呼吸音低,辅助检查示 ESR、CRP 升高;外院 T-SPOT 检查阳性,胸腔积液穿刺液为淡黄色、单核细胞明显增高,蛋白高糖低,肺部 CT 提示左侧胸膜明显增厚,均符合结核性胸膜炎的临床诊断。但经强有力抗结核 1 个月后体温高峰无明显下降,考虑疾病仍有进展可能,及不排外其他类型感染。需要进一步完善相关检测,如腹部 CT、PPD 皮试、T-SPOT、胸腔穿刺抽液或活检等进一步明确病因。

诊疗经过　根据患者入院时临床表现、体征及检查结果初步怀疑此次反复发热的原因为结核性胸膜炎。患者入院后仍有发热,考虑可能与外院抗结核治疗使用利福喷汀不如利福平有效、激素治疗剂量不够且减量过快有关,治疗上继续三联(异烟肼 + 利福平 + 吡嗪酰胺)抗结核治疗,甲泼尼龙 32mg 1 次 /d 抗感染治疗。患者病情好转。

入院后查结核抗体 IgG 弱阳性;干扰素释放试验(T-SPOT.TB):结核特异抗原 A(ESAT-6)斑点计数 30、结核特异抗原 B(CFP-10)斑点计数 45,T-SPOT.TB 阳性;痰抗酸染色与痰结核培养均为阴性。左侧胸腔积液定位:左侧胸腔积液(侧肩胛线第 4 后肋以下胸腔内探及较大前后径 20mm 的液暗区,内透声差,可见大量细弱光点,因积液量少,不宜穿刺定位)。2017 年 5 月 31 日行 B 超定位下左侧胸膜活检检查,结果显示(左侧胸膜)肉芽肿性炎,未见真菌,支持结核性胸膜炎。

微生物检验　入院后痰抗酸染色与痰结核培养均为阴性。T-SOPT 外院与本院均为阳性。本例由于患者胸腔积液少,不宜穿刺定位,未穿刺胸腔积液做细菌培养。若结核性胸膜炎患者能够胸腔穿刺出液体,可将胸腔穿刺液标本注入无菌试管(必要时用灭菌肝素抗凝)或直接注入小儿血培养瓶和厌氧瓶内及结核真菌瓶,轻摇混匀立即送检。将无菌试管内标本按照培养目的接种于相应培养基,每日观察生长情况,4d 后无细菌生长即报阴性。注入培养瓶的标本置于全自动血培养仪内监测。若标本接种或阳性报警转种后有菌生长,继续做菌种鉴定及药敏。

最终诊断 结核性胸膜炎。

讨论与点评

临床表现、体格检查与影像学检查(胸片、超声检查、胸部 CT)可帮助诊断。诊断性胸腔穿刺、胸液的常规检查、生化检查(包括有核细胞计数和分类、pH、总蛋白、葡萄糖、乳酸脱氢酶浓度等)与腺苷脱氨酶(ADA)和细菌培养等为胸膜炎诊断的必要措施。

结核性胸膜炎的临床表现可作为诊断结核的重要线索。在痰、胸水或胸膜活检组织标本中检测到抗酸杆菌或培养出结核分枝杆菌是确诊依据;或在胸膜组织标本中观察到伴有干酪性坏死的肉芽肿组织,并除外其他可以引起肉芽肿的疾病。此外影像学检查(胸片、超声检查、胸部 CT)和胸水常规和生化检查(包括有核细胞计数和分类、pH、总蛋白、葡萄糖、乳酸脱氢酶浓度等)与腺苷脱氨酶(ADA)也是重要指标。

细菌学检查是结核诊断的确诊依据,但并非所有的结核都可以得到细菌学证实。结核的细菌学检查包括抗酸染色、结核分枝杆菌培养及结核菌聚合酶链反应＋探针检测、血清结核抗体与 T-SPOT。抗酸染色阳性只能说明抗酸杆菌的存在,而不能区别是结核分枝杆菌还是非结核分枝杆菌,需要结合临床表现综合判断或送样本分枝杆菌培养及鉴定。虽然抗酸染色敏感性不高,阴性不能排除结核,但标本涂片行抗酸染色方法快速、简单,应作为诊断结核的常规方法,多次送检可提高阳性率。结核分枝杆菌培养是诊断结核的"金标准",但由于结核菌生长缓慢,分离培养不仅耗时,而且阳性率不高,故而仍存有技术瓶颈。采用床边胸腔积液接种及应用液体培养基或 BACTEC 系统可以提高结核杆菌培养的阳性率。胸腔积液核酸扩增检测虽然特异性较高,但核酸扩增检测敏感性低可能是因为胸腔积液中存在抑制剂,或因分枝杆菌为胞内寄生菌,其检测敏感性低且不稳定。目前,采用核酸扩增检测诊断结核性胸膜炎仍局限用于临床研究。血清结核抗体检测由于特异性低,敏感性差,仅能作为诊断结核的辅助手段。T-SPOT 的敏感性高于血清结核抗体检测,已有研究表明,T-SPOT 对肺结核与肺外结核的辅助诊断具有较大意义,目前国内的研究多采用结核感染患者的外周血进行 T-SPOT.TB 检测,减少了侵入性操作,能够较快得到结果,且其结果的临床符合率较高,因此,T-SPOT.TB 检测广泛应用于临床,然而,其最大的检测局限性在于无法区别潜伏感染或现症感染。通过本病例,我们了解到 T-SPOT.TB 检测对于临床诊断肺结核与肺外结核具有较高的应用价值。

临床工作中,诊断结核仍然是一个难点,临床医师应充分运用现有的检测技术,尽可能取得细菌学诊断依据。本案例不足之处:2017 年 5 月 31 日行 B 超定位下左侧胸膜活检时,由于所抽活检组织太少,优先做了病理检查,不够做培养,故未送检组结核培养,未能获得病原学确诊证据。

(彭婉婵)

案例 40 偶发分枝杆菌切口感染

导 言

手术切口感染(operative incision infection)为手术切口在术后1个月内出现脓性分泌物、脓肿或蜂窝织炎。按感染的轻重或范围分为浅表手术切口感染、深部手术切口感染和器官或腔隙感染。主要表现切口周围红肿,多见有血性或脓性渗出,感染的部分会出现跳痛。患者往往会出现发热、白细胞、中性粒细胞明显升高,切口分泌物培养有细菌生长。一旦感染,应该加强换药,必要时进行敞开引流,进行抗感染治疗。

偶发分枝杆菌(*Mycobacterium fortuitum*)属于非结核分枝杆菌的快速生长分枝杆菌(rapidly growing mycobacteria,RGM)。RGM主要引起皮肤软组织感染,尤其是手术后伤口继发感染。RGM一般被定义为在实验室培养基上7d内生长的非结核分枝杆菌,能在多种临床环境下引起疾病的条件致病菌。

本案例患者手术后切口肿痛,渗出明显,医生予经验用药后无好转,切口分泌物及组织均培养出偶发分枝杆菌,偶发分枝杆菌切口感染诊断明确。予清创缝合并药物抗感染后,切口愈合良好。本案例提示我们,手术切口感染普通抗菌药物无效、迁延不愈时应考虑特殊病原体感染,如RGM感染,需及时送切口分泌物或病灶组织培养,实验室应该将送检的切口标本接种罗氏培养基,以提高RGM的检出率。

病 史 摘 要

患者女,45岁,湖南湘潭人,无业。因"右胸手术切口疼痛2周"于2016年8月29日入住胸外科。

现病史 患者于2016年8月11日"肺转移"行胸腔镜下肺病损切除术和胸膜粘连松解术,8月22日出院后持续手术切口疼痛,于当地医院诊治后未缓解,遂来院就诊。患者自起病以来,精神睡眠可,食欲正常,大小便正常,体重下降约2.5kg。

既往史 曾行直肠癌手术切除术。

个人史、婚育史、家族史 无特殊。

体格检查 体温36.5℃,脉搏85次/min,呼吸22次/min,血压117/70mmHg。右胸第4肋间腋前线可见长5cm未愈手术切口,深及肌层,肉芽组织新鲜,可见少许淡黄色渗出物,第6、7肋间见手术切口瘢痕。胸骨无压痛。心肺腹体查未发现异常。

入院诊断

1. 肺转移癌手术后切口愈合不良:感染?
2. 直肠癌、肺转移癌手术后状态。

临 床 诊 治

临床思维　患者右胸手术切口疼痛两周,体查见右胸手术切口未愈,深及肌层,肉芽组织新鲜,可见少许淡黄色渗出物,考虑感染。需完善微生物检验。

诊疗经过　入院后对未愈切口进行深部缝线拆除处理,并将切口分泌物送检细菌培养。2d 后伤口无好转,仍有渗出,予伤口清创后负压吸引术,并送检切口组织培养。术后给予哌拉西林 / 他唑巴坦抗感染治疗。培养 4d 后,切口分泌物及组织培养均有菌生长,质谱鉴定均为:偶发分枝杆菌。多西环素 0.1g 口服 1 次 /d+ 阿米卡星 0.8g 静脉滴注 1 次 /d 进行抗感染治疗。治疗两周后患者切口愈合,予带药出院。

微生物检验　切口分泌物及组织标本在血平板上 35℃培养 24h 后,形成针尖大小、肉眼不易看到的菌落,培养 48h 后逐渐增大,形成白色干燥的小菌落。7d 内形成明显菌落(图 40-1)。在罗氏培养基上为粗糙、不透明、乳白色或米黄色菌落。显微镜下见菌体细长,稍弯曲,两端钝圆。革兰氏染色不易着色,抗酸染色阳性(图 40-2)。生化试验显示:硝酸盐还原试验阳性,耐热触酶试验阳性,Mac 生长试验(28℃)阳性,脲酶阳性,枸橼酸、甘露醇、肌醇山梨醇利用试验均阴性。

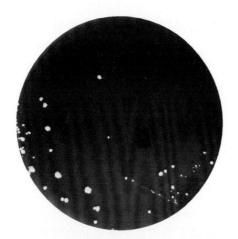

图 40-1　组织标本培养 72h,血平板上菌落形态

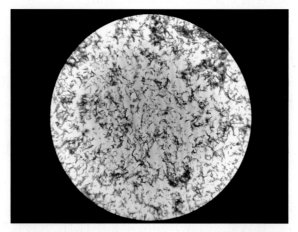

图 40-2　组织标本培养 72h 罗氏培养基上菌落涂片镜检(抗酸染色 ×1 000)

最终诊断

1. 偶发分枝杆菌切口感染。
2. 直肠癌,肺转移癌手术后状态。

讨论与点评

偶发分枝杆菌为快速生长非结核分枝杆菌,主要引起皮肤软组织感染,尤其是手术后切口继发感染。偶发分枝杆菌对克拉霉素、阿米卡星、环丙沙星、亚胺培南 / 西司他丁、替加环素、米诺环素和复方磺胺甲噁唑敏感,对异烟肼、利福平、乙胺丁醇、头孢西丁等耐药。推荐

治疗方案：根据体外药敏试验结果，至少采用 2 种敏感药物，疗程至少 4 个月，骨病患者的疗程至少 6 个月，对于病灶广泛、脓肿形成及药物疗效不佳者，可采用外科清创术或异物清除术。

本案例患者手术后切口肿痛，渗出明显，医生予经验用药后无好转，切口分泌物及组织均培养出偶发分枝杆菌，偶发分枝杆菌切口感染诊断明确。予清创缝合并药物抗感染后，切口愈合良好。

（陈 霞）

案例 **41** 腹壁脓肿分枝杆菌感染

导　言

　　腹壁脓肿(mural abscess)是细菌感染腹壁组织致使炎性坏死、溶解形成脓腔,包块有红肿热痛,中心有波动感。未经治疗可导致脓毒血症。

　　脓肿分枝杆菌(*Mycobacterium abscessus*)隶属非结核分枝杆菌的快速生长群。易引起针刺伤口或开放性伤口或骨折处的局部脓肿,尤其在糖尿病、免疫力低下人群。引起皮肤病变的非结核分枝杆菌的快速生长群主要菌种有脓肿分枝杆菌、偶发分枝杆菌、龟分枝杆菌、海分枝杆菌和溃疡分枝杆菌,易引起针刺伤口或开放性伤口或骨折处的局部脓肿。本案例为一例糖尿病患者,免疫力低下易感染,其注射胰岛素以皮下注射方法,注射局部出现软组织脓肿包块,经验性抗感染治疗效果不好,经微生物检验培养96h后发现有细菌生长,质谱鉴定为"脓肿分枝杆菌"。脓肿分枝杆菌对常规抗结核药物耐药,该菌导致的皮下脓肿首选克拉霉素口服治疗,疗程需6个月,外科切除脓肿是其治疗的重要辅助手段。临床上怀疑感染而经验性抗菌药物治疗效果不好时应警惕特殊病原菌的感染,可以与实验室沟通以便进行特殊处理,如延长培养时间或采用特殊培养条件等。

病 史 摘 要

　　患者男,53岁,湖南岳阳人,农民。因"发现腹壁包块1个月余"于2016年12月26日入住普外科。

　　现病史　患者1个月前发现脐左侧胰岛素注射部位出现包块,伴疼痛不适,局部皮肤潮红水肿,触压时疼痛加剧,未予重视和治疗。半个月前,于脐右侧胰岛素注射部位又发现另一包块,伴疼痛不适。两个包块进行性增大,近两日局部疼痛呈持续性,较前剧烈,遂来我院就诊。追问病史,患者在注射胰岛素时未更换针头,重复使用未消毒的注射器。患者自起病以来,精神睡眠可,食欲正常,大小便正常,体重无明显变化。

　　既往史　发现糖尿病8年,血糖最高16.2mmol/L,予诺和锐30R,早16U,晚12U皮下注射,血糖控制不佳。

　　个人史、婚育史和家族史　均无特殊。

　　体格检查　体温37.1℃,脉搏86次/min,呼吸18次/min,血压123/85mmHg。脐左侧约4.0cm处可见一处8.0cm×6.0cm包块,局部隆起,表面红肿,皮温高,边界不清,周围质硬,中心区域有波动感,局部触痛明显。脐右侧约3.0cm处可见一处6.0cm×5.0cm包块,局部隆起,表面红肿,皮温高,边界不清,质硬,局部触痛明显(图41-1)。

　　实验室检查与其他特殊检查　血常规示 WBC $4.3×10^9$/L,N% 96.9%,GLU 8.83mmol/L,

尿糖 3+。

入院诊断

1. 腹壁感染?
2. 2 型糖尿病。

临 床 诊 治

临床思维

1. 腹壁感染 患者中年男性,包块出现在胰岛素注射部位,包块有红肿热痛,中心有波动感。患者有糖尿病史,血糖控制不佳,注射胰岛素时未消毒未更换针头,血常规显示中性粒细胞比例显著增高,脐左右两边的包块均考虑化脓性感染可能性大。需要进一步送检包块脓液或组织微生物学检验,寻找病原菌。

2. 2 型糖尿病 既往史已确诊。

诊疗经过 入院当日留取脓肿穿刺液送检革兰氏染色及需氧菌 + 厌氧菌培养(实验室接种血琼脂平板、厌氧血琼脂平板及脑心浸液肉汤培养基);并予以头孢西丁经验性抗感染治疗。当日革兰氏染色回报结果未见细菌。入院第 3 天,患者病情加重,疼痛剧烈,行腹壁脓肿切开引流术,见脓性混浊引流液。穿刺液需氧培养 48h 未见细菌生长,因该患者病情特殊,为了防止漏检生长较慢的特殊病原菌,检验科在与临床医生沟通后延长了培养时间,培养 72h 后,血平板疑似有细菌生长,培养 96h 后,见白色细小光滑菌落,经质谱仪鉴定为脓肿分枝杆菌。临床医生予莫西沙星 0.4g 1 次 /d+ 克拉霉素缓释片 0.5g 口服 2 次 /d 抗感染,继续进行脓肿充分引流。治疗 1 周后患者病情好转,出院继续治疗。治疗 1 个月后患者门诊复诊,脓肿明显缩小。

微生物检验 脓肿穿刺液在血平板上培养 96h 后出现白色细小光滑菌落,革兰氏染色可见革兰氏阳性细长稍弯曲,两端钝圆菌体,无芽孢、无鞭毛、无荚膜;抗酸染色可见抗酸阳性分枝状细长菌体(图 41-2)。质谱仪鉴定:脓肿分枝杆菌。

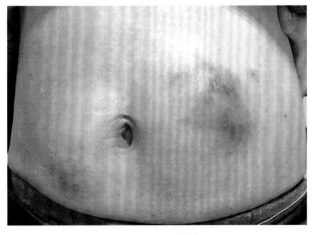

图 41-1 患者腹壁包块

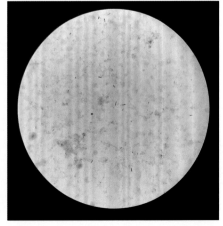

图 41-2 脓肿穿刺液培养 96h,血平板上菌落涂片镜检(抗酸染色 ×1 000)

最终诊断 根据患者有未消毒针头胰岛素注射史,在胰岛素注射部位出现包块,包块有红肿热痛,中心有波动感,脓肿穿刺液培养见脓肿分枝杆菌生长,该患者最终诊断为:腹壁脓肿分枝杆菌感染。

讨论与点评

脓肿分枝杆菌为 RGM。RGM 包括偶发分枝杆菌(*M.fortuitum*)、脓肿分枝杆菌(*M.abscessus*)、龟分枝杆菌(*M.chelonae*)、耻垢分枝杆菌(*M.smegmatis*)、脓毒性分枝杆菌(*M.septicum*)、沃林斯基分枝杆菌(*M.wolinskyi*)、马德里分枝杆菌(*M.mageritense*)等。引起皮肤病变的主要 NTM 有脓肿分枝杆菌、偶发分枝杆菌、龟分枝杆菌、海分枝杆菌和溃疡分枝杆菌,易引起针刺伤口或开放性伤口或骨折处的局部脓肿,常迁延不愈。这些非结核分枝杆菌由于生长速度较快,在罗氏培养基上 7d 内可生长,被称为快速生长分枝杆菌。

脓肿分枝杆菌感染有潜伏期长、治疗时间长等特点,其易感人群不受年龄限制,免疫功能低下的人感染的概率较大,主要表现为术后感染。脓肿分枝杆菌对常规抗结核药物耐药,该菌导致的皮下脓肿首选克拉霉素口服治疗,疗程需 6 个月,外科脓肿切开引流术是其治疗的重要辅助手段。

本案例患者有糖尿病史,免疫力低下易感染,患者注射胰岛素消毒不严格且反复使用胰岛素针头而导致感染,经过脓肿切开引流,莫西沙星静滴 + 克拉霉素缓释片口服抗感染治疗后患者病情好转。临床上怀疑感染而经验性抗生素治疗效果不好时应警惕特殊病原菌的感染,可以与实验室沟通以便进行特殊处理,如延长培养时间或采用特殊培养条件等。

(陈 霞)

案例42 巴西诺卡菌多发性软组织脓肿

导 言

多发性软组织脓肿（multiple soft tissue abscess）是由于细菌感染软组织后脓液的局限性聚积造成全身散在多个红肿包块，常有波动感。见于免疫力低下人群。

巴西诺卡菌（*Nocardia brasiliensis*）隶属诺卡菌属，广泛分布在自然界。是一类需氧放线菌，含有分枝菌酸，常形成分枝状无隔营养菌丝。诺卡菌属对人致病的主要为巴西诺卡菌、星形诺卡菌、皮疽诺卡菌（又称鼻疽诺卡菌）和豚鼠诺卡菌，一般发生于使用免疫抑制剂或有基础病的免疫力低下的患者，由外伤或消毒不严格的有创治疗侵入人体致病。临床分离的所有诺卡菌都应当进行药物敏感性试验，大多数诺卡菌对复方新诺明都是敏感的，但在诺卡菌引起中枢神经系统感染、具有播散性疾病或伴发 HIV 病毒感染可能导致治疗无效。

本案例为一例既往有 ANCA 相关性血管炎一直服用免疫抑制剂的患者出现全身多发性软组织脓肿，肿脓液标本培养鉴定发现病原菌为"巴西诺卡菌"，经积极抗感染治疗，皮肤软组织感染及肺部结节均明显好转。本案例提示对脓肿的病原，要考虑到少见菌如诺卡菌等特殊病原菌的感染。诺卡菌培养基上生长缓慢，在普通平板或沙氏平板上 35℃下培养 5~7d 才可见到菌落，镜下为革兰氏阳性杆菌，菌体呈细长丝状，且呈多向分枝，改良抗酸染色为阳性。

病 史 摘 要

患者男，37 岁，湖南娄底人，农民。因"发现全身多发性软组织肿块 8d"于 2016 年 10 月 12 日入住感染科。

现病史 患者于 10 月 4 日无明显诱因出现全身散在红肿包块，左腿前外侧、左腿膝关节处及左肩关节分别可见一处约 3.0cm×3.0cm 大小肿块，皮温稍高，无波动感，表面可见脓液。10 月 10 日行肿块彩超提示左大腿中段外侧皮下软组织内混合性包块，考虑软组织脓肿可能性大，门诊以"多发性软组织脓肿查因"收入感染科。自起病以来，患者精神睡眠可，食欲正常，大小便正常，体重无明显变化。

既往史 既往 ANCA 相关性血管炎（肺、肾受累），慢性肾功能不全（CKD5），肾性高血压，肾性贫血。规律大剂量使用甲泼尼龙和环磷酰胺治疗。既往有输血史。于 9 月 20 日行左前臂动静脉内瘘术，手术后状态。

个人史、婚育史、家族史 无特殊。

体格检查 体温 36℃，脉搏 78 次/min，呼吸 20 次/min，血压 134/98mmHg。满月脸，皮肤巩膜无黄染，右额部黄色密集疱疹，右侧眼睑水肿，视物模糊，伴触痛。双肺呼吸音粗，心律齐，腹部平软，无压痛。左前臂呈动静脉内瘘术后改变，血管可扪及微弱震颤，听诊可闻及血管杂音，左腿前外侧、左腿膝关节处及左肩关节均可见一约 3.0cm×3.0cm 大小肿块，皮温稍高,无波动感,表面可见脓液。脊柱四肢检查正常,克尼格征、布鲁辛斯基征、巴宾斯基征阴性。

实验室检查与其他特殊检查　肿块彩超:左大腿中段外侧皮下软组织内混合性包块。胸部 CT:"ANCA 相关性血管炎肺部受累,可能合并感染"复查,与既往 CT(10 月 4 日)对比,现 CT 示:①新见左下肺结节、实变影并空洞形成,考虑感染性病变(真菌?);②右侧少量胸腔积液;③双肺多形性改变,邻近胸膜增厚粘连,纵隔及双肺门多发淋巴结伴钙化。

入院诊断

1. 多发性软组织脓肿查因。
2. ANCA 相关性血管炎(肺、肾受累)。
3. 肺部感染?

临 床 诊 治

临床思维

1. 多发性软组织脓肿查因　患者全身散在红肿包块,皮温稍高,无波动感,表面可见脓液。肿块彩超提示左大腿中段外侧皮下软组织内混合性包块。真菌感染、速生分枝杆菌感染及其他一些少见菌感染均可引起多发包块的形成,诊断需依赖病原学证据,需积极送检血培养、脓汁标本培养,寻找确切病原菌,根据病原菌的药物敏感性选择抗菌药物进行治疗。

2. ANCA 相关性血管炎　既往已经诊断 ANCA 相关性血管炎(肺、肾受累)。

3. 肺部感染　患者听诊双肺呼吸音粗,胸部 CT 提示新见左下肺结节、实变影并空洞形成,考虑 ANCA 相关性血管炎肺部病变基础上合并感染。患者服用免疫抑制剂,免疫力差,机会感染率较高。需积极送检血培养、痰标本的培养,寻找确切病原菌,需要明确皮肤软组织感染与肺部感染是否为同一病原菌。根据病原菌的药物敏感性选择抗菌药物进行治疗。

诊疗经过　入院后查血常规:WBC 11.1×10^9/L,N% 81.3%,RBC 2.98×10^{12}/L,Hb 82g/L,PLT 132×10^9/L;PCT 1.90ng/ml。10 月 10 日(门诊)痰培养结果为粘金黄杆菌,给予美罗培南抗感染 2d,但脓肿未见消退。10 月 12 日再次送检痰培养,并穿刺抽取脓液送微生物培养,脓液为黄褐色,极其黏稠,似有黑色色素颗粒。2d 后痰培养仅见口咽部正常菌群。脓液标本培养出巴西诺卡菌,停用美罗培南,改为头孢曲松静滴 2g 1 次 /d,联合阿米卡星静滴 0.75g 1 次 /d 和复方新诺明 0.48g 口服 2 次 /d。至 10 月 20 日患者全身肿块明显缩小,表面无脓液,无渗出。肺部结节较前缩小,胸腔积液较前吸收。一般情况好转出院。

微生物检验　脓肿需氧培养 24h 血平板未见细菌生长,48h 可见针尖样大小干燥菌落,血平板上菌落延长孵育至 96h,可形成干燥菌落,表面形成气生菌丝,呈粉状或天鹅绒样,菌落有泥土气味(图 42-1)。培养 48h 后血平板上菌落涂片为革兰氏阳性杆菌,菌体呈细长丝状,且呈多向分枝,改良抗酸染色为阳性(图 42-2)。疑似诺卡菌。经质谱鉴定为巴西诺卡菌。

最终诊断　巴西诺卡菌多发性软组织脓肿。

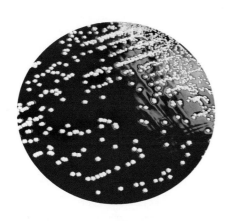

图 42-1 脓肿分泌物标本培养 96h,血平
板上菌落形态

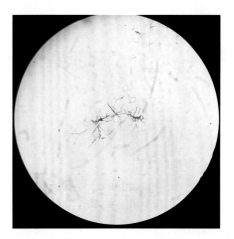

图 42-2 脓肿分泌物标本培养 48h,血平
板上菌落涂片镜检(弱抗酸染色 ×1 000)

讨论与点评

巴西诺卡菌可因外伤侵入皮下组织,形成脓肿及多发性瘘管及产生慢性化脓性肉芽组织,好发于足和腿部,即所谓足分枝菌病。除了足分枝菌病,巴西诺卡菌还会有许多皮肤的表现,包括蜂窝织炎、脓肿等皮肤感染。大部分外伤相关性感染发生在免疫力正常的个体,而播散性感染通常是来源于肺部病灶,这类感染主要发生于免疫力低下的患者。该例患者同时存在有多种基础疾病,如 ANCA 相关性血管炎,慢性肾功能不全(CKD5 期),并且规律大剂量使用激素,给病原菌的入侵提供了可能。患者左前臂行动静脉内瘘术,感染可能与此侵入操作相关。因此,临床医生应加强无菌观念,尤其在进行有创性操作时应严格消毒。

诺卡菌属药敏试验按 CLSI M24 标准进行,目前商品化药敏试剂条有限,手工配制药物浓度测定 MIC 在实验室常规开展较为困难,临床可根据《热病》等相关指南选用相应抗菌药物进行治疗。巴西诺卡菌对阿米卡星、阿莫西林 / 克拉维酸、利奈唑胺、米诺环素、磺胺类药物与妥布霉素常为敏感,而对环丙沙星、克拉霉素耐药。

本案例为一例既往有 ANCA 相关性血管炎一直服用免疫抑制剂的患者,出现全身多发性软组织脓肿,肿脓液标本培养鉴定发现病原菌为"巴西诺卡菌",经头孢曲松联合阿米卡星和复方新诺明积极抗感染治疗皮肤软组织感染及肺部结节均明显好转。遗憾的是痰培养出来的病原菌是粘金黄杆菌,没有分离出"巴西诺卡菌",不能确认肺部感染是否由"巴西诺卡菌"所引起。巴西诺卡菌在培养基上生长缓慢,如果能将痰培养延长培养时间也许会有新发现。

(李艳冰)

案例 43　肺部星形诺卡菌病

导　言

诺卡菌病(nocardiosis)是由诺卡菌引起的急或慢性、化脓性(偶为肉芽肿性)疾病,部分病例侵犯肺部称肺诺卡菌病(pulmonary nocardiosis)。起病呈急性或亚急性,表现为小叶性或大叶性肺炎,以后趋向于慢性病程,可类似肺结核病表现。咳嗽,开始为干咳,无痰,继而产生黏脓性痰,也可在痰中带血;若有空洞形成,可有大量咯血。

星形诺卡菌(*Nocardia asteroids*)隶属诺卡菌属,是革兰氏阳性需氧放线菌中最为常见的条件致病菌,属于裂殖菌纲、放线菌目、有枝菌酸科,广泛存在自然界。肺诺卡菌病的临床和影像学表现均不具有特异性,且诺卡菌易与其他病原体发生共感染,因此临床诊断非常困难,确诊主要依据诺卡菌的分离培养。诺卡菌属生长缓慢,不易分离鉴定,极易漏诊、误诊。选择适当的培养基、延长培养时间和多次培养是提高阳性率的关键,其中沙堡培养基较易获得阳性结果。

本案例患者"多关节痛、双耳软骨塌陷 8 年",长期服用环孢素及泼尼松等免疫抑制剂,机体免疫力低下,入院前出现反复发热 2 个月余,胸部 PET-CT 显示肺部多处基底段实变灶,经肺部病灶穿刺活检,肺组织培养分离出星形诺卡菌而确诊,给予复方新诺明及头孢曲松钠抗感染,患者感染得以控制。肺部诺卡菌感染的 CT 表现多样,以结节影、斑片、实变影多见。对于免疫抑制者,出现胸部 CT 改变时应考虑肺部诺卡菌感染可能。肺诺卡菌病易被误诊,肺部病灶穿刺活检肺组织送检培养与鉴定是确诊肺部诺卡菌病主要依据。

病 史 摘 要

患者女,57 岁,湖南怀化人,无业人员。因"多关节痛,双耳软骨塌陷 8 年,反复发热 2 个月余"于 2016 年 5 月 25 日入住风湿免疫科。

现病史　患者自 2008 年 3 月开始反复出现无明显诱因全身多关节疼痛,在本院诊断为"复发性多软骨炎;溶血性贫血",其后长期服用环孢素、泼尼松、氨甲蝶呤、骨化三醇、叶酸、钙片等药物治疗。2016 年 3 月 15 日患者无明显诱因出现发热、咳嗽,体温最高达 38℃,自行服用头孢类抗生素 4d 后,病情好转,体温降至正常。2016 年 3 月 26 日患者再次出现发热,最高体温 40℃,伴畏寒、恶心、呕吐。背部及双肩持续性隐痛。遂来本院就诊,诊断为"复发性多软骨炎;肺部感染;高血压病 3 级极高危组"等,予以泼尼松治疗原发病,使用左氧氟沙星、头孢克肟抗感染及补钙、护胃、护肝等对症支持治疗,于 2016 年 4 月 28 日好转出院。患者出院后第 2 天再次发热,体温最高时达 39℃,为每天早上 8 点至中午 12 点发热,呈持续性。当地诊所给予头孢类 + 阿奇霉素治疗一周后未见明显好转,伴咳嗽咳脓痰,偶带血丝。全身疼痛,尤以后背部、耳尖、鼻尖、胸部明显,无法入睡。为求进一步诊治,于 5 月 25 日入住风湿免疫科。

既往史 有高血压病史 10 余年。服用苯磺酸左氨氯地平片等药物治疗,自诉血压控制可。

家族史、个人史 无特殊。

体格检查 体温 39.0℃,脉搏 122 次 /min,呼吸 22 次 /min,血压 111/64mmHg。双侧耳软骨塌陷,外耳道无流脓,鼻梁稍塌陷,双肺呼吸音粗,双肺可闻及湿啰音,心率 122 次 /min,律齐、未闻及杂音。腹部平软,无压痛,肝脾肋下未及。双下肢轻度凹陷性水肿。

实验室检查与其他特殊检查 血常规:WBC 20.5×10^9/L,N% 94.3%,Hb 109g/L,PLT 369×10^9/L;PCT 2.820ng/ml;CRP 277mg/L;ESR 105mm/h。GM 试验 /G 试验阴性。

入院诊断

1. 肺部感染。

2. 复发性多软骨炎。

3. 高血压病。

临 床 诊 治

临床思维

1. **肺部感染** 患者中老年女性,自 2008 年 3 月明确诊断复发性多软骨炎,长期环孢素、氨甲蝶呤泼尼松激素治疗,抑制淋巴细胞反应和增生,免疫力低,易合并感染。目前患者有发热、咳嗽、肺部有湿啰音,考虑有肺部感染。需进一步行痰培养、血培养寻找病原学证据。

2. **复发性多软骨炎** 患者既往病史可明确诊断。

3. **高血压病** 患者既往病史可明确诊断。

诊疗经过 入院后予以莫西沙星经验性抗感染,予以地塞米松抗感染、抑制免疫,阿仑膦酸钠、骨化三醇、碳酸钙维生素 D_3 防骨质疏松等对症支持治疗。5 月 31 日,复查 PCT 1.360ng/ml,CRP 272mg/L,ESR 47mm/h。6 月 3 日,胸部 PET-CT:右中肺、右下肺及左下肺内前基底段实变灶,代谢异常活跃,双侧胸膜增厚,并代谢增高,双侧胸腔包裹性积液,感染性疾病可能性大。在 CT 引导下进行了肺部病灶穿刺活检,取肺组织送检培养。6 月 4 日,患者无发热,咳少量鲜血痰。胸部 X 线正侧位片示:双下肺感染,双侧胸腔积液。6 月 7 日肺组织培养结果报告:"星形诺卡菌"。予复方新诺明 1.92g 口服 2 次 /d 及头孢曲松钠 2g 静脉滴注 2 次 /d 抗感染,调整抗菌药物后患者咳嗽咳痰症状逐渐改善,6 月 21 日肺部湿啰音消失,复查 PCT 0.04ng/ml,CRP 3mg/L,ESR 12mm/h,遂于 7 月 9 日带药出院。

微生物检验 肺部病灶穿刺活检肺组织送检,标本经研磨处理分别接种至血平板、巧克力平板和脑心浸液肉汤,同时做涂片革兰氏染色,镜检见革兰氏阳性杆菌,菌体呈多向的分枝丝状。改良抗酸染色为阳性,着色不均匀。孵育 24h 血平板上似长出极细小的白色小菌落(图 43-1A),巧克力平板阴性,脑心浸液肉汤清亮。血平板小菌落革兰氏染色为革兰氏阳性,长分枝状、丝状(图 43-2A)。改良抗酸染色阳性,长分枝状、丝状(图 43-3A)。培养第 2 天血平板:灰白显黄,干燥小菌落(图 43-1B)。巧克力平板阴性,脑心浸液肉汤微浑,转种血平板为同种菌,革兰氏染色阳性杆菌,长分枝状、丝状(图 43-2B),弱抗酸染色阳性,菌体分枝状(图 43-3B)。培养第 3 天血平板:黄色加深、干燥、小菌落(图 43-1C)。革兰氏染色阳性杆菌,菌体断裂成短杆状、球状(图 43-2C)。弱抗酸染色阳性,菌体断裂成短杆状、球状(图 43-3C)。

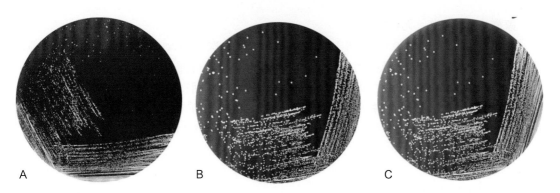

图 43-1　肺组织标本培养,血平板上菌落形态
A. 24h:长出极细小白色菌落;B. 48h:菌落变多,干燥,略黄,小;C. 72h:黄色加深,干燥、小菌落

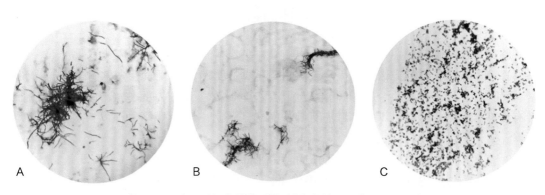

图 43-2　肺组织标本培养,革兰氏染色镜下形态(×1 000)
A. 24h:G⁺杆菌,长分枝状、丝状;B. 48h:G⁺杆菌,分枝状、丝状;C. 72h:G⁺杆菌,菌体断裂成短杆状、球状

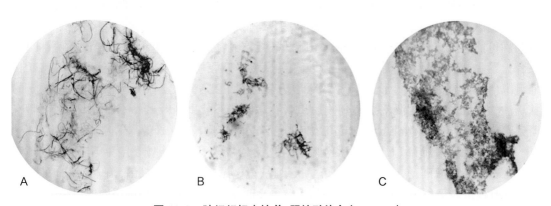

图 43-3　肺组织标本培养,弱抗酸染色(×1 000)
A. 24h:弱抗酸染色阳性,菌体长分枝状、丝状;B. 48h:弱抗酸染色阳性,菌体分枝状;
C. 72h:弱抗酸染色阳性,菌体断裂成短杆状、球状

最终诊断　①肺部星形诺卡菌病;②复发性多软骨炎;③高血压病。

讨论与点评

　　星形诺卡菌是革兰氏阳性需氧放线菌中最为常见的条件致病菌,广泛存在自然界。诺卡菌属细菌镜下形态与分枝杆菌属和放线菌属相似,但星形诺卡菌革兰氏染色性强、抗酸染色弱阳性;分枝杆菌属抗酸性强、不易脱色、革兰氏染色弱阳性;放线菌属抗酸性则为阴性。

　　诺卡菌属为临床少见病原菌,感染症状无特异性,且生长缓慢,不易分离鉴定,极易漏诊、误诊。诺卡菌病易感因素有恶性肿瘤、慢性肺部病变、糖尿病、酗酒、HIV 感染、使用激素和免疫抑制剂等。近年来由于肾上腺皮质激素和免疫抑制剂的广泛应用,诺卡菌感染的发病率呈上升趋势。星状诺卡菌主要通过呼吸道侵入人体,引起原发性、化脓性肺部感染,症状类似肺结核,也可经肺部转移到皮下组织,产生脓肿及多发性瘘管,或扩散到其他脏器,如引起脑脓肿、腹膜炎等。一旦感染病死率较高,临床上对其应有足够重视。

　　本案例患者"多关节痛、双耳软骨塌陷 8 年",既往诊断复发性多软骨炎,长期服用环孢素及泼尼松等免疫抑制剂,机体免疫力低下。入院前出现反复发热 2 个月余,胸部 PET-CT 显示右中肺、右下肺及左下肺内前基底段实变灶,代谢异常活跃,双侧胸膜增厚,并代谢增高,双侧胸腔包裹性积液,感染性疾病可能性大,经肺部病灶穿刺活检,肺组织培养分离出星形诺卡菌而确诊,给予复方新诺明及头孢曲松钠抗感染,患者感染得以控制。

　　由于肺诺卡菌病的临床和影像学表现均不具有特异性,且诺卡菌易与其他病原体发生共感染,因此临床诊断非常困难,而诊断和治疗的延误常导致该病的复发和治疗的失败。确诊主要依据诺卡菌的分离培养。诺卡菌虽容易培养,但阳性率不高,这与常规培养观察时间短、痰培养中杂菌过度生长等因素有关。一般情况下,诺卡菌培养 2d 后才见菌落,仅观察 24~48h 阳性率不高,选择适当的培养基、延长培养时间和多次培养是提高阳性率的关键。对于结节性、弥漫性浸润病灶或肺实变,经纤支镜肺活检、肺泡灌洗液或经皮肺穿刺肺组织活检培养,可明显提高诺卡菌的检出率。

　　治疗药物首选磺胺类,另外氨基糖苷类也是疗效确切的抗菌药物,其他抗菌药物如米诺环素 MIC 也较低,可以根据情况选用。β - 酰胺类抗生素例如阿莫西林 / 克拉维酸、头孢曲松、头孢噻肟、头孢吡肟、亚胺培南通常敏感,但也有耐药菌株存在,且临床疗效并不确切,有较高失败风险。喹诺酮类有较高耐药性,不推荐采用。诺卡菌病的疗程较长,要求不应少于3 个月,有迁徙性脓肿或免疫功能低下的患者应持续治疗 6 个月,以防潜在病变复发。在本案例中,通过患者肺组织标本检出诺卡菌,帮助临床确诊并及时调整用药,迅速缓解病情,为进一步的治疗提供了依据。

（杨 芳）

案例 44　皮疽诺卡菌腹膜炎

导　言

　　腹膜炎(peritonitis)是由细菌感染、化学刺激或损伤所引起的外科常见的一种严重疾病。多数是继发性腹膜炎,源于腹腔的脏器感染,坏死穿孔、外伤等。原发性腹膜炎是指腹腔内无感染灶、没有与外界相通的损伤时所发生的腹膜炎。其主要临床表现为腹痛、腹肌紧张,以及恶心、呕吐、发热,严重时可致血压下降和全身中毒性反应。部分患者可并发盆腔脓肿、肠间脓肿和膈下脓肿及粘连性肠梗阻等。根据腹痛病史,结合典型体征、白细胞计数及腹部 X 线检查等,诊断腹膜炎一般并不困难,但对病原学的诊断需行细菌培养。

　　皮疽诺卡菌(*Nocardia farcinica*)又称鼻疽诺卡菌隶属诺卡菌属。皮疽诺卡菌感染相对少见但相较于其他类型毒力更强、更易引起播散性诺卡菌病。本案例为一例长时间慢性腹痛的病例,患者既往有结核病史,高度怀疑为结核性腹膜炎,然而,经抗结核治疗后患者病情并未得到好转。通过腹腔穿刺留取标本送检,腹水涂片抗酸染色镜检阴性,革兰氏染色见阳性分枝杆菌,改良抗酸染色见阳性分枝杆菌,腹水培养鉴定结果为皮疽诺卡菌,最终确诊为皮疽诺卡菌所致腹膜炎。经及时调整治疗方案为复方磺胺甲噁唑口服,患者腹痛的病情得到了有效控制。

病 史 摘 要

　　患者女,60 岁,湖南怀化人,农民。因“腹痛 1 个月余”于 2017 年 10 月 19 日入住消化科。

　　现病史　患者于 2017 年 9 月 8 日无明显诱因出现中上腹部持续性、可耐受胀痛感,无放射状痛。伴有盗汗,无发热,当地医院考虑“结核性腹膜炎”。患者为求进一步诊治遂来我院就诊,在急诊就诊时患者出现发热,体温最高达 39℃,伴有咳嗽,急诊科以“腹痛查因”收治入院。自起病以来,患者一般情况尚可,饮食减少,体重无明显变化,大便、小便正常,睡眠正常。

　　既往史　2003 年患结核性缩窄性心包炎,外院行“心包大部分切除术”后抗结核治疗 1 个月,具体用药不详。

　　个人史、婚育史、月经史及家族史　均无特殊。

　　体格检查　体温 36.5℃,脉搏 84 次/min,呼吸 20 次/min,血压 119/74mmHg。慢性病容,表情自如,查体合作。腹壁呈揉面感,无压痛,腹肌无紧张,无反跳痛。移动性浊音阴性,液波震颤阴性。

　　实验室检查与其他特殊检查　大便隐血试验阴性。胸腹盆腔 CT:①双肺多发多形病变,考虑感染性病变:结核或真菌?请结合临床。②大网膜、肠系膜病变,腹腔内包裹性积液:结核? 必要时增强进一步检查。腹部 B 超:左下腹 63.0mm×30.0mm 包裹性积液,可穿刺。

入院诊断

1. 结核性腹膜炎？

2. 肺部多发多形病变。

3. 缩窄性心包炎术后。

临 床 诊 治

临床思维

1. 结核性腹膜炎 患者腹痛 1 个月,既往有结核病史,未规律服用抗结核药物。体查腹部揉面感,胸腹盆腔 CT 示大网膜、肠系膜病变,腹腔内包裹性积液,故考虑结核性腹膜炎可能性大。需要进一步完善相关检测,如结核抗体 IgG、IgM,T-SPOT,抽腹水做腹水常规、生化、革兰氏染色、抗酸染色、腹水培养等。

2. 肺部多发多形病变:结核或真菌？ 患者为中老年妇女,既往患有结核病史,未规律服用抗结核药物,入院当天出现发热伴咳嗽,CT 提示双肺多发多形病变,考虑结核所致肺部感染性病变可能,但需要与真菌感染及肿瘤相鉴别。需进一步完善相关检验检查,如 G 试验、GM 试验、肺活检等。

3. 缩窄性心包炎术后 既往已经诊断。

诊疗经过 根据患者入院时临床表现、体征及检查结果高度怀疑此次腹痛的原因为结核性腹膜炎,肺部多发多形病变也高度怀疑结核菌所致,治疗方面予以抗结核药物,具体方案为:吡嗪酰胺片 0.5g 3 次 /d 口服,乙胺丁醇片 0.75g 口服 1 次 /d,利福平胶囊 0.45g 口服1 次 /d,异烟肼片 0.3g 口服 1 次 /d。同时兼广谱抗菌药物左氧氟沙星 0.5g 静脉滴注 1 次 /d经验治疗。

入院后完善相关检验检查:血常规:WBC 11.3×10^9/L,N% 96.9%,Hb 94g/L,PLT 135×10^9/L;CRP 47.5mg/L;PCT 1.17ng/ml;ESR 65mm/h;结核抗体 IgG、IgM 均为阴性;T-SPOT:阴性。痰液抗酸染色阴性。CT 引导下肺穿刺活检结果示炎性细胞浸润,未见肿瘤细胞,肺结核不能排除,继续诊断性抗结核治疗。

10d 后患者症状仍无缓解,对腹腔包裹性积液做腹腔穿刺并送检,腹水检查结果回报:腹水常规:咖啡色,WBC++++/HP,脓细胞 ++++/HP,N% 90.0%,L% 10.0%。腹水生化:LDH4 927.0U/L,α HBDH 1 737.8U/L。腹水涂片抗酸染色镜检未见抗酸杆菌,革兰氏染色见阳性分枝杆菌,改良抗酸染色见阳性分枝杆菌,腹水培养鉴定结果为皮疽诺卡菌。根据腹水病原学检验结果,考虑诺卡菌病,停用抗结核及左氟沙星治疗,予"复方磺胺甲噁唑 0.96g 口服3 次 /d"抗感染治疗,1 周后病情明显地好转,腹痛症状明减轻,2 周后患者腹痛完全缓解,复查腹部彩超未见腹水。

微生物检验 腹水直接涂片革兰氏染色镜检可见革兰氏阳性杆菌,菌体呈多向的分枝丝状(图 44-1)。改良抗酸染色为阳性,着色不均匀,易被脱色呈阴性,疑似诺卡菌(图 44-2)。腹水需氧培养 24h 血平板上无菌生长,48h 血平板上可见针尖样大小干燥菌落,经质谱鉴定为皮疽诺卡菌。血平板上菌落延长孵育至 1 周,形成颗粒状、不规则、黄色、表面皱褶的菌落,可见气生菌丝,菌落有泥土气味。

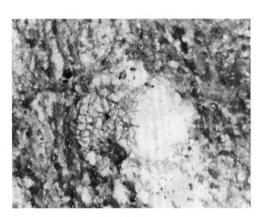

图 44-1 腹水标本直接涂片镜检
（革兰氏染色 ×1 000）

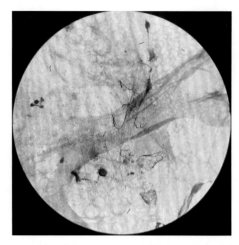

图 44-2 腹水标本直接涂片镜检
（改良抗酸染色 ×1 000）

最终诊断   根据患者有发热腹痛临床表现、白细胞、PCT 等感染性指标增高与腹水培养鉴定结果，针对性治疗有效，该患者最终诊断①皮疽诺卡菌腹膜炎；②肺部感染。

讨论与点评

患者以长时间腹痛起病，既往患有结核病史，尚未规律治疗，因此，入院时高度怀疑腹痛主要是由于结核播散引起的腹膜炎，采用抗结核药物兼广谱抗菌药物左氧氟沙星进行治疗。然而，采用该治疗方案治疗 10d 患者的病情并未好转，包裹性积液未被吸收。此时，对该患者的诊断提出了质疑，考虑是否可能是其他少见病原菌感染。为此，在彩超引导下腹腔穿刺检查，腹水常规及生化均提示感染，腹水涂片抗酸染色镜检阴性，革兰氏染色为革兰氏阳性分枝杆菌，改良抗酸染色为阳性，最终培养鉴定结果为皮疽诺卡菌。及时调整治疗方案为复方磺胺甲噁唑 0.96g 口服 3 次 /d，患者腹痛的病情得到了有效控制。至此，该患者最终确诊为诺卡菌性腹膜炎。

诺卡菌所致感染其临床表现不典型，难以与临床其他疾病相鉴别，如结核、肿瘤等。患者的结核病史与其不规则的抗结核治疗，误诊为结核播散引起的腹膜炎，近两周的抗结核治疗无效。根据患者有发热腹痛临床表现、白细胞、PCT 等感染性指标增高与腹水培养鉴定结果，及时调整治疗方案，该患者最终明确诊断为"皮疽诺卡菌腹膜炎"，可见微生物实验诊断在感染病的诊断与治疗上具有重要临床意义。

本案例尚有不足之处：①患者入院时 CT 提示肺部多发多形病变，肺穿刺活检结果示炎性细胞浸润，但未做涂片染色镜检与微生物培养鉴定；②腹痛得到有效控制后未对肺部影像进行复查，肺部多发多形病变的原因仍未确定。

（李 军）

案例 45 皮疽诺卡菌脑脓肿并发肺部感染

导　言

脑脓肿（brain abscess）是由化脓性细菌引起的脑组织的化脓性感染。病原可分为耳源性、鼻源性、血源性、隐源性或损伤性。主要临床表现为颅内压增高及脑局灶性症状和体征。可能病因有菌血症、脑外伤及术后、颅脑手术相关脓肿形成、中耳炎、鼻窦炎、心内膜炎、呼吸系统感染与皮肤感染等。

皮疽诺卡菌（N.farcinica）为毒力最高的诺卡菌属细菌，可侵入脑、肺部、皮肤，引起感染部位的化脓性炎症、坏死，严重者可通过血液播散至全身，进而形成脓毒血症，对于免疫缺陷或免疫抑制的人群感染机会相对较高。近年来诺卡菌感染病例报道数量呈上升趋势，且诺卡菌感染的临床表现无特异性，易被误诊为其他疾病，如结核、真菌感染、肿瘤等，从而延误了疾病治疗的最佳时机，甚至导致死亡。临床应提高对诺卡菌感染的认识，其一种革兰氏阳性需氧菌，广泛存在于土壤、海水、淡水中，可通过呼吸道吸入或损伤的皮肤直接接触感染。

本案例以头痛半个月加重伴右侧肢体活动及言语障碍 3d、发热 1d 就诊，急诊影像学检查提示颅内及肺部占位性病变，考虑肺癌伴脑转移可能性大。入院后送脑脊液培养，并"幕上深部肿物切除术"，术中见有黄白色脓液流出，吸净脓液后，切除部分病灶送病理检查，最后从脑脊液培养分离出皮疽诺卡菌，经清除病灶坏死组织及根据病原体精准抗感染治疗，患者得以救治。该案例提示我们颅内及肺部占位性病变伴有血象升高时要考虑感染所致脓肿。脑诺卡菌病临床少见，诊断困难且病死率高，合格的微生物标本送检至关重要。

病 史 摘 要

患者男，53 岁，湖南永州人，无业。因"头痛半个月加重伴右侧肢体活动及言语障碍 3d、发热 1d"于 2018 年 3 月 4 日入住神经外科 ICU。

现病史　半个月前患者无明显诱因出现头痛不适，呈间断性胀痛，不剧烈，可自行缓解。无发热、恶心、呕吐等，未予重视，未做任何处理。3d 前开始出现走路右偏，说话减少，反应较前迟钝。2d 前早上出现恶心、呕吐等，随即出现右侧肢体完全瘫痪无法活动，遂来我院急诊室就诊，体格检查发现体温 39.2℃，急诊磁共振示左侧额叶多发占位性病变，软脑膜线样强化，结合磁共振血流量扫描（MRS）考虑转移瘤可能性大，急诊给予对症处理后转入神经外科 ICU 治疗。患者自起病以来精神、睡眠、食欲差，体重无明显变化。

既往史　2016 年 7 月确诊呼吸暂停综合征及反流性食管炎。

家族史、婚育史及个人史　均无特殊。

体格检查　体温 39.0℃，脉搏 80 次/min，呼吸 12 次/min，血压 132/80mmHg。神志嗜睡，反应迟钝，语言障碍（能简单吐词，但无法连续成句），头颅五官无畸形，双侧瞳孔等大等圆、直径 2.5mm 大小,对光反射灵敏,伸舌居中,口角无歪斜。皮肤巩膜无黄染,浅表淋巴结不肿大,颈软,双肺呼吸音清。右侧肢体完全瘫痪无法活动。左侧肢体活动正常。

实验室检查与其他特殊检查　2018 年 3 月 3 日血常规:WBC 16.7×10^9/L,N% 92.0%,Hb 120g/L,PLT 223×10^9/L。胸部正位片:双下肺斑片状高密度影,左下肺可见斑片状高密度影,双下肺病变,性质待查。头部磁共振:左侧额叶多发占位性病变,软脑膜线样强化,结合 MRS 考虑转移瘤可能性大。腹部彩超:胆囊多发结石,胆囊炎。PET-CT:右肺下叶肺癌伴脑转移可能性大。

入院诊断

1. 颅内及肺部占位性病变原因待查:

(1)肺癌脑转移?

(2)脑脓肿?

2. 呼吸暂停综合征、反流性食管炎、胆囊多发结石、胆囊炎。

临 床 诊 治

临床思维

1. 颅内及肺部占位性病变原因待查:

(1)肺癌脑转移?　患者 53 岁,无明显诱因出现头痛半个月,3d 前出现走路右偏,话少,反应较前迟钝。2d 前早上出现恶心、呕吐等,随即出现右侧肢体完全瘫痪无法活动,无抽搐等。急诊磁共振示左侧额叶多发占位性病变,软脑膜线样强化,结合 MRS 考虑转移瘤可能性大;PET-CT 检查结果显示左肺下叶肺癌伴脑转移可能性大。需完善相关检查,以便能尽早发现原发肿瘤并处理。

(2)脑脓肿:患者 53 岁,入院时体查发热,最高温度 39℃,血常规中白细胞增高,且以中性粒细胞为主。故怀疑颅内感染。需完善相关检查,积极查找可能的病原菌。

2. 呼吸暂停综合征、反流性食管炎、胆囊多发结石、胆囊炎　根据既往病史诊断明确。

诊疗经过　患者入院后持续性发热,经验性予以万古霉素 1g 每 12h 一次静滴抗感染治疗。入院后送检脑脊液培养,行显微镜下"幕上深部肿物切除术",术中见病灶色鲜红,边界较清楚,脑棉片保护周边脑组织,沿病灶周围烧灼剪开软脑膜,见有黄白色脓液流出,抽出脓液送细菌培养和革兰氏染色,吸净脓液后,切除部分病灶送病理检查,显微镜下沿病灶周围渐次全切病灶,病灶为黄白色、质较硬、无包膜,血运一般。脑组织病理检查示:慢性化脓性炎,肉芽组织增生。(左侧额叶)病理检查:脑组织区域变性、坏死,大量中性粒细胞浸润,肉芽组织增生。脓液细菌培养 48h 未见细菌生长。3d 后脑脊液需氧培养阳性报警直接涂片镜检示:革兰氏阳性分枝杆菌,抗酸染色(−),改良抗酸染色(+)。最终培养质谱鉴定结果为皮疽诺卡菌。调整抗感染治疗方案为"复方磺胺甲噁唑片 0.96g 口服 3 次/d + 利奈唑胺 0.6g 静脉滴注 2 次/d"。抗感染治疗 10d 后复查磁共振颅脑平扫增强 +DWI:左侧额顶部局部骨质缺损呈术后改变,左侧额叶病灶较前缩小,现约 1.1cm $\times$ 1.9cm(原大小约 1.7cm $\times$ 2.2cm),边界稍模糊,DWI 呈低信号,ADC 呈高信号,"左侧额叶脑脓肿术后"改变(图 45-1)。增强后病灶呈环形强化,邻近硬脑膜增厚强化,周围仍见片状长 T1 长 T2 水肿信号,左侧脑室受压变窄较前好转,中线结构基本居中。"左侧额叶脑脓肿术后"改变。1周后复查感染相关指标均为正常,同时肺部 CT 显示较前明显好转。

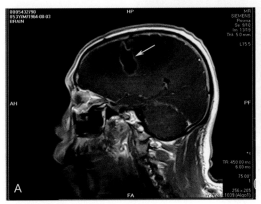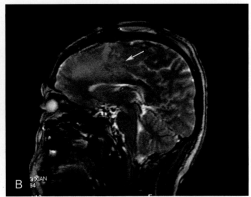

图 45-1　颅脑磁共振影像
A. 治疗前;B. 治疗后

　　微生物检验　脑脊液需氧培养阳性报警,直接涂片镜检可见革兰氏阳性杆菌,菌体呈多向的分枝丝状(图 45-2)。改良抗酸染色为阳性,着色不均匀(图 45-3)。2018 年 3 月 8 日血平板上菌落经质谱鉴定为皮疽诺卡菌。最终报告为皮疽诺卡菌。诺卡菌为严格需氧菌,在沙氏葡萄糖琼脂平板 SDA 和普通培养基上生长缓慢,初代分离常需孵育 1 周。菌落形态因不同的培养基及培养时间差异很大,可形成光滑到颗粒状、不规则、表面皱褶或堆积的菌落。可形成气生菌丝,使菌落表面出现粉状或天鹅绒样,菌落有泥土气味(图 45-4)。

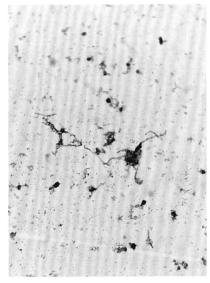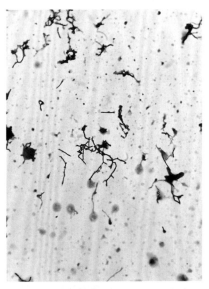

图 45-2　脑脊液标本直接涂片镜检　　　　图 45-3　脑脊液标本直接涂片镜检
（革兰氏染色 ×1 000）　　　　　　　　（改良抗酸染色 ×1 000）

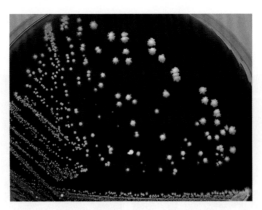

图 45-4　脑脊液标本培养 7d,血平板上菌落形态

最终诊断　根据患者症状、脑脊液常规、生化、培养、脑组织病理及治疗效果,最终诊断为皮疽诺卡菌脑脓肿并发肺部感染。

讨论与点评

诺卡菌在自然界分布广泛,是一种机会致病菌。诺卡菌生长速度较慢,菌落一般于 2~6d 内开始出现,但也有 6 周后才培养出菌落的文献报道。在临床怀疑诺卡菌感染时应延长标本培养时间,以免漏检。其所致感染通常由创伤相关细菌侵入或通过吸入方式导致,后者好发于免疫功能低下患者,并在肺部形成感染灶。诺卡菌也可引起肺外身体各部位感染,肺外感染通常由肺部原发病灶经血行播散所致,脑部是最常见的继发感染部位。亦可侵犯其他部位感染,如眼、肾脏、皮肤、关节等。其所致感染临床表现不典型,肺诺卡菌可表现为大叶性肺炎、肺脓肿或肺结核的症状。少数病变穿过胸膜波及胸壁,引起瘘管,类似胸放线菌病。患者感觉胸痛、无力、咳嗽,开始无痰,以后咳脓性黏痰或带血,体温升高,但无寒战,肺上、中、下各叶都可发生,症状和体征以及胸片无特异性。

本案例与案例 46 为同一病原菌皮疽诺卡菌所致感染,两个案例均有肺部与脑部症状,不同的是本案以脑部症状为首发,遂急诊颅脑磁共振示左侧额叶多发占位性病变,软脑膜线样强化,结合磁共振血流量扫描(MRS)考虑转移瘤可能性大,急诊给予对症处理后转入神经外科 ICU 治疗。而案例 46 以"咳嗽 1 个月,胸痛 20 余天"的呼吸系统症状为先入住我院呼吸科,住院期间因头疼,高热,颅脑 MRI 检查双侧额、颞、顶、枕叶皮层下异常信号及强化灶,结合病史,考虑肺转移至脑的肿瘤可能性大。两个案例均首先被考虑为肿瘤。但在诊治过程中,在不同标本中都分离鉴定到皮疽诺卡菌,结合其他实验检测与辅助检查最终确诊为"诺卡菌病"。

由于诺卡菌所致疾病往往起病隐匿,常被其他的基础疾病所掩盖,临床表现亦不典型,加之该菌生长较慢,培养周期较长,因此容易造成误诊或漏诊。诺卡菌病的确诊依赖于细菌学检查。本案例患者以头痛起病,加重伴右侧肢体活动及言语障碍 3d,根据磁共振及 PET-CT 的检查结果高度怀疑肺癌伴脑转移。然而,手术病检结果却为慢性化脓性炎症,肉芽组织增生,为脑脓肿。脑脊液快速培养瓶培养结果为皮疽诺卡菌。至此,该患者的临床诊断已明确。根据该菌的特点,调整治疗方案,疗效显著。本例中抽取的病灶脓液细菌培养 48h 未见细菌生长,可能与诺卡菌病生长较慢有关,当时没有怀疑为诺卡菌,按照常规工作流程普通细菌 BA 培养 48h 发阴性报告。

目前诺卡菌病多主张联合用药,尤其是病情危重及免疫功能抑制状态的患者,早期诊断及合理用药是诺卡菌病治疗的关键。磺胺类药物是诺卡菌病治疗的首选,但近年来磺胺类药物的耐药率有增加趋势,而阿米卡星和利奈唑胺的敏感性可接近 100%,必要时可根据情况进行调整。

本案例尚有不足之处:该案例由于影像学检查提示肺癌脑转移,未送检痰培养,和 / 或送检支气管肺泡灌洗液培养,诺卡菌肺部感染没有病原学证据,根据患者血象升高,经复方磺胺甲噁唑片及利奈唑胺治疗 1 周后患者脑部症状及肺部症状、磁共振颅脑扫描及肺部 CT 结果均同步好转,感染指标均恢复正常,推测患者肺部感染的病原菌与脑部感染病原菌相同。

(李　军)

案例 **46**　皮疽诺卡菌肺脓肿并发脑脓肿

导　言

肺脓肿(lung abscess)由于多种病因所引起的肺组织发生炎性病变、坏死、液化,脓液不断积聚形成脓肿。根据发病原因有经气管感染、血源性感染和多发脓肿及肺癌等堵塞所致的感染。患者畏寒、发热,体温可高达 39~40℃。伴咳嗽、咳黏液痰或黏液脓痰。炎症波及局部胸膜可引起胸痛。还伴有精神不振、乏力、食欲缺乏。7~10d 后,咳嗽加剧,脓肿破溃于支气管,咳出大量脓臭痰。慢性肺脓肿则有慢性咳嗽、咳脓痰、反复咯血、继发感染和不规则发热等,常呈贫血、消瘦等慢性消耗病态。

皮疽诺卡菌(N.farcinica)是一种机会致病菌,广泛分布在自然界。诺卡菌感染通常与创伤相关或通过吸入导致,后者好发于免疫功能低下患者,并在肺部形成感染灶。诺卡菌也可引起肺外感染,肺外感染通常由肺部原发病灶经血行播散所致,脑部是最常见的继发感染部位。

本案例患者以"左上肺病变肺癌或炎性假瘤"住院,入院时临床医生偏重于肿瘤的诊断,虽然基于患者门诊血常规白细胞计数升高,以中性粒细胞增高明显,入院后给予莫西沙星针静脉滴注抗感染,也在第一次入院时送检了痰培养,因未检出病原菌,后续诊疗过程中没有加强病原菌的检测,专注肿瘤的影像学检查。影像学检查在区分感染和肿瘤时有一定的局限性,病灶组织病原菌培养才是区分感染和肿瘤的最佳办法。从本案例及案例 45 提示我们,对于有血象增高的肺部占位性病变或者脑部占位性病变患者,不一定是恶性肿瘤,有可能是特殊病原体感染所致脓肿,在关注肿瘤的检验检查过程中应该同时关注病原学检验,尤其对少见菌的检验,病灶组织直接培养对感染的早期病原诊断具有重要意义,有助于尽早明确诊断,减少并发症发生。

病 史 摘 要

患者男,44 岁,湖南岳阳人,农民。因"咳嗽 1 个月,胸痛 20 余天",于 2017 年 12 月 4 日入住呼吸科。

现病史　患者于 2017 年 11 月 4 日无明显诱因出现阵发性咳嗽,咳少许黄色黏痰,咳嗽无时间规律性。无畏寒发热,无咯血与胸痛,患者未予重视。同年 11 月中旬患者开始出现左侧上胸部疼痛,以钝痛为主,尤于咳嗽或深吸气时明显,无放射痛,休息后可缓解,偶见少许血丝痰,无发热盗汗,至当地医院输液治疗(具体诊断、用药不详),症状无明显缓解,遂至呼吸科门诊就诊并收住院。患者起病以来,精神、食欲欠佳,睡眠一般,大小便正常,近期体重下降约 10kg。

既往史、家族史、个人史　无特殊。

体格检查　体温 36.6℃,脉搏 88 次/min,呼吸 20 次/min,血压 93/58mmHg。神志清

楚,全身浅表淋巴结无肿大,颈软,心肺腹体格检查无异常发现。四肢肌力、肌张力正常,克尼格征阴性,巴宾斯基征阴性。

实验室检查与其他特殊检查　12月4日血常规:WBC 18.6×10⁹/L,N% 89.3%。送检痰细菌培养一次,报告正常咽喉杂菌。12月4日肺CT提示左上肺占位性病变,肿块>5cm,与周围组织分界不清,增强后不均匀强化。支气管镜检查左上肺尖后段支气管可见支气管充气征、斑片状渗出,气管上段黏膜病变,其病理检查黏膜慢性炎症,纤维组织增生,伴淋巴细胞浸润,区域泡沫细胞增生,未见明确结核证据。

入院诊断

1. 左上肺癌?
2. 左上肺炎性假瘤?

临 床 诊 治

临床思维

1. 左上肺癌　患者为中年男性,以咳嗽、胸痛为主要表现,偶有痰中带血;肺CT提示左上肺占位性,考虑肺癌可能性大,应需进一步完善CT引导下肺穿刺活检等检查以明确诊断。

2. 左上肺炎性假瘤　患者血常规白细胞计数升高,以中性粒细胞增高明显,仍需进一步诊断是否有感染及明确感染的病原。

诊疗经过　入院后完善相关检验检查。基于患者门诊血常规白细胞计数升高,中性粒细胞增高明显,入院后给予莫西沙星0.4g静脉滴注1次/d抗感染并对症支持治疗,治疗3d后,血常规结果示:WBC 20.7×10⁹/L,N% 91.3%,Hb 112.0g/L,PLT 529.0×10⁹/L。PCT 0.43ng/ml,超敏CRP 31.53mg/L,T-SPOT阳性,A斑点10,B斑点36。肺部CT检查:左上肺下舌段小斑片状密度增高影,邻近胸膜结节状增厚,与入院时(12月4日)肺CT对比,考虑转移癌可能。为排除骨转移,行SPECT全身骨扫描,显示双肩关节、胸椎骨骨质代谢增高,良性改变可能性大,建议定期复查。全身淋巴结彩超示双侧颈部、锁骨上窝、锁骨下、腋窝、腹股沟未见明显肿大淋巴结。磁共振颅脑平扫增强示双侧额、颞、顶、枕叶皮层下异常信号及强化灶,结合病史,考虑转移瘤可能性大。CT腹部盆腔平扫未见异常。

经莫西沙星抗菌治疗1周,12月11日患者发热,体温高达39℃,提示抗菌莫西沙星治疗无效,抗菌治疗调整为哌拉西林钠他唑巴坦钠4.5g静脉滴注3次/d。12月12日患者接受CT引导下肺穿刺组织活检与头颅MRI增强检查。头颅MRI增强显示双侧额、颞、顶、枕叶皮层下异常信号及强化灶,结合病史,考虑转移瘤可能性大;双侧额、颞、顶叶深部少许腔隙性脑梗死灶(图46-1)。12月15日肺穿刺组织活检初步病理镜检结果提示感染可能,12月18日肺穿刺病理最终报告为(左上肺)急性化脓性炎,伴少量肉芽组织增生。在患者使用哌拉西林/他唑巴坦抗感染治疗过程中,体温较前有下降趋势,至12月18日患者体温已恢复正常,继续予哌拉西林/他唑巴坦抗感染。12月20日复查血WBC 6.0×10⁹/L,N% 78.1%;ESR 42.0mm/h;PCT 0.1ng/ml。12月19日复查肺部CT结果与入院时CT对比,现片示可测量靶病灶稳定(目测较前稍缩小,缩小幅度小于30%);可测量靶病灶(初诊纵隔窗短径大于1cm的淋巴结)稳定;无可测量靶病灶(转移灶);左侧胸腔新见少量积液;左上肺病变多发结节灶、斑片影,范围较前扩大,感染可能。因患者经过前期抗感染治疗症状好转,结合肺穿刺病理结果,考虑左上肺病变为感染性病灶可能性大,肿瘤待排除,继续抗感染治疗。在哌拉西林/他唑巴坦使用2周后于12月25日改用左氧氟沙星0.5g继续静脉滴注1次/d,患者咳嗽及胸痛症状明显缓解。

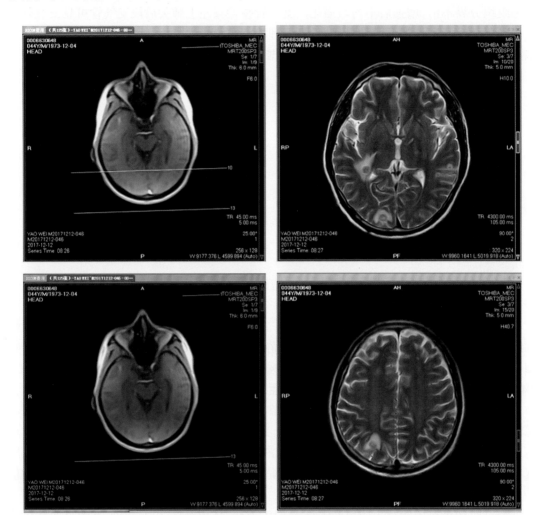

图 46-1　12 月 12 日入院时颅脑 MRI

示双侧额、颞、顶、枕叶皮层下及右侧小脑半球可见多发类圆形等 - 长 T1、长 T2、FLAIR 高信号灶,边界欠清,增强可见明显环状强化,周围可见指压状稍长 T1、长 T2 水肿信号灶,双侧额、颞、顶叶深部可见少许点片状稍长 T1、长 T2、FLAIR 高信号灶,增强未见强化,幕上脑室系统不大,脑沟、裂无增宽,中线结构居中

　　左氧氟沙星治疗 10 日后(2018 年 1 月 5 日),患者无明显诱因出现头痛,呈持续性牵涉痛,右侧更为明显,休息及采用降低颅压措施后可缓解。患者伴有视物模糊,左上肢乏力,症状渐进加重。无畏寒发热、咳嗽咳痰与胸痛咯血。复查血常规:WBC 9.9×10^9/L,N% 74%。于 2018 年 1 月 9 日更改抗菌治疗方案为头孢噻利 2g 2 次 /d+ 美罗培南 1g 3 次 /d 静脉滴注。1 月 10 日复查肺部 CT,与 12 月 20 日 CT 片对比左上肺病灶较前吸收好转。当日腰椎穿刺脑脊液检查,细胞学示白细胞计数正常,以中性粒细胞为主,部分单核细胞激活明显,偶

见吞噬细胞。

但 2018 年 1 月 10 日复查颅脑 MRI（图 46-2）示病灶较前明显扩大，遂于 1 月 12 日全麻下行开颅探查病灶切除术。术中取病灶组织送培养及病理检查。术后入 ICU，予美罗培南及万古霉素抗感染治疗。2018 年 1 月 16 日，颅内脓肿组织病原学检验培养阳性，鉴定结果为皮疽诺卡菌，磺胺类药物敏感。遂停用万古霉素和美罗培南，改用复方新诺明 0.96g 3 次 /d 联合哌拉西林 / 他唑巴坦 4.5g 3 次 /d 静脉滴注抗感染治疗。1 月 17 日颅内脓肿病理结果为右顶叶脓肿，伴胶质细胞增生。复方新诺明治疗 3d 后（2018 年 1 月 19 日），患者头痛症状明显好转，伤口愈合良好，予以办理出院。出院后嘱其继续足疗程抗感染治疗。

2018 年 3 月 14 日患者门诊复诊，肺部 CT 复查示左上肺病变较前明显吸收好转，颅脑 MRI 复查示病灶数目、范围均有明显减小，部分病灶消失。

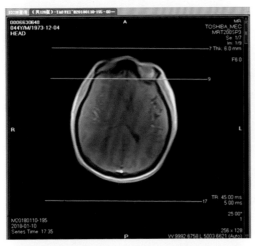
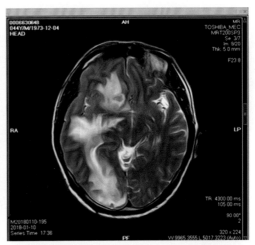
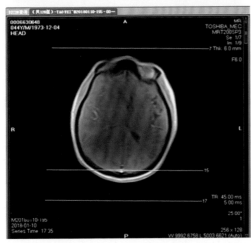
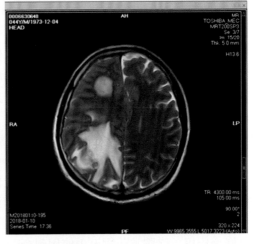

图 46-2　1 月 10 日复查颅脑 MRI

示双侧额、颞、顶、枕叶皮层下及右侧小脑半球多发等 - 长 T1、长 T2、FLAIR 高信号灶较前明显增大、增多，现较大者直径约 1.3cm，增强后大部分呈环形强化，且病灶周围水肿灶范围较前明显扩大，并见水肿灶推移中线向左侧稍移位；上述部分融合成团，边界不清

微生物检验 术中取颅内脓肿直接涂片染色可见革兰氏阳性杆菌,呈多向的分枝丝状。改良抗酸染色为弱阳性,呈不均匀着色,易被脱色呈阴性,疑似诺卡菌(图 46-3)。脓肿培养 24h BA 上无菌生长,48h BA 上可见针尖样大小干燥菌落(图 46-4),经质谱鉴定为皮疽诺卡菌。BA 上菌落延长孵育至 1 周,可形成颗粒状、不规则、表面皱褶或堆积的菌落,形成气生菌丝,使菌落表面出现粉状或天鹅绒样,菌落有泥土气味。

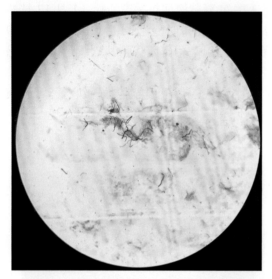

图 46-3 颅内脓肿组织标本直接涂片镜检
(弱抗酸染色 ×1 000)

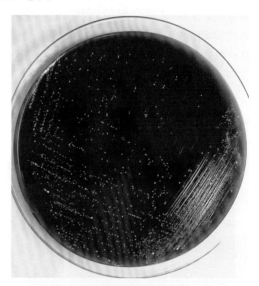

图 46-4 颅内脓肿组织标本培养 48h,血平板
上菌落形态

最终诊断 根据临床表现、脓肿培养及治疗效果,该患者的最终诊断:皮疽诺卡菌肺脓肿并发脑脓肿。

讨论与点评

本案例患者以"左上肺病变肺癌或炎性假瘤"住院,入院时临床医生偏重于肿瘤的诊断,虽然基于患者门诊血常规白细胞计数升高,以中性粒细胞增高明显,入院后给予莫西沙星 0.4g 静脉滴注 1 次 /d 抗感染,也在第一次入院时送检了痰培养未检出病原菌,但后续诊疗经过中没有加强病原菌的检测,如在 12 月 4 日行支气管镜检查时未进行病原学检查,在 12 月 12 日肺穿刺组织活检也没有及时送检病原学检查,错过了尽早进行病原实验诊断时机,而重点在关注肿瘤方面的影像学检查,头颅 MRI 增强显示双侧额、颞、顶、枕叶皮层下异常信号及强化灶,结合病史,考虑转移瘤可能性大,忽视了脑脓肿的诊断。影像学检查在区分感染和肿瘤时有它的自身的局限性,病灶组织培养才是区分感染和肿瘤的最佳办法。

诺卡菌肺炎治疗首选磺胺类药物,其次可选亚胺培南 / 西司他丁或阿米卡星治疗,必要时可联合应用。磺胺类药物至少使用到全部症状和体征消失 6 周以后。有迁徙性脓肿或免疫功能低下的患者应连续治疗 1 年,以防止潜在病变复发。本案例患者肺穿刺活检组织病理最终报告为(左上肺)急性化脓性炎,伴少量肉芽组织增生,没找到肿瘤的证据,明确了肺部感染的诊断,虽加强了抗菌药物,抗感染治疗后取得了一定的效果、病情暂趋稳定,但是由于没有同时送肺穿刺活检组织培养,没有拿到肺部感染的病原学证据,没有精准抗感染治疗,病原菌进一步迁移到脑部,导致脑脓肿发生。

患者在 1 月 12 日全麻下行开颅探查病灶切除术,术中取病灶组织同时送了组织培养及病理检查。从颅内脓肿组织病原学检验培养鉴定分离出了皮疽诺卡菌,磺胺类药物敏感。本案例不足之处是没有拿到肺部感染的病原学证据,根据患者颅内脓肿组织培养鉴定分离出皮疽诺卡菌,经复方新诺明联合哌拉西林 / 他唑巴坦精准治疗,患者发热头痛胸痛等症状明显好转,肺部 CT 复查示左上肺病变较前明显吸收好转,颅脑 MRI 复查示病灶数目、范围均有明显减小,部分病灶消失,提示脑部及肺部均明显好转,从而推断肺部感染的病原菌也为皮疽诺卡菌。

从本案例及案例 45 提示,对于有血象增高的肺部占位性病变或者脑部占位性病变患者,不一定是恶性肿瘤,有可能是感染性脓肿,在关注肿瘤的检验检查过程当中应该加强病原学检测,抓住一切可以送检病原体检测的机会。病灶组织直接培养对感染的早期病原诊断具有重要意义,有助于尽早明确诊断,减少并发症发生。

(刘乐平)

第二部分

真 菌 感 染

案例 **47** 白念珠菌肾脓肿并发脓毒症

导　　言

　　肾脓肿(renal abscess)指肾脏实质因炎症化脓而被破坏,形成一脓性囊腔,常见于上尿路梗阻的患者。致病菌主要为肠杆菌科细菌,极少数为真菌、病毒、原虫等。典型临床症状为高热、寒战、全身乏力、腰痛、腰部明显压痛及叩击痛,腰部可扪及肿块。

　　白念珠菌(*Candida albicans*)隶属念珠菌属,广泛存在于人体和环境中,是人体正常菌群之一,定植于人体与外界相通的各个腔道。念珠菌是最常见的条件致病性真菌,可累及人体皮肤、黏膜及各内脏器官,易累及泌尿生殖系统,其中感染人类的主要为白念珠菌、光滑念珠菌、热带念珠菌、近平滑念珠菌、克柔念珠菌等 10 余种。侵袭性念珠菌病的早期诊断比较困难,易导致抗真菌治疗延误,更可危及生命。

　　本案例患者有长期泌尿系结石梗阻病史,近期有留置导尿管操作,清洁中段尿白细胞明显增多,可见脓细胞,术中肾脓肿穿刺液培养出白念珠菌,诊断尿路念珠菌感染。尿路念珠菌感染可继发血流感染,该患者血液中也培养出白念珠菌,侵袭性念珠菌病诊断明确,病原学证据为该疾病的诊断与治疗提供了重要依据。对于成人非中性粒细胞减少患者念珠菌血症首选氟康唑或卡泊芬净等棘白菌素类,但因棘白菌素类在尿液中浓度低而氟康唑在尿液中药物浓度高,本案例首选氟康唑治疗,疗程至首次血培养转阴,感染症状、体征消失后继续治疗 14d。

病 史 摘 要

患者男,51 岁,湖南省邵阳人,农民。因"发现泌尿系结石 5 年,腰痛 1 个月,无尿 4d,发热 1d"于 2017 年 12 月 20 日入住泌尿外科。

现病史　患者 2011 年 3 月在当地医院行双肾结石输尿管镜碎石取石手术,术后拔除双侧 D-J 管后出现排尿时尿道烧灼样疼痛,排尿结束后疼痛缓解,伴尿频(每小时一次)及尿量较少,无血尿,偶有脓尿,上述症状反复发作,无畏寒发热。2012 年 3 月当地医院诊断考虑膀胱结核并膀胱挛缩,行抗结核治疗半年,症状无明显缓解,多次到我院门诊就诊,予抗感染及解痉治疗后症状无缓解。2013 年 1 月在我院行膀胱活检,结果显示:腺性膀胱炎,予抗感染治疗后症状好转。其后患者上述症状仍然反复发作,2014 年 11 月 3 日行膀胱大部分切除术 + 乙状结肠扩大膀胱术,术后症状好转。1 个月前患者出现右侧腰部呈间歇性胀痛,尿量正常,偶伴尿痛,伴有结石排出,腰痛逐渐加重。4d 前患者出现无尿,持续腰痛,腹部胀痛,伴恶心、呕吐,在当地医院予留置导尿管,入院当天患者出现发热,伴寒战,最高体温 39℃,为求进一步诊治来院就诊,急诊收入泌尿外科。

既往史、个人史、婚育史、家族史　无特殊。

体格检查　体温 38.7℃,脉搏 111 次 /min,呼吸 20 次 /min,血压 100/67mmHg。发育正常,神志清楚,自主体位,急性病容,查体合作。全身淋巴结未扪及肿大,心肺体格检查未见明显异常。专科检查:腹部平坦,无腹壁静脉曲张,无胃肠型蠕动波,腹部正中可见长约15.0cm 的纵向陈旧性手术瘢痕,无疝,腹壁柔软,无压痛反跳痛,肝脾肋下未扪及,肝区无叩痛,Murphy 征阴性,移动性浊音阴性,肠鸣音正常。肾区未扪及肿块,右侧肾区轻叩痛,左侧肾区无叩痛。

实验室检查与其他特殊检查　腹部 CT 示:与 PACS(2015 年 3 月 31 日检测)既往结果对比,①右肾结石较前减少、缩小;②右侧输尿管上段结石,结石以上输尿管及肾盂肾盏扩张积水,周围输尿管及右肾周围炎症;③膀胱结石较前明显增大。

入院诊断
1. 泌尿系感染。
2. 肾积水伴输尿管结石(右侧)、膀胱结石。
3. 腺性膀胱炎　手术后状态。

临 床 诊 治

临床思维

1. **泌尿系感染**　患者有长期泌尿系结石梗阻病史,腺性膀胱炎(确诊约 5 年)膀胱大部分切除术 + 乙状结肠扩大膀胱术已 3 年。近期有留置导尿管操作,有发热寒战、尿痛。体格检查右侧肾区轻叩痛。泌尿系感染可能性大,需要进一步完善相关实验检测,如血常规,尿常规,血培养,尿培养等。予抗感染治疗,择期手术。

2. **肾积水伴输尿管结石(右侧)膀胱结石**:腹部 CT 支持该诊断。

3. **腺性膀胱炎**　手术后状态:双侧输尿管镜术后、膀胱大部分切除术 + 乙状结肠扩大膀胱术状态已于病史确认。

诊疗经过 入院当晚(12月20日)患者出现寒战高热,最高体温40℃,血压下降,考虑泌尿系感染并感染性休克,送血微生物培养,亚胺培南西司他丁抗感染治疗并急诊行右输尿管镜火钬激光碎石术治疗。术中见右侧输尿管及肾盂肾盏大量脓性尿液,留样送检。尿常规定量检测:WBC 500个/μl,尿白蛋白1.0g/L,尿潜血10个/μl;尿沉渣镜检:WBC 3+/HP,RBC 1+/HP,脓细胞2+/HP,真菌孢子2+。肾脓肿抽吸液革兰氏染色镜检见真菌孢子及假菌丝。次日血培养阳性报警,一级报告:真菌孢子。血常规示WBC 13.2×10^9/L,N% 89.1%,PCT 37.07ng/ml,CRP 203mg/L。患者高热,血、尿常规实验检测感染指标明显升高,且有泌尿系结石梗阻,近期有留置导尿管,引流尿液可见真菌孢子及假菌丝,血培养见真菌孢子,临床诊断泌尿系真菌感染并脓毒血症,予氟康唑0.4g 1次/d静脉滴注抗真菌治疗。12月22日肾脓肿抽吸液及血培养均为白念珠菌,药敏结果示氟康唑敏感,继续氟康唑抗感染治疗,12月29日患者病情稳定,回当地医院继续治疗,白念珠菌肾脓肿诊断成立。

微生物检验 术中肾脓肿抽吸液送检后培养24h可见白色细小奶油样菌落,48h后菌落增大(图47-1),革兰氏染色镜检可见椭圆形孢子(图47-2)。经质谱仪鉴定为白念珠菌。对5-氟胞嘧啶、氟康唑、伏立康唑和伊曲康唑均敏感。

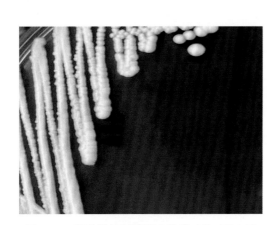

图47-1 肾脓肿抽吸液标本培养48h,SDA平板上菌落形态

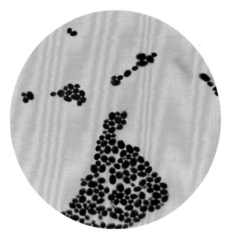

图47-2 肾脓肿抽吸液标本培养48h,SDA平板上菌落涂片镜检(革兰氏染色 ×1 000)

最终诊断 白念珠菌肾脓肿并发脓毒症。

讨论与点评

念珠菌病(candidosis)是由念珠菌属,尤其是白念珠菌引起的一种真菌感染。该病原菌既可侵犯皮肤和黏膜,又能累及内脏。通常按照受累部位分类,最常见的两种综合征为黏膜皮肤念珠菌病和侵袭性或深部器官念珠菌病。

念珠菌病,尤其是侵袭性念珠菌病的早期诊断比较困难,易导致抗真菌治疗延误,影响患者预后。前尿道是人体念珠菌定植部位之一,因此尿液中常检出的念珠菌多为定植菌,少数情况下为感染菌。尿路念珠菌感染包括尿道炎、膀胱炎、肾盂肾炎,确诊需依据膀胱镜检及活检发现黏膜炎症改变(膀胱炎),或肾穿刺活检证实为真菌性肾盂肾炎。难以接受以上检查的病例,可参考侵袭性念珠菌病疑似病例诊断标准(即宿主因素和临床标准),结合微生物学检查结果综合判断。念珠菌尿路感染疑似病例的诊断需具备以下各项条件:①宿主因素1项;②有尿路感染的临床表现和清洁中段尿白细胞增多,尿液镜检有念珠菌管型则提示上尿路感染;③可排除细菌所致尿路感染;④连续2次清洁中段尿真菌涂片可见假菌丝或真菌孢子,尿真菌培养念珠菌生长,且2次均为同一菌种。

　　本案例患者有长期泌尿系结石梗阻病史,近期有留置导尿管操作,清洁中段尿白细胞明显增多,可见脓细胞,术中肾脓肿穿刺液培养出白念珠菌,尿路念珠菌感染成立。尿路念珠菌感染可继发血流感染,该患者血液中也培养出白念珠菌,侵袭性念珠菌病诊断成立。《中国成人念珠菌病诊断与治疗专家共识》2020版推荐,对于成人非中性粒细胞减少患者念珠菌血症首选氟康唑或卡泊芬净等棘白菌素类,但因棘白菌素类在尿液中浓度低而氟康唑在尿液中药物浓度高,本案例首选氟康唑治疗。对于成人氟康唑首日800mg[12mg/(kg·d)],后续以每日400mg[6mg/(kg·d)];疗程均为首次血培养转阴,感染症状、体征消失后继续治疗14d。

(陈　霞)

案例 **48** 慢性播散性念珠菌病

导 言

播散性念珠菌病（chronic disseminated candidiasis）是由白念珠菌为主的念珠菌属所致的侵袭性感染。其表现为真菌血症、心内膜炎、脑膜炎和/或肝、脾、肾、骨、皮肤及皮下组织或其他组织的灶性病变。在重症患者中，由于念珠菌进入血液循环引起血行播散，可累及全身任何组织器官，引起多系统的病变的慢性病程即慢性播散性念珠菌病。临床表现依累及的器官和感染的程度不同而异，多无特异性症状。播散性念珠菌病常见为急性血行性播散，一般是单个器官播散，原发灶可以是肺，也可以是其他系统性念珠菌感染。宿主因素（如肿瘤、烧伤、器官移植、外科手术、导管术、静脉高营养、白细胞减少症、艾滋病等）与播散性念珠菌病密切相关。

白念珠菌（*Candida albicans*）隶属念珠菌属，是一种条件致病菌，可以引起浅部和深部念珠菌病。常见的念珠菌病由白念珠菌引起，其次有光滑念珠菌、克柔念珠菌、都柏林念珠菌、近平滑念珠菌等。该病原菌既可侵犯皮肤和黏膜，又能累及内脏。通常按照受累部位分类，最常见的两种综合征为黏膜皮肤念珠菌病和侵袭性或深部器官念珠菌病。

本案例患者有糖尿病史，6个月前行左侧经皮肾结石术，可能由于肾脏侵入性操作后发生泌尿系统白念珠菌感染，未足疗程规范治疗，迁延累及眼、骨关节感染，病程6个月以上，是一例慢性播散性念珠菌病。本案例提示我们，病原诊断对疾病诊断非常重要，规范治疗对彻底治愈非常重要。一般疗程需要至首次血培养转阴，感染症状、体征消失后继续治疗14d，以防复发。

病 史 摘 要

患者男，48岁，湖南邵阳人，农民。因反复发热6个月，膝关节及腰痛4个月，加重1周，于2018年12月12日入住脊柱外科。

现病史 患者于6个月前行左侧经皮肾结石术，术后一周出现高热，最高体温39.5℃，伴寒战。于当地医院尿培养检出白念珠菌，考虑白念珠菌性泌尿道感染。予抗真菌治疗，体温正常后出院。出院后未规律抗真菌治疗。5个月前再次出现发热，并双眼视力下降明显，于眼科住院治疗，怀疑真菌性眼内炎，但微生物培养阴性，在我院进行玻璃体切除术，术后予抗真菌治疗，出院后自行停药。4个月前出现双膝关节及腰部疼痛，未予重视。1周前患者腰痛加剧，腰部活动明显受限，遂再次到我院就诊，门诊进行腰椎MRI检查，发现有骨质破坏，门诊以"骨质破坏查因"收入院。自发病以来，神志清，精神可，饮食、睡眠皆可，小便色黄，大便正常，体重无明显改变。

既往史 发现糖尿病6个月，口服二甲双胍血糖可控制。

个人史、婚育史及家族史 无特殊。

体格检查   体温 36.6℃，脉搏 78 次 /min，呼吸 20 次 /min，血压 135/94mmHg。发育正常，营养中等，神志清楚，被动体位，慢性病容，表情自如，步入病房，步态蹒跚，查体合作；上肢肌力：左侧 4+ 级，右侧 4+ 级；下肢肌力：左侧 4 级，右侧 4 级；"4" 字症：左侧阴性，右侧阳性。跟臀试验：双侧阳性；直腿抬高试验：双侧可疑阳性。

实验室检查与其他特殊检查   WBC 10.5×10^9/L，N% 77.9%；CRP 59.4mg/L，ESR 103mm/h；GLU 19.12mmol/L；MRI 检查：腰椎 L1、L2 骨质破坏。

入院诊断

1. 骨质破坏查因：感染？ 脊柱结核？ 脊柱肿瘤？
2. 2 型糖尿病。

临 床 诊 治

临床思维

1. 骨质破坏查因   患者中年男性，有糖尿病病史，长程发热，膝关节及腰痛 4 个月，血象提示白细胞和中性粒细胞百分比升高，CRP 升高，血沉升高，考虑感染可能性大。需完善相关检查查明骨质破坏原因，排除脊柱结核及脊柱肿瘤。

2. 2 型糖尿病   既往已经诊断 2 型糖尿病，本次发现血糖高。

诊疗经过   入院后送检血培养及相关检查，并在全麻下行"腰椎后路病灶清除植骨融合钉棒内固定术"，术中见 L1/2 椎间盘及邻近椎体骨质已破坏，并有肉芽样坏死物，掏出其内坏死组织送检行需氧、厌氧、真菌与结核分枝杆菌培养，并做病理检查。1d 后血培养报阳，一级报告为真菌孢子；术中送检组织直接涂片革兰氏染色镜检也见真菌孢子。予氟康唑 0.4g 静脉滴注 1 次 /d 抗真菌治疗。血培养及组织培养最终结果为：白念珠菌。病理学检查：(L1、L2) 检材见变性坏死组织，伴较多炎细胞浸润，PAS 染色：真菌孢子，特殊染色结果：抗酸染色(-)，PAS(+)，消化 PAS(-)。结合患者病史与MRI 报告，根据血培养、病灶组织培养、病灶组织直接镜检及病灶组织病理检查结果，使用氟康唑治疗后患者体温下降等特点，可明确血行播散性念珠菌感染诊断。

微生物检验   血培养 24h 报阳，培养物涂片革兰氏染色镜检形态特点见图 48-1。转种在 SDA上 28℃培养 18~24h，形成乳白色、凸起、表面光滑、边缘整齐的细小菌落，48h 培养后形成逐渐增大（图 48-2）。药物敏感性试验提示对 5- 氟胞嘧啶、氟康唑、伊曲康唑、伏立康唑均敏感。

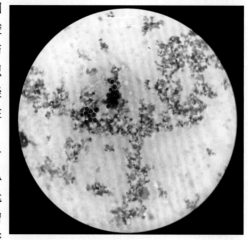

图 48-1   血培养瓶报阳后标本涂片镜检
（革兰氏染色 ×1 000）

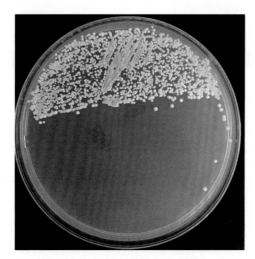

图 48-2 血培养阳性标本培养 48h,
SDA 平板上菌落形态

最终诊断 ①慢性播散性念珠菌病;②2型糖尿病。

讨论与点评

本案例中患者有糖尿病基础疾病,6个月前行左侧经皮肾结石术,可能由于肾脏侵入性操作后发生泌尿系统白念珠菌感染,又未规范治疗,感染迁延累及眼、骨关节,病程达6个月以上。患者入院时即送检了血培养,在腰椎手术时也及时送检了组织培养,这两种标本中均培养分离出了白念珠菌,确诊是一例慢性播散性念珠菌病。患者有糖尿病基础疾病加之泌尿系统手术,另外,患者依从性差未足疗程使用抗菌药物,故导致严重的慢性播散性念珠菌感染。本案例临床医师在患者入院时就送检了血培养,在手术时也及时送检了组织培养,这两种标本中均培养分离出了白念珠菌,为该案例骨质破坏找到了真凶。

本案例提示我们,病原学检查对明确诊断至关重要,足疗程规范治疗是感染性疾病彻底治愈的重要保证。一般疗程需要至首次血培养转阴,感染症状、体征消失后继续治疗14d,以防复发。

(陈 霞)

案例 49　异常威克汉姆酵母菌亚急性心内膜炎

导　言

真菌性心内膜炎（mycotic endocarditis）临床表现和细菌性心内膜炎相似，缺乏特征性的表现，极易误诊。约占感染性心内膜炎的 2%~4%，最常见的病原菌为念珠菌，其次为曲霉菌。发热是最常见的临床表现，其他如心脏杂音的改变、脾大、Osler 结节、Roth 斑等不如细菌性心内膜炎多见。真菌性心内膜炎中动脉栓塞更常见，有些患者是以栓塞为首发临床表现。

异常威克汉姆酵母菌（*Wickerhamomyces anomalus*）隶属威克汉姆酵母菌属。它是一种条件致病菌，主要引起早产儿、严重免疫功能低下的宿主感染，也可引起菌血症、肺炎等，而引起感染性心内膜炎的报道罕见。

本案例患者反复发热 1 年余、左侧偏瘫，抗菌治疗无效入住本院。入院行体格检查、心脏彩超、实验检测等确诊为异常威克汉姆酵母菌感染性心内膜炎，可能赘生物脱落进入血液循环引起脑动脉栓塞并发脑梗死。本案例提醒我们反复出现发热要进行血培养，应该尽量找到病原菌进行精准治疗，并应做详细的心脏体格检查及心脏超声检查，以免造成感染性心内膜炎的漏诊。

病 史 摘 要

患者女，45 岁，湖南常德人，无业人员。因"反复发热 1 年余、左侧偏瘫 44d"于 2017 年 8 月 1 日入住感染科。

现病史　患者自 2016 年 3 月起无明显诱因反复出现发热，体温在 38℃左右，热型无明显规律，无咳嗽、盗汗及进行性消瘦，无胸闷心悸，无明显出血，无活动能力受限，无夜间阵发性呼吸困难，一直在当地医院治疗（具体不详），疗效欠佳。2017 年 6 月 18 日突发左侧肢体乏力，伴言语不清，无抽搐，于当地医院就诊，以"大面积脑梗死"入住当地医院，住院期间仍有反复发热，经"青霉素、头孢曲松、万古霉素"等抗菌药物治疗无效，为求进一步诊治遂转入我院感染科。自起病后精神不振，食欲减退，睡眠欠佳，大小便无明显异常。

既往史　既往有血管炎等病史数年，服用激素、免疫抑制剂治疗。有高血压病，服药不规律。

个人史、婚育史及家族史　无特殊。

体格检查　体温 38.1℃，脉搏 80 次 /min，呼吸 19 次 /min，血压 158/95mmHg。发育正常，营养差。全身皮肤巩膜无黄染。心前区无异常隆起，心尖搏动位于左侧第五肋间锁骨中线外 0.5cm 处，范围 2cm，无负性心尖搏动，无异常心前区搏动，无心尖及心前区抬举样搏动，触诊各瓣膜区未扪及震颤，未触及心包摩擦感。心界叩诊不大，心率 80 次 /min，S1 低钝，A2>P2，心律齐，未闻及奔马律，未闻及 S4，未闻及期前收缩，未闻及心包摩擦音，心尖区可闻及收缩期 4/6 级粗糙吹风样杂音,向左腋下传导,主动脉第一、二听诊区可闻及 3/6 级收缩期吹风样杂音及舒张期叹气样杂音。周围血管征阴性。右侧肢体肌力 5 级,肌张力正常,双膝反射存在,左上肢肌张力减退,肌力 0 级,左下肢肌张力正常,肌力 1 级,左侧巴宾斯基征阳性。

入院诊断

1. 发热原因待查:感染性心内膜炎?
2. 脑梗死。
3. 血管炎。
4. 高血压病。

临 床 诊 治

临床思维

1. 发热原因待查 查患者"血管炎"病史数年,服用"激素、免疫抑制剂"治疗,反复发热 1 年余,体格检查心脏有杂音,故考虑感染性心内膜炎可能性大,需要进一步完善相关检测,如血培养、心脏彩超、血常规及 PCT 等。

2. 脑梗死 患者有左侧偏瘫,体查右侧肢体肌力 5 级,肌张力正常,双膝反射存在,左上肢肌张力减退,肌力 0 级,左下肢肌张力正常,肌力 1 级,左侧巴宾斯基征阳性。

3. 血管炎 既往诊断明确。

4. 高血压病 既往诊断明确。

诊疗经过 入院后完善相关检查,2017 年 8 月 1 日心脏彩超示:主动脉瓣赘生物形成并穿孔、主动脉瓣狭窄并关闭不全、二尖瓣轻度脱垂并重度反流、三尖瓣轻 - 中度反流、左房大、左室顺应性减退、心包积液(图 49-1)。2017 年 8 月 1 日送检两套血培养及真菌培养,2017 年 8 月 2 日均阳性报警,一级报告为酵母样菌,最终鉴定为异常威克汉姆酵母菌。药敏试验显示:5- 氟胞嘧啶(MIC ≤ 4μg/ml),两性霉素 B(MIC ≤ 0.5μg/ml),氟康唑(MIC ≤ 2μg/ml),伏立康唑(MIC ≤ 0.25μg/ml),伊曲康唑(MIC ≥ 1μg/ml)。

经过上述检查发热原因考虑异常威克汉姆母菌所致亚急性感染性心内膜炎、主动脉瓣赘生物形成并穿孔、主动脉瓣狭窄并关闭不全、二尖瓣轻度脱垂并重度反流。治疗上给予氟康唑抗真菌治疗 8d,但效果不佳,心脏外科建议采用感染病灶组织清创和瓣膜置换术,患者家属拒绝,要求回当地医院继续治疗,出院后一周患者死亡。

微生物检验 2017 年 8 月 2 日血培养阳性报警后,在 SDA 平板上 30℃孵育 48~72h,可见圆形、乳白色、平坦、中间凸起菌落,边缘较粗糙,菌落表面较干燥,无光泽。取平板上菌落革

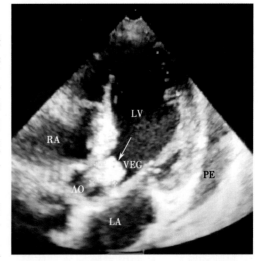

图 49-1 超声心动图显示主动脉瓣赘生物

兰氏染色,显微镜镜检下为圆形或椭圆形多边芽生孢子,中等大小、革兰氏染色阳性(图 49-2)。菌落表面光滑或有褶皱,颜色呈白色、奶油色或黄褐色。显微镜下可见到多边形芽殖细胞、酵母样细胞和假菌丝。API 鉴定为异常威克汉姆酵母菌。碳源同化试验和发酵试验可鉴别该属与其他酵母菌。此外,该属尿素酶试验阴性,能利用硝酸盐,不能利用肌醇,37℃可生长。

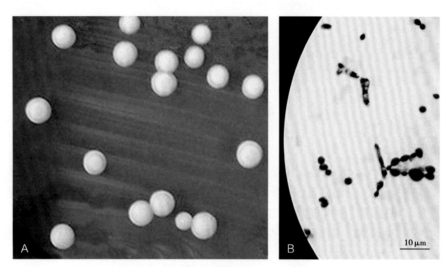

图 49-2　血培养瓶阳性标本 SDA 培养 48h
A.菌落形态;B.菌落涂片镜检(革兰氏染色 ×1 000)

最终诊断　①异常威克汉姆酵母菌亚急性心内膜炎;②脑梗死;③血管炎;④高血压病。

讨论与点评

在感染性心内膜炎的致病原中真菌感染比较少见,但病死率极高。引起真菌性心内膜炎最常见的真菌是念珠菌,其次为曲霉菌、组织胞浆菌等。异常威克汉姆酵母菌是菌膜念珠菌(*Candida pelliculosa*)的有性生殖阶段,属于子囊菌酵母,现在分类学上已归入念珠菌属,为条件致病菌;主要引起早产儿、严重免疫功能低下的宿主感染,也可引起菌血症、肺炎等,而引起感染性心内膜炎的报道罕见。

在本案例中,患者反复发热 1 年余,继发脑梗死,看似不相关的临床表现,经仔细分析脑梗死是与其有联系的。在真菌性心内膜炎中动脉栓塞常见,有些患者是以栓塞为首发临床表现。

异常威克汉姆酵母菌的诊断是通过反复血培养和进行超声心动图检查发现主动脉瓣赘生物而确定的。患者有使用糖皮质激素、免疫抑制剂的病史,处于免疫抑制状态,可能是导致形成异常威克汉姆酵母菌(作为一种机会致病菌)感染性心内膜炎的诱因。患者出现脑梗死,可能是由于真菌性心内膜炎伴随着大而脆的赘生物形成,这些赘生物脱落进入血液循环引起脑动脉栓塞从而引发脑梗死。住院后经过反复血培养和心脏彩超确诊,但因病情进展迅速,药物治疗效果差,患者最终放弃治疗。感染性心内膜炎并赘生物形成,有很多治疗成功的案例,先行抗菌药物控制血流感染,控制体温,再行外科手术切除清理赘生物,可以使本疾病痊愈。遗憾的是本案例已经明确诊断,而拒绝继续治疗,最后导致不良结局。

　　本案例提示:反复出现发热的患者应进行规范血培养,以尽早明确病原菌进行精准治疗;同时,应行详细的心脏体格检查及心脏超声检查,以免造成感染性心内膜炎的漏诊。对于脑梗死性病变,要怀疑该病变来源是否与心脏赘生物脱落有关,医生应考虑异常威克汉姆酵母菌作为一个可能的病原体引起的感染性心内膜炎,虽然这种类型的感染罕见,但预后较差,需尽早明确诊断并规范治疗。

(钟一鸣)

案例50 肺新型隐球菌病

导　言

隐球菌病(cryptococosis)为新型隐球菌感染引起的亚急性或慢性内脏真菌病,主要侵犯肺和中枢神经系统,但也可以侵犯骨骼、皮肤、黏膜和其他脏器。本菌感染肺后引起炎症反应即肺隐球菌病(pulmonary)。肺部隐球菌感染的初期,多数患者可无症状;少数患者出现低热、轻咳、咳黏液痰,偶有胸膜炎症状。无症状者可在胸片 X 线检查发现,多见于免疫功能正常者。

新型隐球菌(cryptococcus neoformans)是隐球菌属的一个种,一般为外源性感染。经呼吸道侵入人体,由肺经血道播散时可侵犯所有脏器组织,主要侵犯肺脏、脑及脑膜,也可侵犯皮肤、骨和关节。新生隐球菌病好发于细胞免疫功能低下者,但是,肺隐球菌病远比中枢神经系统新型隐球菌病少见。肺隐球菌病临床表现轻重不一,可表现为无症状的自限性感染,乃至在艾滋病患者中表现为暴发性经过。

本案例为免疫功能正常的青少年男性,无基础疾病,无明显真菌感染的高危因素,因此开始未考虑到该病可能为"肺隐球菌病",因而未及时进行血清隐球菌荚膜抗原检测。因隐球菌生长缓慢,痰培养时常被口咽正常杂菌覆盖,免疫学检测隐球菌抗原对其早期诊断肺隐球菌病具有重要作用。本案例提示临床合理选用实验室检测手段,对疾病的及时诊治具有重要的价值。

病 史 摘 要

患者男,18 岁,湖南株洲人,学生。因"发热、左侧胸痛 53d,咳嗽 43d,咯血 8h"于 2015年 1 月 29 日入住呼吸内科。

现病史　患者自诉 2014 年 12 月 6 日受凉后出现发热,最高体温 38.5℃,发热以夜间为主。左侧胸部持续性胀痛,深呼吸时明显加重,无放射胸痛。无畏寒、寒战,无头痛、鼻塞、流涕、咽痛、咳嗽、咳痰等症状,在当地卫生院就诊,诊断不详,予抗感染(具体药物不详)治疗8d 左右胸痛明显减轻后出院。出院后患者仍有低热,12 月 16 日开始患者出现阵发性咳嗽,偶有咳痰,痰液为白色泡沫样,量少,仍有夜间低热,再次至当地卫生院予抗感染治疗 6d 后无好转,并出现咯血,遂于 2015 年 1 月 28 日来院就诊,门诊以"左下肺感染?"收入呼吸内科。起病以来,患者精神、食欲、睡眠尚可,大小便正常,体重无明显减轻。

既往史、个人史、婚育史、家族史　无特殊。

体格检查　体温 37.9℃,脉搏 80 次 /min,呼吸 20 次 /min,血压 118/70mmHg。急性病容,全身浅表淋巴结无肿大。双肺叩诊呈清音,双肺部呼吸音清,无啰音。心腹体查无异常。

实验室检查与其他特殊检查　血常规:WBC 18.4×10^9/L,N% 80.7%,Hb 142g/L,PLT 407×10^9/L;肺部 CT 示:左肺下叶前内基底段实变、部分支气管外压性狭窄、远端阻塞性肺不张,CT 增强后与增强前差值为 30HU,感染性病变可能性大,肿瘤性病变待排除。

入院诊断　左下肺病变原因待查:

1. 肺部感染?
2. 肺部肿瘤?
3. 肺结核?

临 床 诊 治

临床思维

1. **肺部感染**　患者青少年男性,发热、左侧胸痛 53d,咳嗽 43d,咯血 8h 入院,患者在当地医院予以抗感染等治疗后自觉胸痛减轻,但仍低热,以下午和晚上低热为主,血常规示白细胞及中性粒细胞百分比升高,左下肺病变原因考虑肺部感染性疾病可能性大。

2. **肺部肿瘤**　肺部 CT 示部分支气管外压性狭窄、远端阻塞性肺不张,CT 增强后与增强前差值为 30HU,需要排除肿瘤。

3. **肺结核**　患者发热以午后低热为主,符合结核发热表现,但患者无其他结核中毒症状,需肺穿刺活检明确诊断。

诊疗经过　入院后痰液涂片抗酸染色镜下检查阴性,痰培养示口咽部正常菌群。考虑患者肺部病变为感染可能性大,先予莫西沙星 0.4g 静脉滴注 1 次 /d 抗感染治疗。1 月 30 日 CT 引导下行肺穿刺活检,送肺组织标本做病原培养。2 月 3 日肺组织标本培养初步报告见隐球菌,检验科将初步结果电话报告给临床,并建议采血查隐球菌抗原,当日血清隐球菌抗原结果为阳性,即给予氟康唑抗真菌治疗。2 月 7 日肺组织细菌培养鉴定结果为新型隐球菌,氟康唑 MIC ≤ 2μg/ml,此时患者体温恢复正常 3d,患者要求回当地医院继续治疗,嘱继续使用氟康唑氯化钠注射液 0.4g 静脉滴注 1 次 /d。1 个月后门诊复查肺部 CT,显示左肺下叶病灶有所减小,嘱患者继续用药。6 个月后门诊复查患者已痊愈。

微生物检验　本病例中,肺组织标本接种 SDA 28℃培养,4d 后,SDA 上形成酵母样菌落,呈白色至奶油色,不透明,边缘光滑,湿润黏稠。真菌培养革兰氏染色:镜下可见圆形或类圆形,大小不等,染色不均的真菌孢子;墨汁染色可见宽厚荚膜,疑似隐球菌。经质谱鉴定为新型隐球菌,药敏结果提示:5- 氟胞嘧啶(MIC ≤ 4μg/ml),两性霉素 B(MIC ≤ 0.5μg/ml),氟康唑(MIC ≤ 2μg/ml),伏立康唑(MIC ≤ 0.25μg/ml),伊曲康唑(MIC ≥ 1μg/ml)。

最终诊断　根据患者临床表现,结合血清隐球菌抗原检测阳性、肺组织培养结果及治疗效果,患者左下肺病变确诊为:肺隐球菌病。

讨论与点评

肺隐球菌病(pulmonary cryptococcosis)是侵袭性肺病的一种,临床表现轻重不一,缺乏特异性。肺隐球菌病的诊断主要依据宿主高危因素、临床特征、微生物学检验和组织病理学改变的结果。血清学检测隐球菌抗原对于早期诊断肺隐球菌病有重要价值,其敏感性和特异性达 90% 以上。诊断侵袭性肺真菌病的"金标准"为微生物学检验真菌涂片镜检和培养以及组织病理学检查。

　　血清学方法检测隐球菌荚膜多糖抗原是早期诊断的主要手段。该试验通过胶体金法或 ELISA 法检测血清或脑脊液中的隐球菌荚膜抗原,具有快速、特异性强、敏感性高等优点,但需考虑存在假阳性和假阴性的可能性。假阳性因素有:血清中含有类风湿因子、其他微生物感染(如与白吉利毛孢子菌)血清有交叉反应等。假阴性因素有:感染早期、荚膜抗原浓度过低、血清中含有免疫复合物干扰、荚膜抗原浓度过高出现后带现象及感染菌株少造成分泌的可溶性抗原含量低等。其他因素如试剂因素、标本污染、其他病原体感染等亦可造成假阳性或假阴性结果,因此暂时无法取代经组织病理或培养寻找病原菌的"金标准"诊断价值。

　　本案例患者为免疫功能正常的青少年男性,无基础疾病,无明显真菌感染的高危因素,因此入院诊断时未考虑到肺隐球菌病,未及时进行血清隐球菌荚膜抗原检测。肺组织培养提示为隐球菌后抽血检测隐球菌荚膜抗原阳性,在得到病原学证据后积极采取持续强有力的抗真菌治疗,患者症状明显好转,足疗程治疗后患者痊愈。因隐球菌生长缓慢,痰培养时常被口咽正常杂菌覆盖,若能早日行血清学检查检测隐球菌抗原,对其早期诊断肺隐球菌病具有重要作用。对于隐球菌感染,血清学方法检测隐球菌荚膜多糖抗原是早期诊断的主要手段。本案例提示临床合理选用检验项目,对疾病的及时诊治具有重要的价值。

（杨　芳）

案例 51　肺新型隐球菌病合并新型隐球菌性脑膜炎

导　言

肺隐球菌病(pulmonary cryptococosis)是新型隐球菌(*Cryptococcus neoformans*)侵犯肺脏导致的感染,好发于细胞免疫功能低下者。由肺经血行播散时新型隐球菌可侵犯所有脏器组织,主要侵犯脑及脑膜。

本案例既往有慢性阻塞性肺疾病(chronic obstructive pulmonary disease,COPD)与抗中性粒细胞胞浆抗体(antineutrophil cytoplasmic antibodies,ANCA)相关性血管炎病史,又一直使用免疫抑制剂,针对患者的2个月余间断发热咳嗽症状,既往就诊时采用经验性抗细菌药物进行治疗,短期内奏效后又反复发作,直至患者无明显诱因出现发热头痛,最高体温达39.0℃,再次来我院诊治,门诊以"颅内感染及肺部感染"收入院。

抗细菌药物治疗效果不佳,经痰液及脑脊液革兰氏染色、墨汁染色及培养鉴定出"新型隐球菌",最终诊断为肺隐球菌病并发隐球菌性脑膜炎。日常工作中遇到长期慢性反复发热并伴有头痛的患者,应高度怀疑结核分枝杆菌与隐球菌等病原菌感染,及时正确的微生物检验可在疾病的诊断与治疗中起到关键性作用。

病 史 摘 要

患者男,64岁,湖南浏阳人,退休人员。因"间断发热咳嗽2个月余,头痛19d",于2017年6月21日入住呼吸科。

现病史　2017年4月2日患者因受凉后出现畏寒发热,体温最高38.5℃,发热无规律,伴咳嗽咳痰,咯血,每次量不多,多为暗红色血块,有时为鲜红色。无气促、胸痛及胸闷,无盗汗。就诊于当地医院,予以抗感染治疗(具体用药情况不详),患者体温恢复正常,但仍间断咳黄痰与咯血,活动后稍感气促,于2017年4月28日来我院就诊(曾在外院做胸肺CT),予以头孢哌酮/舒巴坦抗感染好转后出院。2017年6月2日患者无明显诱因出现发热头痛,最高体温达39.0℃,伴有咳嗽咳痰,痰偶呈咖啡色,无呕吐,在当地医院予以莫西沙星等抗感染治疗,效果欠佳。2017年6月21日再次来我院诊治,门诊以"颅内感染及肺部感染"收入院。此次起病以来,患者精神差,大小便正常,体重无明显变化。

既往史　有COPD病史20余年;2017年3月诊断ANCA相关性血管炎,予以甲泼尼龙免疫抑制治疗。

个人史　有吸烟史,吸烟35年,20~60支/d。

家族史　无特殊。

体格检查　体温38.6℃,脉搏96次/min,呼吸20次/min,血压177/89mmHg。嗜睡,慢性病容,查体欠合作。颈有抵抗感,桶状胸,左侧呼吸音稍粗,右肺呼吸音低下。心脏叩诊心界无扩大,心律整齐,心音正常,听诊未闻及杂音,无心包摩擦音。腹部体查无异常。双下肢无水肿。

实验室检查与其他特殊检查 血常规:WBC 14.6×10⁹/L,N% 92.3%,Hb 135g/L,PLT 168×10⁹/L;CRP 19.0mg/L;ESR 96.0mm/h;PCT 0.13ng/ml;结核抗体、G 试验、GM 试验均为阴性。脑脊液常规:无色清亮,潘氏试验(+),细胞总数 75×10⁶/L,WBC 62×10⁶/L,N% 30%,L% 70%。脑脊液生化:微量白蛋白 1.66g/L,GLU 2.15mmol/L,Cl 117.9mmol/L。脑脊液墨汁染色:阴性。

肺部 CT(与患者 2017 年 4 月 28 日外院 CT 比较):①双肺弥漫性毛玻璃影,右下肺大片状实变影,其内积气增多,双肺结节状灶增多,增大;②左下肺支气管扩张,左下肺及右中肺少许炎症,较前增多。

入院诊断

1. 颅内感染。
2. 肺部感染。
3. ANCA 相关性血管炎。
4. COPD。

临 床 诊 治

临床思维

1. 颅内感染 患者为中老年男性,间断性发热 2 个月余,咳嗽、咳黄痰,间断咯血,既往患有 COPD 及 ANCA 相关性血管炎,长时间进行免疫抑制治疗。体格检查发现颈部有抵抗感,患者血象、ESR、脑脊液常规生化结果及肺部 CT 结果均提示有颅内感染及肺部感染,在发热的 2 个月中,经验性抗细菌治疗似有好转,优先考虑常见的细菌感染。但近期又无明显诱因出现头痛,提示抗细菌药物治疗效果不佳,故应警惕真菌感染及结核可能,跟踪脑脊液培养结果,进一步完善相关检查。

2. 肺部感染 间断性发热 2 个月余,咳嗽、咳黄痰,间断咯血,既往患有 COPD 及 ANCA 相关性血管炎,长时间进行免疫抑制治疗。体格检查发现左侧呼吸音稍粗,右肺呼吸音低下。血象 WBC 14.6×10⁹/L,N% 92.3% 均明显升高,肺部 CT 示双肺弥漫性毛玻璃影,右下肺大片状实变影,其内积气增多,双肺结节状灶增多,增大;左下肺支气管扩张,左下肺及右中肺少许炎症,较前增多。故考虑有肺部感染的可能。肺部感染与颅内感染期病原菌是否为同一病原菌需要进一步检查。

3. ANCA 相关性血管炎 既往已经诊断。

4. COPD 既往已经诊断。

诊疗经过 入院后完善各项检查,予以广谱兼抗结核药物"莫西沙星"治疗,体温略有下降,但头痛无明显缓解。查血常规:WBC 16.2×10⁹/L,N% 90.5%,Hb 146g/L,PLT 214×10⁹/L。痰液革兰氏染色发现真菌孢子,疑似隐球菌,墨汁染色为阳性(图 51-1,图 51-2),加做痰培养分离出酵母样真菌,经鉴定为新型隐球菌。脑脊液真菌培养阳性报警,直接涂片革兰氏染色发现疑似隐球菌,墨汁染色为阳性;脑脊液分离培养与鉴定最终结果亦为新型隐球菌。至此,考虑播散型新型隐球菌感染(颅内以及肺部),予以"两性霉素 B 脂质体 20mg 1 次/d 静滴＋两性霉素 B 鞘内注射"治疗。抗真菌治疗 10d 后患者发热消退、精神及食欲较前好转。体温正常 1 周后治疗方案改为"氟康唑 0.2mg 1 次 /d 静滴",1 周后复查结果示,脑脊液生化:微量白蛋白 0.29g/L,ADA 1.1U/L,GLU 4.18mmol/L,LDH 31U/L,Cl 13.3mmol/L;脑脊液常规:无色透明,潘氏试验阴性,细胞总数 $40 \times 10^6/L$,WBC $6 \times 10^6/L$;血常规:WBC $8.4 \times 10^9/L$,N% 71.2%,Hb 118g/L,PLT $146 \times 10^9/L$;脑脊液墨汁染色及真菌培养均为阴性。

微生物检验 痰液标本革兰氏染色:镜下可见圆形或类圆形,大小不等,染色不均的真菌孢子(图 51-1);痰液墨汁染色可见宽厚荚膜,疑似隐球菌(图 51-2)。

脑脊液注入真菌培养瓶,培养 38h 后阳性报警,取培养瓶液体涂片镜检可见圆形、着色不均的真菌孢子。转种 SDA 28℃培养,3d 后,SDA 上形成酵母样菌落,呈白色至奶油色,不透明,边缘光滑,湿润黏稠(图 51-3)。经质谱鉴定为新型隐球菌。

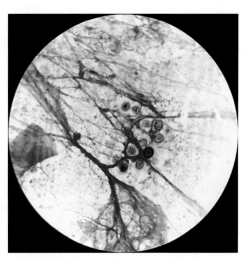

图 51-1 痰液标本涂片镜检
(革兰氏染色 ×1 000)

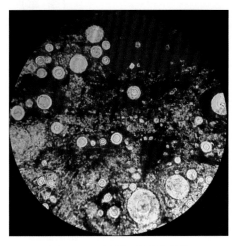

图 51-2 痰液标本涂片镜检
(墨汁染色 ×1 000)

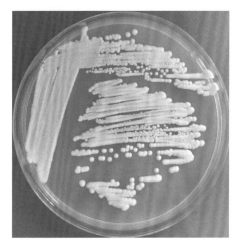

图 51-3 脑脊液标本培养 3d,SDA 平板上菌落形态

最终诊断 根据患者的临床表现、体格检查、痰及脑脊液微生物检验与治疗的效果,诊断为:①肺新型隐球菌病合并新型隐球菌性脑膜炎;② ANCA 相关性血管炎;③ COPD。

讨论与点评

本例患者以反复发热咳嗽起病,由于其既往患有 COPD 和 ANCA 相关性血管炎,且长时间服用免疫抑制剂,因此,最初临床诊断疑似 COPD 合并普通细菌感染或结核感染可能。然而,采用广谱兼抗结核药物与莫西沙星治疗一段时间后,患者的病情并未得到明显改善,并且出现了发热伴头痛。真菌感染多见于免疫力低下患者,恰值微生物检验于痰液和脑脊液中均检出新型隐球菌,明确诊断后及时调整了治疗方案后,患者的病情得以改善。

新型隐球菌培养是诊断新型隐球菌病的"金标准"。可采集患者的脑脊液、尿液、血液、粪便、骨髓及组织标本等进行培养,通常 2~4d,大多数 10d 内可见隐球菌菌落,耗时较长。质谱技术能对新型隐球菌进行准确鉴定,且速度快,效率高。新型隐球菌荚膜多糖抗原检测是新近发展的隐球菌快速检测方法,包括乳胶凝集试验、胶体金法及 ELISA 方法,敏感性及特异性均较高。

痰标本直接图片革兰氏染色镜检既可以用于判断标本质量(是否为合格的痰标本),同时常可提供重要的病原学信息。此例痰液标本镜检见到疑似隐球菌孢子,实验室立即进行墨汁染色,镜下见宽厚荚膜的孢子,为该患者明确诊断提供了重要线索。

为提高检出阳性率,隐球菌的实验检测应采用多种检测手段联合使用,墨汁染色是一种简单、快速的传统检测新型隐球菌的方法,但该法存在一定的假阴性。本例患者脑脊液墨汁染色为阴性,而脑脊液培养阳性。因此,高度疑似隐球菌感染时,即使墨汁染色阴性,也应常规进行培养。必要时可采用其他方法,如新型隐球菌荚膜多糖抗原检测、基因检测等,以提高阳性率。

（李　军）

案例 52　肺烟曲霉病

导　言

曲霉病(aspergillosis)是感染曲霉所引起的一种慢性真菌性炎症,皮肤、黏膜、眼、外耳道、鼻、鼻窦、支气管、肺、胃肠道、神经系统或骨骼均可受累,严重者导致败血症。

烟曲霉(*Aspergillus fumigatus*)隶属曲霉属,是条件致病菌,可导致人类曲霉病最常见的曲霉。曲霉广泛分布于自然界,腐生于植物、土壤等处,空气中的曲霉孢子可被人体不断吸入,但最终会被健康宿主的黏膜纤毛清除,或被肺泡巨噬细胞吞噬,若宿主存在肺功能改变,曲霉孢子可能会定植在呼吸道而感染支气管、肺。呼吸系统曲霉病可分变应性支气管肺曲霉病、曲霉球(真菌球)及侵袭性肺曲霉病。侵袭性曲霉病常为血行播散,肺部曲霉感染灶还可扩散到附近部位或通过血流播散到体内其他部位。严重免疫功能低下的人群有患侵袭性肺曲霉病的高危风险。

本案例患者无基础性疾病,反复发热与双肺多发病变,抗菌治疗无效。经 GM 试验阳性,提示该患者可能存在真菌感染,再以真菌培养与鉴定证实为烟曲霉,予伏立康唑治疗,病情好转。故 GM 试验可作为曲霉菌病早期诊断的筛查指标,培养鉴定检出烟曲霉是侵袭性曲霉病确诊的依据。

病　史　摘　要

患者男,51 岁,湖南郴州人,工人。因"咳嗽、发热 1 周"于 2018 年 3 月 5 日入住呼吸内科。

现病史　患者于 2018 年 2 月 27 日无明显诱因出现咳嗽,为阵发性干咳,夜间明显。之后无诱因感畏寒、发热,最高体温 38℃,使用退烧药后体温能降至正常,但又反复发热,咳嗽无明显缓解,遂于 2018 年 3 月 3 日就诊于当地医院。行肺部 CT 检查提示双肺多发病变,考虑双肺感染可能,病变待查。当地医院住院期间患者发热无明显规律,最高体温为 39.2℃,治疗上予哌拉西林 / 舒巴坦 2.5g 静脉滴注 3 次 /d 抗感染、止咳、退热补液等治疗 2d,患者发热、咳嗽症状无改善,为求进一步诊治来我院就诊,门诊以"双肺病变原因待查"收入院。起病以来,患者精神、食纳、睡眠欠佳,大小便未见异常,体重无明显变化。

既往史　无特殊。

个人史　吸烟史 30 余年,平均 1 包 /d,少量饮酒。

家族史　家族中父亲有糖尿病,母亲有高血压病史。

体格检查　体温 38.7℃,脉搏 125 次 /min,呼吸 22 次 /min,血压 124/72mmHg。自主体位,急性病容,神清合作。全身皮肤巩膜无黄染,嘴唇无发绀,颈软,双肺呼吸音粗,双侧中下肺闻及湿啰音。心率 125 次 /min,心律齐,无杂音。腹平软,无腹壁静脉曲张,无胃肠型及蠕动波,全腹无压痛,无反跳痛,肝、脾肋下未扪及。肝区无叩痛,双肾区无叩痛,移动性浊音阴性,肠鸣音 3 次 /min。双下肢不肿。克尼格征、布鲁辛斯基征、巴宾斯基征阴性。

实验室检查与其他特殊检查 外院血常规示:WBC 7.6×10^9/L,N% 83.1%,Hb 119g/L,PLT 325×10^9/L。肺部 CT 示双肺多发斑片渗出影,以胸膜下为主。

入院诊断

双肺病变原因待查:

1. 肺部细菌性感染?

2. 肺部真菌性感染?

3. 肺结核?

4. 病毒性肺炎?

5. 韦格纳肉芽肿?

临 床 诊 治

临床思维

1. **肺部细菌性感染可能** 患者系中年男性,起病急,病程短,主要临床表现为发热、咳嗽。外院血象示中性粒细胞百分比升高,CT 提示双肺多发斑片状渗出影,考虑细菌性肺炎可能,但患者肺部影像学表现不典型,且外院使用抗生素效果不明显,故仍需完善相关检查予以明确诊断。

2. **肺部真菌性感染可能** 患者肺部 CT 提示双肺多发病变,影像学表现不典型,但患者抗细菌治疗无效,还需考虑真菌感染,需积极完善肺部感染真菌病原体培养与活检组织病理学检查。

3. **肺结核可能** 患者发热、咳嗽症状,肺部 CT 见多发斑片状渗出影,需考虑肺结核可能,但患者无乏力、盗汗、消瘦、结核接触等病史,需行痰培养与结核免疫学相关检查予以排除。

4. **病毒性肺炎可能** 3 月为病毒疾病流行季节,症状可表现为发热、咳嗽,起病较急,血象白细胞可不高,影像学可表现为双肺渗出阴影,需完善相关病原体检查予以明确。

5. **韦格纳肉芽肿可能** 该病是一种坏死性肉芽肿血管炎,可有发热、咳嗽症状,病变常可累及肺,肺部 CT 可表现为肺内多发结节肿块或片状浸润阴影,必要时完善风湿免疫、病理活检等相关检查予以明确。

诊疗经过 入院后查血常规:WBC 5.0×10^9/L,N% 84.6%,Hb 147g/L,PLT 130×10^9/L;GLU 5.97mmol/L;CRP 119.6mg/L;PCT 0.47ng/ml;ESR 21.0mm/h;结核抗体阴性;结核感染 T 细胞阴性;肿瘤标志物(包括甲胎蛋白 AFP、癌胚抗原 CEA、癌抗原 125、糖类抗原 242、细胞角蛋白 19 片段、神经元特异性烯醇化酶)检测阴性。肺部 CT 示双肺感染,双肺可见毛玻璃样密度增高灶,边缘模糊,密度不均,部分病灶较前范围稍扩大、密度稍增高。GM 试验阳性,提示该患者可能存在真菌感染;送检痰直接涂片革兰氏染色镜检可见菌丝,痰培养结果为烟曲霉;予伏立康唑 0.2g 静脉滴注 2 次 /d 抗真菌感染,后多次送检痰培养及肺泡灌洗液标本,结果均为烟曲霉。综上,结合患者病史及检查结果,可诊断该患者为肺部烟曲霉感染。

经过上述抗感染治疗 20 余天,患者呼吸困难改善,体温逐渐降至正常,病情稳定,予以带药出院。

微生物检验 3月6日送痰需氧培养及真菌培养,直接涂片革兰氏染色镜检可见菌丝(图52-1),37℃和28℃需氧培养24h后可见血平板及沙氏平板原划区均有霉菌生长,但菌落较小,继续培养;同时点种沙氏平板,点种平板28℃需氧培养48h后可见明显烟绿色霉菌菌落(图52-2),棉蓝染色镜下显示为典型烟曲霉形态(图52-3)。烟曲霉形态学特征:生长迅速,菌落初黄,后为烟绿色或黑褐色,背面无色或黄褐色,绒毛状。顶囊烧瓶状;单层小梗,布满顶囊表面2/3;分生孢子近球形、表面粗糙;分生孢子头柱状;分生孢子梗绿色、光滑。

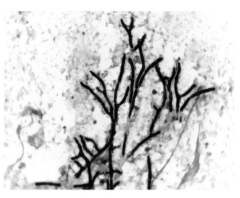

图 52-1　痰标本直接涂片镜检
(革兰氏染色 ×1 000)

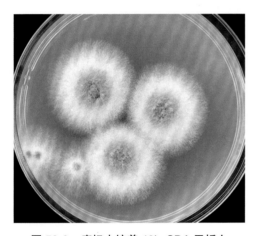

图 52-2　痰标本培养 48h,SDA 平板上
菌落形态

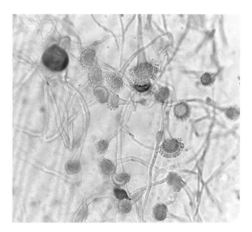

图 52-3　痰标本培养 48h,SDA 平板上菌落
涂片镜检(棉蓝染色 ×400)

最终诊断 肺部烟曲霉病。

讨论与点评

　　曲霉是条件致病菌,到目前为止,有20~30种可导致人类疾病。其中最常见的是烟曲霉、黄曲霉和黑曲霉。曲霉广泛分布于自然界,严重免疫功能低下的人群有患侵袭性肺曲霉病的高危风险。

　　本案例患者无基础疾病,以"双肺病变原因待查"于3月5日入院,入院第2天结核与肿瘤相关实验检测指标均为阴性,故不支持结核和肿瘤诊断,考虑细菌和真菌感染的可能。患者血清半乳甘露聚糖(GM)试验阳性,虽其不是诊断"金标准",但对于侵袭性曲霉感染的诊断具有十分重要的临床价值。本例患者GM试验阳性,提示临床曲霉菌感染可能。随后送检痰需氧培养和真菌培养,均培养出烟曲霉,此后多次重复痰及肺泡灌洗液标本培养,均检出烟曲霉,符合侵袭性曲霉病临床诊断的依据。随之予伏立康唑治疗,患者呼吸困难改善,体温逐渐降至正常,病情好转。

　　GM 是曲霉细胞壁的一种成分,可利用 ELISA 等免疫检验技术检测侵袭性曲霉病患者体液中半乳甘露聚糖抗原成分。GM 检测可在临床症状和影像学尚未出现前数天表达阳性,是曲霉菌病早期诊断的筛查指标,对高危患者连续动态监测(每周 2 次)具有重要参考价值。

(胡咏梅　邹明祥)

案例 53 支气管哮喘并发肺黄曲霉病

导 言

呼吸系统曲霉病主要有三种：变应性（过敏型）支气管肺曲霉病、曲霉球（继发性非侵袭性肺曲霉病）及侵袭性肺曲霉病。侵袭性肺曲霉菌病（invasive pulmonary aspergillosis）是肺曲霉菌病中最常见的类型，治疗困难，病死率高。临床表现为干咳，有咯血或者是痰中带血，胸痛常见。病变广泛时出现气促、呼吸困难，甚至呼吸衰竭。常见于有基础性疾病（如支气管扩张、慢性阻塞性肺疾病），免疫力低下（如以前患有糖尿病、血液病、风湿疾病、肿瘤病史）的患者，需应用抗真菌药物。治疗时间较长且副作用较大，临床上需要密切监护才可应用。

黄曲霉（*Aspergillus flavus*）与烟曲霉都隶属曲霉属，是条件致病菌，可导致人类曲霉病。曲霉病原发病灶主要是肺，较多发生败血症，并随血流播散至全身，多发生在重症疾病的晚期，危及患者生命。黄曲霉除直接感染反应引起曲霉病外，还可产生毒素引起机体食物中毒，黄曲霉毒素可能与人类原发性肝癌发生有关。

本案例患者有长达 60 年支气管哮喘史，长期服用皮质激素免疫抑制剂，是肺曲霉病的易感染人群，患者反复咳嗽咳痰伴喘息 60 年，加重 5d，昏迷半天，入院后查血常规 WBC 19.2×10^9/L，给予普通抗菌药物治疗无效。支气管肺泡灌洗液（bronchoalveolar lavage fluid，BALF）G 试验、GM 试验为阳性及培养结果报告为黄曲霉，经抗真菌治疗患者神志转清，症状明显好转。

病 史 摘 要

患者女，63 岁，湖南娄底人，农民。因"反复咳嗽咳痰伴喘息 60 年，加重 5d，昏迷半天"于 2017 年 8 月 9 日入住呼吸科。

现病史 患者 3 岁时开始出现咳嗽咳痰伴喘息，发作时喉中哮鸣有声，多为受凉感冒后出现，每次持续数小时至数天不等，每年可发作数次，已有 60 年历史。多次就诊于当地医院，诊断为"支气管哮喘"，经氨茶碱、皮质激素及抗感染等治疗缓解，但患者未规律吸入或服用药物。5d 前因感冒后诱发喘息气促、胸闷等症状加重，伴咳嗽、咳痰，为白黏泡沫痰，难以咳出，痰量不多。于当地诊所及医院予以静脉滴注阿奇霉素、头孢类抗感染等治疗，无好转。近半天出现昏迷，为求进一步诊治，遂来院就诊，门诊以"肺性脑病，肺部感染"收入院。

既往史 有高血压病史，对青霉素过敏，余无特殊。

个人史、家族史 均无特殊。

体格检查 体温 36.2℃，脉搏 101 次/min，呼吸 27 次/min，血压 136/63mmHg。昏迷状态，意识不清，急性病容，中心性肥胖，满月脸，水牛背，颈软，呼吸困难，喘息有声，桶状胸，双肺哮鸣音，双肺底可闻及湿啰音，心率 101 次/min，律齐，无杂音。腹部平软，肝脾肋下未及，双下肢不肿。右侧病理反射可疑阳性，左侧病理反射未引出。

实验室检查与其他特殊检查　急诊检测电解质示：Na 109.6mmol/L，Cl 63.6mmol/L，血气分析示 PCO_2 67mmHg。

入院诊断

1. 肺性脑病。
2. 肺部感染。
3. 支气管哮喘，危重　呼吸衰竭（Ⅱ型）。
4. 高血压病？

临 床 诊 治

临床思维

1. 患者目前处于昏迷状态，既往有支气管哮喘史，血气分析提示Ⅱ型呼吸衰竭，考虑肺性脑病可能。我院急诊检测电解质示：Na 109.6mmol/L，Cl 63.6mmol/L，也应考虑有代谢性脑病可能；患者为中老年女性，既往有高血压病史，近期未服用降压药物，也未监测血压，体格检查瞳孔对光反射稍迟钝，右侧病理可疑阳性，不能排除脑血管意外可能。

2. 肺部感染　患者此次起病咳嗽咳痰气促复发加重，最高体温 38℃，双肺底可闻及湿啰音，考虑肺部感染。下一步完善痰培养或支气管分泌物培养以明确病原体诊断。

3. 支气管哮喘，危重　呼吸衰竭（Ⅱ型）患者支气管哮喘史病程长达 60 年，此次患者因 5d 前受凉感冒后喘息再发加重伴咳嗽、咳痰，双肺哮鸣音，故考虑诊断为支气管哮喘，危重。我院急查血气分析示 PCO_2 67mmHg，考虑存在呼吸衰竭。

4. 高血压病　既往已诊断。

诊疗经过　患者入院后，予美罗培南 500mg 每 8h 抗感染，止咳化痰、解痉平喘、补液、营养支持等对症支持治疗。3d 后患者意识较前好转，但呼吸道感染症状未得到有效控制，查血常规 WBC $19.2×10^9/L$。支气管肺泡灌洗液（BALF）G 试验、GM 试验为阳性。支气管肺泡灌洗液连续三次培养，结果报告均为黄曲霉。予加用伏立康唑 200mg 2 次 /d 抗感染治疗，此后患者呼吸道感染症状明显好转，痰量较前减少，白细胞明显下降，治疗有效。抗真菌治疗 6d 后患者意识清醒，无特殊不适，体温 36.5℃，病情明显好转，转回当地医院继续治疗。

微生物检验　支气管肺泡灌洗液标本直接压片镜检可见菌丝（图 53-1）。接种血平板、SDA，分别置于 35℃和 28℃培养 24h 后均见有绒毛样小菌落生长。SDA 28℃培养 48h 可见菌落产黄绿色色素（图 53-2）。棉蓝染色可见其顶囊为球形，双层小梗布满顶囊表面，分生孢子近球形或梨形，表面粗糙，分生孢子头呈放射状或圆柱状，孢子梗无色、粗糙（图 53-3）。根据形态鉴定为黄曲霉菌。

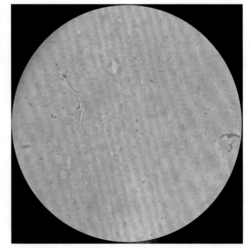

图 53-1　支气管肺泡灌洗液加 KOH 溶液处理后压片镜检（×400）

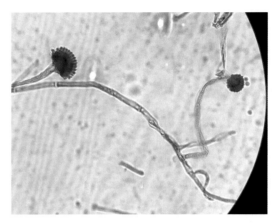

图 53-3　支气管肺泡灌洗液标本培养 48h，
SDA 平板上菌落涂片镜检(棉蓝染色 ×400)

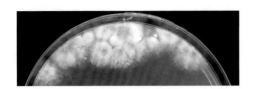

图 53-2　支气管肺泡灌洗液标本培养 48h，
SDA 平板上菌落形态

最终诊断　①肺性脑病；②支气管哮喘并发肺部黄曲霉病，呼吸衰竭(Ⅱ型)；③高血压病。

讨论与点评

曲霉是条件致病菌，大多在人体免疫功能降低时才能致病，如长期使用广谱抗菌药物、免疫抑制剂、肾上腺皮质激素，放疗、化疗，各种恶性肿瘤、糖尿病，尤其是 AIDS 等可诱发曲霉病。侵袭性肺曲霉病原发病灶主要是肺，多发生败血症，并随血流播散至全身，多发生在重症疾病的晚期，危及患者生命。

本案例患者有长达 60 年支气管哮喘史，长期服用皮质激素免疫抑制剂，是肺曲霉病的易感染人群。曲霉属的鉴定主要还是依赖形态学特征，通常以菌落形态结合镜下形态进行确定。患者 BALF 标本直接压片镜检查见菌丝，结合 WBC 相关性，其意义大于痰培养。该患者三次 BALF 标本培养均检出黄曲霉，且同时送检支气管肺泡灌洗液 G、GM 试验为阳性。临床治疗上使用广谱抗细菌药物治疗无效，而改用抗真菌药物后疗效显著。综合以上，可确诊肺曲霉病(黄曲霉)。

临床实践中肺曲霉病常难以确诊，仅仅凭借一次下呼吸道标本培养结果阳性常常难以确定其为感染的病原体，应多次重复送检。同时，规范 BALF 的 G 试验、GM 试验送检，对曲霉病诊断十分重要。除此之外，还应结合影像学特点综合判断。曲霉属对两性霉素 B、伊曲康唑、伏立康唑、泊沙康唑、棘白菌素类药物(包括卡泊芬净、米卡芬净及阿尼芬净)敏感。美国感染病学会制定的曲霉病治疗指南中，伏立康唑为首选药物，棘白菌素类药物也可以用于侵袭性曲霉病的治疗。两性霉素 B 和卡泊芬净或伏立康唑和卡泊芬净有联合抗曲霉及其生物膜的作用。值得注意的是，近年来有曲霉耐药甚至交叉耐药的报道。

(刘乐平)

案例54　尖端赛多孢真菌性脑膜炎

导　言

　　真菌性脑膜炎(mycosic meningitis)是由真菌侵犯脑膜所引起的炎症,常与脑实质感染同时存在。引起中枢神经系统真菌感染的有致病性真菌和条件致病菌。起病缓慢,主要症状为低热、头痛、呕吐、情绪淡漠、肌肉反射性痉挛等,如不及时救治,可致患者死亡或永久性脑损伤。根据不同的真菌类型,临床症状上有所差异。

　　尖端赛多孢(Scedosporium apiospermum)为侵袭性较强的条件致病菌,其有性繁殖阶段称波氏假阿利什菌,隶属假霉样真菌属。该菌广泛分布于沼泽、污水等地,感染多发生于免疫受损患者,也常见于外伤、污水淹溺患者。可引起足菌肿,可在肺囊性纤维化、AIDS和移植患者呼吸道内定植,还可导致眼内炎、角膜感染、关节炎、心内膜炎甚至播散感染。临床分离菌株主要来自肺部感染。

　　本案例患儿有溺水病史,心肺复苏后出现中长程发热,经验性抗细菌治疗,患儿仍然存在反复高热,临床症状并未得到明显改善。完善相关感染血清学指标没有明显发现,入院查体颈抗可疑阳性,最终通过脑脊液真菌培养与鉴定明确为尖端赛多孢感染,治疗方案改为伏立康唑后,患儿的症状得到有效控制。案例提示临床若疑似感染相关性疾病,临床表现严重,但常见病原体无诊断依据时,应警惕真菌感染。

病 史 摘 要

　　患者男,3岁,湖南衡阳人,学龄前儿童。因"溺水复苏后22d,反复发热19d"于2018年3月5日入住儿科。

　　现病史　2018年2月11日患儿不慎溺水3~4min后,家属发现患儿无自主呼吸,予人工呼吸、胸外按压后患儿自主呼吸恢复,意识仍未恢复,遂就诊于当地医院入住PICU,予呼吸机辅助通气、亚低温治疗,头孢曲松抗感染,"磷酸肌酸、胞磷胆碱钠"保护脏器功能,"甘露醇、呋塞米"脱水降颅压,"甲泼尼龙"抗炎等治疗。患儿入院后3d意识恢复,出现发热,最高39℃。多次下呼吸道标本培养示:肺炎克雷伯菌、嗜麦芽窄食单胞菌,2018年2月22日停用头孢曲松,改用头孢哌酮/舒巴坦抗感染治疗。2018年2月24日体温较前上升,每日发热4~5次,热峰39~40℃,服用布洛芬后可降至正常,不伴咳嗽、咳痰、腹泻、呕吐等不适,病程中无抽搐,予加用"热毒宁、磷酸奥司他韦"抗病毒感染,患儿仍有反复发热。2018年2月27日患儿下呼吸道标本培养及气管导管尖端真菌培养示白念珠菌,加用"甲硝唑、伊曲康唑"抗真菌治疗,发热未见好转,热峰及发热频率大致同前。2018年3月2日停用抗菌药物,热峰较前有上升,最高41℃,家长要求出院转上级医院继续治疗,遂来我院,急诊予以美罗培南抗感染,以"①发热查因;②心肺复苏后;③溺水"收入院。自起病来饮食、睡眠欠佳,精神可,近 2 日可喊 "爸爸、妈妈、爷爷",大小便正常。

既往史、个人史及家族史 均无特殊。

体格检查 体温 39.2℃,脉搏 140 次 /min,呼吸 32 次 /min,体重 12kg,身高 92cm。神志清楚,发育正常,全身皮肤无黄染,浅表淋巴结未触及;口唇无发绀,扁桃体不大。伸舌居中,颈抗可疑阳性,双肺呼吸音清,未闻及明显干湿啰音。腹平软,无压痛,肝脾肋下未扪及,双下肢无水肿。

实验室检查与其他特殊检查 血常规示:WBC 10.8×10^9/L,N% 74.9%,Hb 95g/L,PLT 428×10^9/L;CRP、G 试验、GM 试验均为阴性。肺部 + 颅脑 CT:①双肺多发渗出性病变:溺水肺改变可能;②头颅 CT 三维重建未见明显异常。头颅 MRI:考虑缺血缺氧性脑病(其中右侧半卵圆中心腔梗)。气管导管尖端真菌培养:白念珠菌。

入院诊断

发热查因

1. 吸入性肺炎?

2. 脓毒症?

3. 颅内感染?

4. 溺水。

临 床 诊 治

临床思维

1. 吸入性肺炎 患儿 3 岁,主要表现为溺水复苏后持续高热,外院肺部 CT 示双肺多发渗出性病变,需考虑吸入性肺炎。需完善微生物检验明确病原体与敏感抗菌药物。

2. 脓毒症 患儿 3 岁,主要表现为持续高热,中毒症状明显,予完善血培养以明确诊断。

3. 颅内感染 患儿 3 岁,溺水复苏后出现反复高热,入院查体颈抗可疑阳性,需考虑颅内感染可能,完善腰椎穿刺以明确诊断。

4. 溺水 患儿表现为溺水后无自主呼吸,予人工呼吸、胸外按压后好转,根据患儿病史可明确。

诊疗经过 患者入院后持续高热,门诊血常规 WBC 增高,予万古霉素 0.12g 4 次 /d+ 美罗培南 0.25g 4 次 /d 静脉滴注经验性抗菌治疗。

入院后查血常规:WBC 10.0×10^9/L,N% 71.7%,Hb 115g/L,PLT 324×10^9/L;PCT 0.642ng/ml;ESR 48.0mm/h;结核抗体、下呼吸道液革兰氏染色、T-SPOT、G 试验、GM 试验均为阴性;血液培养结果均为阴性。头颅 MRI 平扫 + 增强:①双侧基底节区异常信号灶,缺血缺氧性脑病可能;②右额叶异常信号灶并环形强化,原因待查;③右颞叶条状强化灶,静脉畸形?肺部 CT:双肺改变,原因待查(感染?)。脑脊液常规显示:灰色混浊,潘氏试验弱阳性,细胞总数 $1\,320.0 \times 10^6$/L,WBC $1\,120.0 \times 10^6$/L,N% 95.0%;脑脊液生化:GLU 3.7mmol/L,Cl 116.1mmol/L,微量蛋白 1.27g/L;墨汁染色阴性。考虑化脓性脑膜炎。

6d 后脑脊液真菌培养结果显示:尖端赛多孢。停用其他抗菌药物,治疗方案改为伏立康唑 0.1g 静脉滴注 1 次 /d。抗真菌治疗 2 周后,患者发热症状有好转,热峰稍有下降,但发热频率仍为 2~3 次 /d。复查血常规:WBC 11.9×10^9/L,N% 70.1%,Hb 127g/L,PLT 267×10^9/

L；ESR 85.0mm/h；脑脊液生化：GLU 2.11mmol/L，Cl 122.2mmol/L，微量蛋白 1.61g/L；脑脊液常规：灰色微混，潘氏试验阳性，细胞总数 1 000.0×10⁶/L，WBC 860.0×10⁶/L，N% 90.0%。考虑可能抗真菌药物的血药浓度达不到有效治疗剂量，将治疗方案改为伏立康唑 0.2g 静脉滴注 1 次 /d。患儿体温逐渐下降，4d 后体温恢复至正常。继续维持该治疗方案，2 周后患者一般状况良好，无特殊表现，复查血常规、血沉、超敏 CRP 均正常。脑脊液常规：灰色微混，潘氏试验弱阳性，细胞总数 48.0×10⁶/L，WBC 26.0×10⁶/L，N% 40.0%，L% 60.0%。脑脊液生化：GLU 1.92mmol/L，Cl 125.4mmol/L，微量蛋白 1.52g/L。

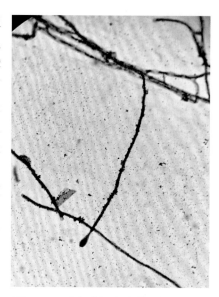

图 54-1　脑脊液标本培养 2d17h 涂片镜检（瑞氏染色 ×1 000）

微生物检验　脑脊液真菌培养阳性报警，涂片直接革兰氏染色似有真菌孢子。涂片直接瑞氏染色可见真菌丝和孢子（图 54-1）。SDA 上 28℃培养 3d 后可见白色绒毛状菌落，菌落颜色由最初的白色向四周扩散，中心逐渐转变为淡褐色（图 54-2）。棉蓝染色可见菌丝较粗、分隔，分生孢子梗可长可短，环痕产孢，分生孢子以单个存在（图 54-3）。根据菌落形态及镜下形态结构最终鉴定为尖端赛多孢。

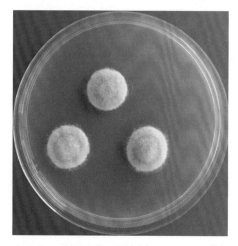

图 54-2　脑脊液标本培养 3d 后，SDA 平板上菌落形态

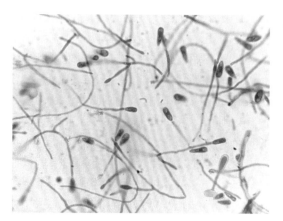

图 54-3　脑脊液标本培养 3d 后，SDA 平板上菌落涂片镜检（棉蓝染色 ×1 000）

最终诊断　根据患儿临床表现、体格检查、住院期间的检查结果及治疗的效果，该患者出院时最终诊断为：尖端赛多孢真菌性脑膜炎。

讨论与点评

尖端赛多孢为侵袭性较强的条件致病菌，它与曲霉具有相似的流行病学特征，是一种引起免疫抑制或免疫低下患者感染的重要病原真菌,其感染也可发生于免疫功能正常者,如外伤、污水淹溺等,常引起致死性感染。在组织学上,尖端赛多孢不易与曲霉菌和镰刀菌区分。真菌培养是可靠的鉴别方法。早诊断、早治疗就可以减少潜在的致命性后果,因此基于宏基因组新一代测序技术(metagenomics next generation sequencing,mNGS)对尖端赛多孢子菌的感染诊断具有重要意义。

本案例患儿有溺水病史,心肺复苏后出现中长程发热,虽完善了细菌、真菌、结核及病毒等相关感染血清学指标,如血常规、PCT、ESR、G 试验、GM 试验、EB 病毒、呼吸道九联、肺炎支原体抗体、结核抗体等,但结果基本正常。经过经验性抗细菌治疗一段时间,患儿仍然存在反复高热,临床症状并未得到明显改善。入院查体颈抗可疑阳性,提示需做脑脊液常规与病原体检测,最终通过脑脊液真菌培养与鉴定明确为尖端赛多孢感染,治疗方案改为伏立康唑后,患儿的症状得到有效控制,各项指标明显改善。临床若疑似感染相关性疾病,临床表现较严重,但常见病原体无诊断依据时,应警惕真菌感染,包括一些少见的真菌感染。值得注意的是,入院后患者 G 试验为阴性,理论上与尖端赛多孢感染时 G 试验结果应为阳性不符,可能与其入院前已使用了抗真菌药物有关,因此应该动态监测该试验。

在治疗上,尖端赛多孢对多种抗真菌药物在体外表现出低活性,甚至无活性,如两性霉素 B、制霉菌素、制霉菌素脂质体、伊曲康唑、氟胞嘧啶、氟康唑、特比奈芬和酮康唑等。多项研究显示,伏立康唑对其所致感染具有良好的抗真菌疗效,然而,其具体用药途径、剂量、疗程等均无统一标准,本例患儿是在加大伏立康唑用量后得以控制感染。有报道显示,卡泊芬净可用于溺水后尖端赛多孢所致颅内感染的治疗。

(李 军)

案例 55　地衣生镰刀菌眼部感染

导　言

眼部感染(ocular infection)指细菌、病毒、真菌、寄生虫等病原体侵入人体眼部所引起的局部组织炎症反应。最常受到感染的部位包括眼皮、结膜、角膜和巩膜。

地衣生镰刀菌(*Fusarium lichen*)隶属于茄病镰刀菌复合群,是一类全球性分布的土壤腐生菌,同时也是一种兼性的植物病原菌,能引起健康人和免疫不全人群的感染。健康人群中,通常在角膜损伤和穿透、佩戴的软性角膜接触镜或其药水的污染等情况出现角膜炎后继发镰刀菌感染。虽传统的形态学方法是镰刀菌分类鉴定的基础,但是由于镰刀菌属形态复杂,又易受外界环境的影响而发生变异,种类繁多,常需借助分子生物学技术分类和鉴定菌种。

本案例患者有糖尿病基础,属于易感人群,左眼角膜受伤后由于未及时诊治而继发感染,入院时左眼积脓严重,角膜刮片细菌培养及真菌培养分离出镰刀菌属,后经分子诊断证实为地衣生镰刀菌。虽经抗真菌药物治疗,但眼部症状无改善,不得已采取摘除左眼球治疗。若能及时就诊明确病原并及时进行抗真菌治疗,其临床结局可能完全不同。

病　史　摘　要

患者男,65 岁,湖南常德人,农民。因"左眼被树枝划伤后视力下降 1 个月"于 2018 年 3 月 26 日入住眼科。

现病史　患者于 2018 年 2 月底不慎被树枝刮伤左眼,当时感觉左眼疼痛、异物感,清水冲洗眼睛后症状好转,未进一步诊疗。2018 年 3 月初突感左眼疼痛明显、视力下降,到当地医院予以"加替沙星、左氧氟沙星、那他霉素滴眼液及氟康唑眼膏治疗"后,症状无好转并逐渐加重,遂转诊我院。自发病以来,患者无发热,一般情况良好,食纳可,体重无明显变化,大小便正常,睡眠正常。

既往史　2018 年 3 月在当地医院就诊发现糖尿病,予以胰岛素降糖治疗,血糖控制尚可。

个人史、婚育史和家族史　无特殊。

体格检查　体温 36.7℃,脉搏 80 次 /min,呼吸 20 次 /min,血压 110/70mmHg。视力:右 0.7,左光感。双眼外观无异常,未见倒睫,右眼球结膜无充血,角膜透明,前房深浅可,Tyndall 征(−),虹膜纹理清,瞳孔圆,直径约 3.0mm,对光反射灵敏,晶体尚透明,玻璃体混浊,眼底:右眼视乳头清,C/D 比值:0.3,A/V=2/3,网膜未见出血水肿,黄斑中心凹反光不清。左眼球结膜睫状充血,角膜中央可见大片溃疡,直径约 5.0mm,2% 荧光素钠染色阳性,前房可见黄白色黏稠积脓,余窥不入。眼压:右 15.0mmHg,左 Tn。双眼泪道冲洗通畅。

入院诊断

1. 角膜溃疡(左)。

2. 前房积脓(左)。

3. 2 型糖尿病。

临 床 诊 治

临床思维

1. 角膜溃疡(左),前房积脓(左) 左眼不慎被树枝刮伤后视力下降,眼科专科检查角膜中央可见大片溃疡及前房可见黄白色黏稠积脓,须完善微生物检验:取角膜刮片送检,直接涂片镜检和细菌培养及真菌培养。

2. 2 型糖尿病 既往病史支持诊断。

诊疗经过 入院后取角膜刮片送检,直接涂片镜检和细菌培养及真菌培养。查血常规WBC 6.2×10^9/L,N% 51%,Hb 117g/L。眼裂隙灯照相(图 55-1):左眼球结膜充血水肿,角膜可见一 8.0mm × 7.0mm 不规则荧光着染区,前房充满黄白色黏稠积脓,高约 7.0mm。角膜刮片直接涂片镜检可见真菌菌丝。考虑患者真菌感染的可能性大,但不排除细菌混合感染的可能,给予氟康唑滴眼液、左氧氟沙星滴眼液每 2h 一次滴眼,伊曲康唑 0.2g 口服 1 次/d、左氧氟沙星 0.5g 静脉滴注 2 次/d 经验性抗感染。3 日后角膜刮片细菌培养及真菌培养:镰刀菌属(*Fusarium*)。角膜真菌感染的诊断明确,继续给予氟康唑滴眼液、左氧氟沙星滴眼液,口服伊曲康唑抗真菌感染。4 月 3 日患者眼部症状无改善,行左眼眼内容物剜除术,术毕结膜囊内涂妥布霉素地塞米松眼膏,单包扎。术后左氧氟沙星滴眼液 4 次/d、妥布霉素地塞米松滴眼液 4 次/d、妥布霉素地塞米松药膏每晚 1 次抗感染、羟甲基纤维素钠滴眼液 4 次/d 等治疗,继续伊曲康唑 0.2g 口服 1 次/d,恢复良好。

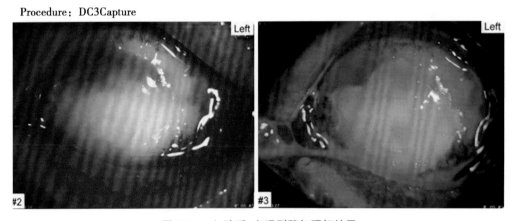

图 55-1 入院后,左眼裂隙灯照相结果

微生物检验 2018 年 3 月 27 日送检眼部分泌物普通培养和真菌培养。接种血平板和SDA,72h 见毛绒样菌落,并且产红色色素(图 55-2)。棉蓝染色见大分生孢子,有 2~4 个分隔,部分呈刷状排列(图 55-3),后经测序结果为地衣生镰刀菌,属于茄病镰刀菌复合群。

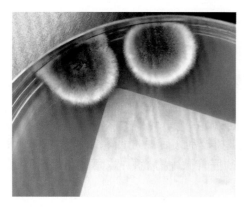

图 55-2　眼分泌物标本培养 72h,SDA 平板
上菌落形态

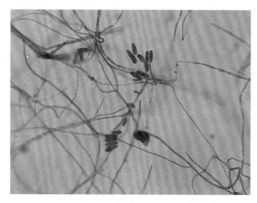

图 55-3　眼分泌物标本培养 72h,SDA 平板上
菌落涂片镜检(棉蓝染色 ×1 000)

最终诊断　①地衣生镰刀菌左眼部感染;②2 型糖尿病。

讨论与点评

　　镰刀菌是一类全球性分布的土壤腐生菌,健康人群中,通常在角膜损伤和穿透、佩戴的软性角膜接触镜、使用皮质类固醇滴眼液后造成局部免疫抑制等情况出现角膜炎后继发镰刀菌感染。大部分茄病镰刀菌复合种引起人类感染最常见的是角膜炎。

　　致病性镰刀菌属的菌种归类为 6 个复合群,分别为茄病镰刀菌复合群、尖孢镰刀菌复合群、藤仓赤霉复合群、厚垣孢镰刀菌复合群、单隔镰刀菌复合群、肉色镰刀菌 - 木贼镰刀菌复合群。地衣生镰刀菌属于茄病镰刀菌复合群,大多数情况下茄病镰刀菌培养初期为白色绒毛状菌落,后期再在呈白、褐、黄、蓝、绿色或它们之间的颜色转换,但本案例培养产红色色素,跟茄病镰刀菌的菌落颜色有明显不同,后经分子诊断证实为地衣生镰刀菌。由于镰刀菌属形态复杂,又易受外界环境的影响而发生变异,种类繁多,致使其分类和鉴定十分困难。虽形态学方法是镰刀菌分类鉴定的基础,非传统的方法(如血清学、免疫组化、分子生物学等),对传统方法起到了补充完善的作用,但仍未正式应用于临床菌种鉴定和诊断。

　　镰刀菌属对大多数抗真菌药物耐药,包括棘白菌素类。首选药物为两性霉素 B 脂质体 5~10mg/(kg·d)或两性霉素 B 1~1.5mg/(kg·d)。替代药物为泊沙康唑 400mg 口服 2 次 /d 或伏立康唑 6mg/kg、2 次 /d×1d,然后 4mg/kg、2 次 /d,也有使用伊曲康唑治疗的病例报道。除了药物治疗,外科清创对于感染的控制也非常重要。

（李艳明）

案例56 须癣毛癣菌头皮脓癣

导　言

脓癣(kerion)是皮肤癣菌引起的皮肤感染性变态反应,可继发细菌感染。常主要表现为瘙痒、白色鳞片、脓液。皮损初期为成群的炎性毛囊丘疹,逐渐融合成溶解性的炎性肿块,质地软,表面有蜂窝状排脓小孔,可挤出脓液,头皮脓癣皮损处毛发松动易拔出。患者常伴有耳后、颈部、枕部淋巴结肿大,轻度压痛和疼痛,继发细菌感染以后可以形成脓肿,也可以引起癣菌疹。由于脓癣可破坏毛囊,愈合以后可引起永久性秃发和瘢痕。

须癣毛癣菌(*Trichophyton mentagrophyte*)隶属毛癣菌属,为浅部感染真菌中的皮肤癣菌。皮肤癣菌分为 3 个属,即毛癣菌属、小孢子菌属及表皮癣菌属。毛癣菌属约有 20 种,对人致病的有 13 个种,常见的有红色毛癣菌、紫色毛癣菌、须癣毛癣菌、断发毛癣菌和许兰毛癣菌。主要感染机体皮肤、毛发和指(趾)甲等。本案例为一例接触"家兔"小动物感染的儿童头部脓肿,经微生物检验确定为"须癣毛癣菌"引起的脓癣。抗真菌治疗后出院两周后复诊,病情明显好转,再次采样真菌培养阴性,治疗有效。正确的微生物检验在疾病的诊断与治疗中起到关键作用。鉴定皮肤癣菌菌种主要依靠培养的菌落特征、显微镜下孢子和菌丝的形态以及生理生化试验。

病 史 摘 要

患者女,3 岁 4 个月,湖南常德人,学龄前儿童。因"头皮脓肿、疼痛 10d"于 2016 年 11 月 14 日入住皮肤科。

现病史　患儿 10d 前与"家兔"等小动物接触后头皮出现点状白色脓点,伴轻微瘙痒,未予重视,7d 前局部头皮毛发脱落,形成鸡蛋大小脓肿,伴明显疼痛。4d 前到我院门诊就诊,予以"聚维酮碘及萘替芬酮康唑软膏"外用,脓肿无明显消退,并入院前一天出现发热,体温最高 38.5℃,无寒战、无咳嗽咳痰、精神尚佳,为求进一步诊治来院就诊,门诊以"脓癣"收住皮肤科。起病以来患者精神食欲可,大小便未见异常,体重无明显变化。

既往史、个人史、家族史　无特殊。

体格检查　头顶可见一个约鸡蛋大小脓肿(图 56-1),脓肿局部破溃,有黄白色脓液溢出,脓肿局部头发稀疏,周围皮肤稍红,质软,触及波动感,触痛明显,脓肿周围皮温稍高。

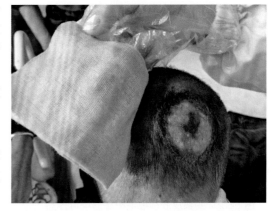

图 56-1　头部皮肤须癣毛癣菌感染治疗前

其余体格检查无异常。

实验室检查与其他特殊检查　脓液直接涂片革兰氏染色发现较多真菌孢子。

入院诊断

脓癣。

临 床 诊 治

临床思维　患儿发病前有与"家兔"等小动物接触史,起病时为头皮黄白色小米大小脓点,迅速增大形成脓肿,伴明显疼痛,1d 前有低热,根据患儿有家畜接触史、临床表现及脓液直接涂片革兰氏染色结果发现较多真菌孢子,入院诊断考虑为脓癣。完善微生物学检验明确病原。

诊疗经过　入院后查血常规正常,送检头皮脓肿分泌液分别进行普通细菌培养和真菌培养。根据脓液革兰氏染色发现较多真菌孢子,考虑可能为头皮真菌感染,予以伊曲康唑3ml,2 次 /d 口服;氦氖(He-Ne)激光照射;聚维酮碘湿敷、外用莫匹罗星软膏和萘替芬酮康唑软膏等治疗,治疗 3d 后患儿体温恢复正常,头皮脓肿较前明显变小,体温恢复正常。入院3d 后普通培养结果回报无细菌生长。入院 5d 后真菌培养结果为"须癣毛癣菌",至此诊断明确,继续抗真菌治疗。出院两周后复诊,病情明显好转,脓肿明显缩小(图 56-2),再次采样真菌培养阴性,治疗有效。

微生物检验　生长速度较快,菌落形态呈毛状到粉状(亲人性分离株)(图 56-3)或颗粒状(亲动物性分离株);表面白色至乳油色,背面呈黄色、褐色或红褐色。显微镜下形态特征为大分生孢子不常见,聚集成簇,壁薄,光滑;小分生孢子大量,圆形到梨形,簇状分布;有螺旋菌丝(图 56-4)。尿素试验(7d,液基)阳性。依据菌落特征、显微镜下孢子和菌丝的形态以及生化试验,鉴定为须癣毛癣菌。

最终诊断　须癣毛癣菌头皮脓癣。

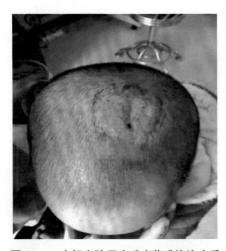

图 56-2　头部皮肤须癣毛癣菌感染治疗后

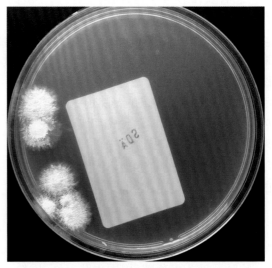

图 56-3　头皮脓肿分泌物标本培养 5d,
SDA 平板上菌落形态

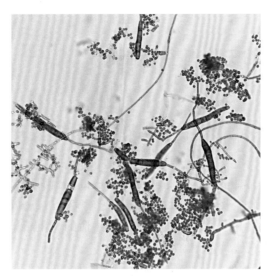

图 56-4　头皮脓肿分泌物 SDA 平板标本培养
5d,菌落涂片(棉蓝染色 ×400)

讨论与点评

毛癣菌属为浅部感染真菌中的皮肤癣菌。主要感染机体皮肤、毛发和指(趾)甲等。脓癣比较少见,为白癣或黑点癣的一种特殊类型,多由亲土性或亲动物性真菌引起,如犬小孢子菌、须癣毛癣菌、石膏样小孢子菌、疣状毛癣菌等。可从动物传染到人,或接触土壤而感染。由于机体的反应强烈,引起明显的炎症反应。初起时为群集的毛囊炎性丘疹,迅速发展为由多数毛囊性脓疱组成的隆起性肿块,逐渐扩展,边界清楚,质地柔软,表面有多数蜂窝状排脓小孔,从中可挤出脓液。损害常为脱发,患区毛发易拔除。

本例患儿发病前有家畜接触史,根据其临床表现及脓液直接涂片革兰氏染色发现较多真菌孢子,真菌培养鉴定报告为须癣毛癣菌,"脓癣"诊断明确。目前治疗上仍以采取综合治疗方案为最佳。特比萘芬、伊曲康唑、氟康唑治疗头皮脓癣疗效相近,且疗程短,对儿童相对安全。服药3周后进行真菌镜检和培养,如仍为阳性需延长疗程。以后每10~14d复查1次,连续3次阴性后方可认为治愈。

皮肤脓肿分泌液采集时,应用无菌盐水或70%乙醇擦去表面渗出物,并用拭子采集深部脓肿或溃疡基底部的分泌物,或剪取深部病损边缘的组织。皮肤癣菌菌种鉴定主要依靠培养的菌落特征、显微镜下孢子和菌丝的形态以及生理生化试验,其中关键在于促进皮肤癣菌产生孢子,对于难以产孢的菌种需要采用特殊培养基诱导产孢。对于难以鉴定菌种需要借助分子生物学方法鉴定。

(简子娟)

案例 **57** 耶氏肺孢子菌肺炎

导　言

耶氏肺孢子菌肺炎（pneumocystis jirovecii pneumonia）由耶氏肺孢子菌感染导致的肺炎，常见肺泡中充满微生物及炎症分泌物。耶氏肺孢子菌（*Pneumocystis jirovecii*）为真菌类微生物，在免疫抑制的患者中引起潜在的威胁患者生命的严重感染。未治疗的肺部弥漫性感染可引起低氧血症性呼吸衰竭和患者死亡。

耶氏肺孢子菌隶属于肺孢子菌属。肺孢子菌属有 7 个种，包括耶氏肺孢子菌、卡氏肺孢子菌、沙鼠肺孢子菌、鼠型肺孢子菌、奥氏肺孢子菌、韦氏肺孢子菌和 ZL2005b 肺孢子菌。目前认为耶氏肺孢子菌只感染人类，而其他种的肺孢子菌只感染动物而不感染人类。耶氏肺孢子菌病的传播途径主要是空气传播，在健康人体内，多为无症状的隐性感染。当宿主免疫力下降，如长期使用免疫抑制剂、器官移植、肿瘤、艾滋病等，潜伏的肺孢子菌在患者肺内大量繁殖扩散，使肺泡上皮细胞受损，导致耶氏肺孢子菌肺炎。

本案例患者肾移植术后 12 个月，长期使用免疫抑制剂，有低热及干咳，肺部 CT 见双肺弥漫性毛玻璃样密度增高影，支气管肺泡灌洗液六铵银染色镜下查见耶氏肺孢子菌而明确诊断为耶氏肺孢子菌肺炎，以复方磺胺甲噁唑片抗感染治疗 3 周双肺病灶较前缩小，症状减轻。本患者接受免疫抑制剂治疗近一年，机体免疫系统受损，增加了肺孢子菌感染的风险。

病 史 摘 要

患者男，48 岁，长沙，公务员。因"肾移植术后 12 个月、低热并干咳 4d"于 2017 年 12 月 5 日入住院器官移植科。

现病史 患者 2017 年 2 月 7 日因尿毒症于我院全麻下行同种异体肾移植术，术中留置输尿管支架一根。出院后定期复查，按时口服免疫抑制剂。2017 年 12 月 1 日患者无明显诱因出现低热，体温 37.8℃，伴干咳，无畏寒寒战、无痰、无流涕及喷嚏，无咽喉疼痛，无胸闷气促、无胸痛，病情逐渐加重并出现活动后胸闷气促，就诊当地医院行 CT 检查考虑双肺间质性肺炎。肌酐 170μmol/L，血常规白细胞下降，为求进一步诊治转诊我院，门诊以"肺部感染"收入院。起病以来，患者精神尚可，患者尿量正常，大便正常。

既往史 2006 年行胆囊切除术。发现乙型肝炎病史 3 年，口服恩替卡韦抗病毒治疗。否认高血压、冠心病病史，否认结核病史及其密切接触史。

个人史 原籍出生，长期阿根廷工作史，无血吸虫病疫水接触史，无地方病或传染病流行区居住史。

婚育史、家族史 无特殊。

体格检查　体温 37.5℃,脉搏 122 次 /min,呼吸 20 次 /min,血压 133/91mmHg。发育正常,营养良好,神志清楚,贫血貌,表情自如,体格检查合作。全身淋巴结未扪及肿大,心肺体查未见明显异常。腹部软,左侧可见腹部留置透析管伤口,无红肿渗液,无压痛,双肾区无叩痛,移植肾区伤口愈合良好,无压痛,输尿管行程无压痛。脊柱四肢检查正常,克尼格征、布鲁辛斯基征、巴宾斯基征阴性。

实验室检查与其他特殊检查　血常规:WBC 3.4×10^9/L,N% 63.3%,Hb 102g/L,PLT 119×10^9/L。尿常规正常。外院 CT 示双肺感染,胆囊切除术后,脾大。

入院诊断

1. 肺部感染。
2. 肾移植术后。

临 床 诊 治

临床思维

1. 肺部感染　患者有低热伴干咳症状,且肺部 CT 呈双肺间质性改变,考虑移植后肺部感染,病原可疑为耶氏肺孢子菌或巨细胞病毒。治疗上需调整免疫抑制剂。尽快送检血液进行病毒检测,支气管肺泡灌洗液涂片、培养,排除真菌感染。

2. 肾移植术后　病史支持。

诊疗经过　入院后查 PCT 0.09ng/ml,支气管肺泡灌洗液六铵银染色发现耶氏肺孢子菌。肺部 CT 双肺支气管血管束增多,双肺见弥漫性毛玻璃样密度增高影,双肺见小片状实变影,考虑耶氏肺孢子菌感染,予复方磺胺甲噁唑片 0.48g 口服 4 次 /d 抗感染治疗,同时口服碳酸氢钠片碱化尿液。3 周后复查肺部 CT:与既往检测结果相比:双肺支气管血管束较前增多,双肺弥漫性毛玻璃样灶较前缩小,密度减低,双肺小片状实变影基本同前。

根据本案例肾移植术后 12 个月,长期使用免疫抑制剂,有低热及干咳,肺部 CT 见双肺弥漫性毛玻璃样密度增高影,支气管肺泡灌洗液六铵银染色镜下查见耶氏肺孢子菌,以复方磺胺甲噁唑片抗感染治疗 3 周双肺病灶较前缩小,本案例诊断基本可以明确为"耶氏肺孢子菌肺炎"。

微生物检验　12 月 3 日留取患者支气管肺泡灌洗液标本 20~30ml,在 3 000g 离心 15min,沉淀物复溶在 0.5~1ml 盐水中,随后用无菌滴管将沉淀涂布在玻璃片上,自然干燥,六亚甲基四铵银（GMS）染色。镜检呈现出典型的"捏瘪的乒乓球"或"牛眼睛"形态,且无出芽,此为耶氏肺孢子菌,区别于肺部其他芽生真菌的形态特征(图 57-1)。

最终诊断　①耶氏肺孢子菌肺炎;②肾移植术后。

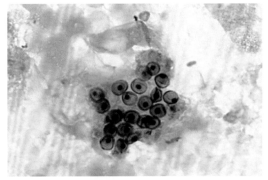

图 57-1　支气管肺泡灌洗液标本涂片镜检（六铵银染色 ×1 000）

讨论与点评

耶氏肺孢子菌可寄生于多种动物,也可寄生于健康人体。广泛分布于自然界,如土壤和水等。耶氏肺孢子菌病的传播途径主要是空气传播,在健康人体内,多为无症状的隐性感染。当宿主免疫力下降,如长期使用免疫抑制剂、器官移植、肿瘤、艾滋病等,潜伏的肺孢子菌在患者肺内大量繁殖扩散,使肺泡上皮细胞受损,导致间质性浆细胞肺炎,又称耶氏肺孢子菌肺炎。成人通常会表现出呼吸困难、干咳、胸闷和盗汗等症状。通常也会有低热和呼吸急促,而咯血或咳痰的现象比较少见。胸部 X 线检查可能出现扩散、对称、间质性浸润的"毛玻璃"状浸润。胸部 CT 可显示出大面积毛玻璃状的不透明区域,中央分布的背景呈现肺小叶间壁增厚,类似马赛克图案。

本案例患者肾移植术后 12 个月,长期使用免疫抑制剂,有低热及干咳,肺部 CT 见双肺弥漫性毛玻璃样密度增高影,支气管肺泡灌洗液六铵银染色镜下查见耶氏肺孢子菌而明确诊断为耶氏肺孢子菌肺炎,以复方磺胺甲噁唑片抗感染治疗 3 周双肺病灶较前缩小,症状减轻。耶氏肺孢子菌无法进行体外培养,目前主要依赖显微镜镜检技术。痰液、支气管肺泡灌洗液、肺活检组织经六亚甲基四胺银(GMS)及吉姆萨染色制片可以检测到。支气管肺泡灌洗液标本离心,沉淀物涂片,自然干燥后 GMS 染色法多作为一种确认方法。包囊囊壁可见特征性括弧样结构,成熟包囊有囊内小体 8 个,为不规则状或新月状。常在肺泡内或肺泡壁内,GMS 染色最易见到耶氏肺孢子菌包囊体,呈圆形,大小约 5μm,内含滋养体,呈皱纹、新月形或杯形细胞,直径约 1.2~2μm。滋养体可从破裂的包囊体中漏出,这种不含滋养体的包囊体,在巨细胞内形成阴影。滋养体的数量常超过包囊体,易被忽略。使用真菌荧光染色技术可以高效检测耶氏肺孢子菌,用荧光素进行染色,在荧光显微镜下观察,包囊壁呈明亮蓝绿色光环,囊壁上括弧样结构同样清晰可辨。

本案例是一例移植术后发生肺部感染的患者,胸部 CT 可显示出大面积毛玻璃状的不透明区域,中央分布的背景呈现肺小叶间壁增厚。患者接受免疫抑制剂治疗近一年,机体免疫系统受损,增加了肺孢子菌感染的风险。

(李艳冰)

案例 **58** 艾滋病并发马尔尼菲篮状菌血流感染

导　言

获得性免疫缺陷综合征(acquired immune deficiency syndrome, AIDS)是由人类免疫缺陷病毒(HIV)感染的严重传染性疾病。由于机体抵抗力极度下降可继发出现多种感染,并可发生恶性肿瘤,病死率较高。

马尔尼菲篮状菌(*Talaromyces marneffei*)为双向型真菌,可引起马尔尼菲篮状菌感染,引起广泛性播散性感染,最初通过吸入致肺部感染,随后进入血流引起菌血症,并随血流播散引起其他部位感染。通常侵犯淋巴系统、肝脏、脾脏和骨骼,是 AIDS 患者最常见的机会性感染病原体,有超过 80% 的病例发生在 AIDS 患者中,另有少数发生在其他免疫抑制患者中,极少数见于免疫功能正常者。

本案例系年轻人,有外出务工史,患者反复发热 10 余天,高热为主,伴全身乏力、食欲不振、身形消瘦,口腔黏膜有散在白斑,触诊双侧锁骨上淋巴结有肿大,血常规示 WBC 减少,淋巴细胞明显减少,考虑免疫功能低下。经 HIV 相关检查及血培养,明确诊断为艾滋病并发马尔尼菲篮状菌血流感染,经及时治疗,患者症状缓解。得益于临床医师及时送检血培养及 HIV 初筛试验等检测项目,实验室积极配合临床及时检验,包括培养在内的项目都及时准确地反馈至临床。

病 史 摘 要

患者男,28 岁,未婚,湖南怀化人,外地务工人员。因"反复发热 10 余天"于 2017 年 8 月 1 日入住感染科。

现病史　患者 7 月中旬起无明显诱因出现反复发热,高热为主,最高体温不详。伴有食欲不振、乏力,咳嗽但无痰。5d 前无明显诱因出现腹胀,偶有腹痛,于当地医院就诊。当地医院胸片检查示左下肺部感染,建议治疗后短期复查。腹部彩超显示肝脾增大、脾静脉增宽、胆囊壁增厚、腹腔积液与腹腔稍低回声区,性质待查。予"诺氟沙星"治疗后,腹胀腹痛缓解不明显,为求进一步诊治来我院就诊,门诊血常规示 WBC 3.3×10^9/L,N% 98.3%,RBC 2.68×10^{12}/L,Hb 82g/L,PLT 55×10^9/L,门诊以"发热原因待查"收住院。自发病以来,患者精神可,食欲下降,大便正常,无里急后重。小便色正常,无尿频,无尿急,无尿痛,无滴沥不尽。睡眠正常,情绪稳定。体重无明显变化。

既往史　患者否认肝炎病史、否认艾滋病病史及其密切接触史,否认结核病史及其密切接触史。

个人史　出生于原籍,曾至外地于东莞务工,无血吸虫病疫水接触史,否认冶游史,无农田作业史,无生食动物肉类史,无地方病或传染病流行区居住史,无毒物、粉尘及放射性物质接触史,无吸烟史,无饮酒史,无食用槟榔史,无性病史。

家族史 无特殊。

体格检查 体温 36.5℃,脉搏 78 次 /min,呼吸 20 次 /min,血压 110/70mmHg。神清,双侧锁骨上扪及淋巴结肿大,可活动,有轻触痛。口腔黏膜有白斑,皮肤及巩膜无明显黄染,全身皮肤可见散在点片状的斑丘疹。双肺听诊呼吸音清,未闻及干湿性啰音。心前区无隆起,心界叩诊正常,心率 78 次 /min,心律整齐,听诊无杂音。腹平软,未见胃肠型及蠕动波,无压痛及反跳痛,Murphy 征阴性,肝脾肋下触及,有压痛,移动性浊音阴性。双下肢无水肿。

实验室检查与其他特殊检查 血常规示:WBC 3.3×10^9/L,N% 98.3%,RBC 2.68×10^{12}/L,Hb 82g/L,PLT 55×10^9/L;胸片检查显示左下肺部感染。腹部彩超显示肝增大、胆囊壁增厚、脾增大、脾静脉增宽、腹腔积液、腹腔稍低回声区。

入院诊断

1. 艾滋病?
2. 败血症?
3. Still's 病。

临 床 诊 治

临床思维

1. 艾滋病 患者发热 10 余天,高热为主,伴全身乏力、食欲不振、身形消瘦,口腔黏膜有散在白斑,触诊双侧锁骨上淋巴结有肿大,血常规示 WBC 减少,淋巴细胞明显减少,考虑免疫功能低下。未婚男性,外出务工史,考虑艾滋病可能,需查 HIV 相关检查以明确诊断。

2. 败血症 患者发热 10 余天,有一定毒血症症状:高热、全身乏力,全身皮肤有散在的皮疹。血常规示:WBC 3.3×10^9/L,N% 98.3%,RBC 2.68×10^{12}/L,Hb 82g/L,PLT 55×10^9/L。败血症不能排除,需做血及骨髓病原体培养与鉴定。

3. Still's 病 患者有高热、淋巴结肿大,肝脾肿大,皮疹短暂,白细胞数减少,中性粒细胞正常,Still's 病不能排除,但患者无咽痛,需结合血培养及抗菌治疗疗效等。

诊疗经过 入院后完善血常规检查示 WBC 2.5×10^9/L,N% 80%,N 2.0×10^9/L,RBC 2.5×10^{12}/L。CRP 128mg/L。G 试验、GM 试验阴性。HIV 抗体检测待确诊,梅毒特异性抗体检测阳性;肺高分辨率 CT 示:慢性支气管炎,肺气肿、右上肺尖段小肺大疱;双肺多发支气管扩张并感染;纵隔内及双肺门多发增大淋巴结,性质待定。入院后患者持续发热,体温最高达 38.8℃。8 月 9 日血培养结果回报:马尔尼菲篮状菌。湖南省疾病预防控制中心确证试验示:HIV-1 抗体阳性。予伊曲康唑胶囊抗真菌治疗。服用伊曲康唑胶囊治疗 2d 后,患者体温恢复正常,此后 3d 未发热,病情稳定,无特殊不适,予出院转当地专科门诊继续治疗。

微生物检验 血培养报阳后直接涂片革兰氏染色镜检可见分枝状菌丝,转 SDA 培养,25℃培养时为菌丝相,37℃培养时为酵母相,在 SDA 上 25℃培养 72h 后出现白色绒毛样菌落,培养一周后产生色素将整个培养基染成玫瑰红色。

最终诊断 艾滋病并发马尔尼菲篮状菌血流感染。

讨论与点评

　　AIDS 是一种危害性极高的传染性疾病,近年来在我国的发病率逐年上升,其传播主要通过体液和血液。AIDS 由人类免疫缺陷病毒(HIV)感染引起,HIV 主要存在于感染者的血液、精液、阴道分泌物、乳汁等体液中,通过性行为、静脉注射、母婴途径及血液、血制品等传播。男性同性恋者、静脉吸毒者、与 HIV 携带者有性接触、经常输血及血制品者都是其易感人群。AIDS 患者中合并马尔尼菲篮状菌感染者十分常见。马尔尼菲篮状菌病的临床表现为发热,贫血,消瘦,呼吸道症状,皮肤损害,肝脾肿,淋巴结肿大。播散型马尔尼菲篮状菌病常累及肺、皮肤及网状内皮系统(包括骨、骨髓、关节、淋巴结、心包及肝脾)。马尔尼菲篮状菌病肺部表现具有多样性,可以表现为实质改变、间质改变、纵隔淋巴结肿大、胸膜改变及气管改变。

　　本案例系年轻人,有外出务工史,反复发热 10 余天,高热为主,伴全身乏力、食欲不振、身形消瘦,口腔黏膜有散在白斑,触诊双侧锁骨上淋巴结有肿大,血常规示 WBC 减少,淋巴细胞明显减少,考虑免疫功能低下。经 HIV 相关检查及血培养,很快明确诊断为艾滋病并发马尔尼菲篮状菌血流感染,经及时治疗,患者症状缓解。得益于临床医师及时送检血培养及 HIV 初筛试验等检测项目,实验室积极配合临床及时检验,包括培养在内的项目都及时准确地反馈至临床。

(刘乐平　晏 群)

案例 59 马尔尼菲篮状菌血流感染

导 言

导致获得性免疫缺陷综合征(AIDS)的病毒——人类免疫缺陷病毒(HIV)在人体内的潜伏期平均为 8~9 年,在 HIV 潜伏期内,感染者可以没有任何症状地生活和工作多年。经过数年、甚至长达 10 年或更长的潜伏期后才会发展成艾滋病患者,常因机体抵抗力极度下降出现多种严重感染,才就诊治疗而得以诊断。疾病诊断标准在急性期、无症状期与艾滋病期不同,在流行病学与临床表现基础上结合机体免疫功能检查、HIV 抗体检测与各种致病性感染的病原体检查的结果给出明确诊断。

马尔尼菲篮状菌(*Talaromyces marneffei*)是青霉菌中唯一的呈温度双相型的致病菌。在 25℃ SDA 培养基上为菌丝相,在 37℃ SDA 培养基上为酵母相。马尔尼菲篮状菌目前是地方性 HIV/AIDS 患者机会性感染中第三位常见的病原菌,该菌可分离自患者的皮损、血液、骨和骨髓,骨髓培养敏感性最高(100%),目前实验室常用的检测真菌感染的血清学方法有 G 试验和 GM 试验,马尔尼菲篮状菌感染确诊仍旧依靠病原学培养。

本案例中年男性患者因消瘦 1 年余,发热、四肢乏力疑为神经系统疾病入住神经内科,经实验室检查与其他特殊检查,结果显示 HIV 确证试验阳性,G 试验阳性提示真菌感染,GM 试验为阳性提示曲霉或青霉属感染,血培养检出真菌菌丝,转 SDA 28℃培养见毛绒状菌落,经鉴定为马尔尼菲篮状菌。患者发热及全血细胞减少的原因明确为在 HIV 感染的基础上合并马尔尼菲篮状菌所致的血流感染。本案例入院后很快明确了诊断,得益于临床医师及时送检血培养、G 试验、GM 试验及 HIV 初筛试验等检测项目,实验室积极配合临床及时检验,包括培养在内的项目都及时准确地反馈至临床。

病 史 摘 要

患者男,47 岁,湖南常德人,无业人员。因"食欲缺乏、消瘦 1 年余,发热、四肢乏力半个月"于 2018 年 1 月 26 日入住神经内科。

现病史 患者 2017 年 1 月初开始出现食欲减退,进食后易反流,初始症状较轻未至医院就诊,随后病情逐渐加重并出现消瘦,曾在外院检查考虑为胃炎,予对症处理,病情未见改善。自 2018 年 1 月上旬始,患者出现反复发热,最高 39.0℃,消瘦较前更明显,四肢无力、行动困难,生活无法自理。为求进一步治疗来院就诊,门诊以"四肢无力原因待查"收入院。患者起病以来明显消瘦,一年内体重下降约 10kg,精神萎靡,夜间睡眠差,大便干结难解,小便正常。

既往史、个人史、家族史 无特殊。

体格检查 体温 38℃,脉搏 112 次/min,呼吸 20 次/min,血压 98/63mmHg。发育正常,

营养不良,明显消瘦。咽喉部及双侧颊黏膜可见大片白色黏膜斑,使用棉签刮脱白色黏膜物后,暴露出的口腔黏膜明显红肿。心肺听诊未闻及异常。腹软,无压痛及反跳痛,四肢无水肿。神经内科专科体检:神志清楚,语言表达流利,理解力、定向力、计算力、记忆力正常。四肢肌力 4 级,四肢肌张力正常,腱反射(++),左侧霍夫曼征(+),双掌颏反射(−),双侧巴宾斯基征(+),双膝以下浅感觉减退,双足深感觉减退,位置觉减退。共济运动:双侧指鼻尚准,Romberg 征无法检查。脑膜刺激征:颈软,克尼格征阴性,布鲁辛斯基征阴性。

实验室检查与其他特殊检查 血常规:WBC 1.9×10^9/L,Hb 114g/L,PLT 118×10^9/L。骨髓涂片提示:骨髓增生活跃,粒、红系活跃,巨核细胞未见,血小板散在分布。血涂片白细胞分布降低,单核细胞增加。骨髓染色体核型分析报告:未见克隆性染色体数量及结构异常。

入院诊断

发热、全血细胞减少原因待查

1. 脓毒症?
2. 肿瘤?
3. 神经系统变性疾病?

临 床 诊 治

临床思维

1. 脓毒症 患者食欲缺乏、消瘦 1 年余,近期出现发热,伴四肢乏力等感染中毒症状,需要考虑免疫力低下状态下出现脓毒症可能。需完善血病原体培养鉴定与药敏检查;患者多次血白细胞下降,消瘦明显,且合并机会性感染(口腔真菌感染),可进一步完善口腔黏膜斑的真菌涂片检查,排查有无基础疾病如 HIV 感染等。

2. 肿瘤相关性疾病 患者呈恶病质,并有全血细胞减少,需要排除肿瘤,如血液系统疾病,可完善骨髓细胞学检查。

3. 神经系统变性疾病 患者全血细胞减少,需排除亚急性脊髓联合变性。该疾病可出现维生素 B_1 和维生素 B_{12} 缺乏所致四肢周围神经损害,以及巨幼红细胞贫血及精神异常的表现,同时可合并有脊髓后索及侧索病变所致的深感觉障碍及锥体束病变。

诊疗经过 入院后立即采血送检血液需氧培养和厌氧培养,予亚胺培南 0.5g 每 8h 一次经验性抗感染治疗,同时予以补充白蛋白、营养神经、改善循环、补液等对症支持治疗,使用碳酸氢钠及制霉菌素溶液漱口。患者入院后持续高热及全身出现丘疹,查 PCT 2.09ng/ml,CRP 13.64mg/L,HIV 初筛阳性,待湖南省疾病控制中心确诊。G 试验 108.11(阳性),GM 试验 5.57(阳性)。

2018 年 1 月 30 日检验科微生物室报告:血培养报阳涂片可见真菌菌丝,高度怀疑马尔尼菲篮状菌。考虑到患者免疫力低下,条件致病菌的感染概率增加,加用氟康唑 0.4g 静脉滴注 1 次/d 抗真菌治疗。2018 月 2 月 1 日湖南省疾病控制中心回报 HIV 确证试验阳性。2 月 2 日血培养回报结果确定为马尔尼菲篮状菌。至此,患者诊断基本明确为在 HIV 感染的基础上合并马尔尼菲篮状菌所致的脓毒症。

由于我院为综合性医院,HIV 合并马尔尼菲篮状菌血流感染至少要持续半年的抗真菌治疗,建议患者转传染病专科医院进一步治疗。

微生物检验　2018 年 1 月 26 日送检血培养一套(需氧培养和厌氧培养),需氧培养 2d 20h 39min 后仪器阳性报警,涂片革兰氏染色及瑞氏染色见真菌菌丝(图 59-1,图 59-2)。转种血平板,孵育 72h 后,菌落性状图(图 59-3)。血平板菌落转(点)种 SDA,28℃孵育 48h 见毛绒样菌落,产橘红色色素(图 59-4),菌落涂片棉蓝染色见帚状枝(图 59-5),报告马尔尼菲篮状菌阳性。厌氧培养 5d 阴性。

最终诊断　艾滋病并发马尔尼菲篮状菌血流感染。

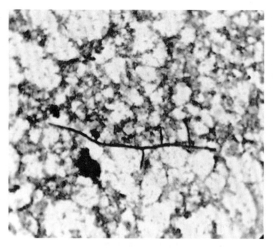

图 59-1　血培养瓶阳性标本涂片镜检
（革兰氏染色 ×1 000）

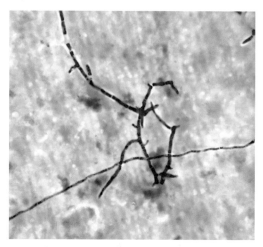

图 59-2　血培养瓶阳性标本涂片镜检
（瑞氏染色 ×1 000）

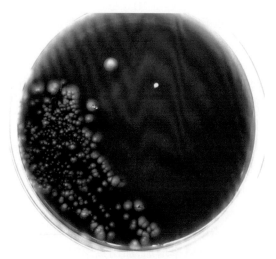

图 59-3　血培养瓶阳性标本培养 72h 血平板上
菌落形态

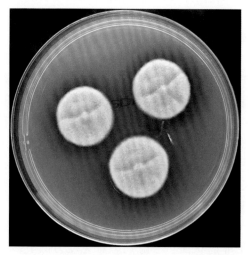

图 59-4　血平板转种标本培养 48h,SDA 平板上
菌落形态

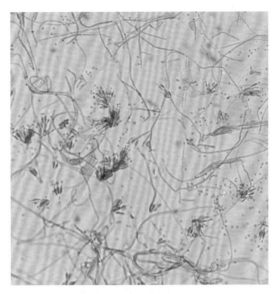

图 59-5 血平板转种标本培养 48h，SDA 平板上
菌落涂片镜检（棉蓝染色 ×400）

讨论与点评

患者食欲缺乏、消瘦 1 年余，近期出现发热，伴四肢乏力等感染中毒症状，拟诊脓毒症为首要诊断。入院后检测 PCT 2.09ng/ml，CRP 13.64mg/L，G 试验阳性，GM 试验阳性，HIV 初筛阳性，使患者"HIV 感染伴真菌机会性感染"成为可能。后续的微生物检验与 HIV 的确证试验使诊断得到确诊。

马尔尼菲篮状菌目前是地方性 HIV/AIDS 患者机会性感染中第三位常见的病原菌，该菌可分离自患者的皮损、血液、骨和骨髓，骨髓培养敏感性最高（100%），目前确诊马尔尼菲篮状菌感染确诊仍旧依靠病原学培养。

马尔尼菲篮状菌是青霉菌中唯一的呈温度双相型的致病菌。在 25℃ SDA 培养基上为菌丝相，生长速度快，白色绒毛状带有淡黄绿色分生孢子头，成熟后菌落变为浅灰褐色到棕色，并产生可扩散的橘红色色素，尤其在培养基背面更清晰。镜下可见透明、分隔菌丝，分生孢子梗光滑无顶囊。帚状枝双轮生，散在，稍不对称，有 2~7 个散开、不平行的梗基，其上有 2~6 个瓶梗，顶端狭窄，可见单瓶梗，其顶端有单链分生孢子，散乱。在 37℃ SDA 培养基上为酵母相，无色素产生。镜下可见表面光滑、圆形、椭圆形、长形酵母细胞，裂殖非芽生，也可见多数短的菌丝成分。

实验室常用的检测真菌感染的血清学方法有 G 试验和 GM 试验。G 试验检测的是真菌细胞壁的主要成分 (1,3)-β-D- 葡聚糖。G 试验能对临床常见的侵袭性真菌感染作出早期判断，尤其是能很好地将念珠菌的定植与感染区分开。G 试验能检测包括曲霉和念珠菌在内的更多致病性真菌，但不能检出接合菌和隐球菌，也不能鉴定具体菌属和菌种。GM 试验检测的是半乳甘露聚糖。半乳甘露聚糖是曲霉细胞壁上的主要多糖组分，也存在于大部分青霉属（或篮状菌属）菌种和其他丝状菌中，其可在菌丝生长的过程中被释放出来。GM 试验更多地作为排除曲霉病的筛选指标,而不是诊断指标。一些非曲霉属的丝状真菌也可能引起 GM 试验出现阳性结果,如马尔尼菲篮状菌、荚膜组织胞浆菌、尖刀镰刀菌、拟青霉菌和链格孢菌。有报道马尔尼菲篮状菌细胞壁甘露聚糖蛋白 Mp1p 是其细胞壁特异性多糖抗原,应用于感染诊断方面具有良好前景。

本案例 G 试验阳性,提示真菌感染。GM 试验为阳性,提示曲霉或青霉属感染。血培养检出真菌菌丝,转 SDA 28℃培养见毛绒状菌落,48h 出现橘红色色素。棉蓝染色见帚状枝典型结构。血流感染马尔尼菲篮状菌诊断明确。

针对马尔尼菲篮状菌的早期治疗是降低感染死亡率的关键因素。中国《艾滋病诊疗指南》(第三版)推荐马尔尼菲篮状菌病治疗方案:轻型感染的治疗:伊曲康唑 200mg,2 次 /d,口服 8 周,伊曲康唑 200mg,1 次 /d,口服至 CD4$^+$T 淋巴细胞计数>100 个 /μl 且持续 6 个月。替代方案:伏立康唑 400mg,2 次 /d,口服 1d,然后改为 200mg,2 次 /d,口服 12 周,然后伊曲康唑 200mg,1 次 /d,口服至 CD4$^+$T 淋巴细胞计数>100 个 /μl,且持续 6 个月。重型感染的治疗:两性霉素 B 脂质体 3~4mg/(kg·d)或两性霉素 B 0.5~0.7mg/(kg·d),静脉滴注 2 周,而后改为伊曲康唑 200mg,2 次 /d,口服 10 周,然后伊曲康唑 200mg,1 次 /d,口服至 CD4$^+$T 淋巴细胞计数>100 个 /μl,且持续 6 个月;替代方案:伏立康唑 6mg/(kg·d),2 次 /d,静脉滴注 1d,然后改为 4mg/(kg·d),每 12h1 次,静脉滴注 3d,改为伊曲康唑口服 200mg,2 次 /d,口服达 12 周,然后伊曲康唑 200mg,1 次 /d,口服至 CD4$^+$T 淋巴细胞计数>100 个 /μl 且持续 6 个月。

本案例入院后很快明确了诊断,得益于临床医师及时送检血培养、G 试验、GM 试验及 HIV 初筛试验等检测项目,实验室积极配合临床及时检验,包括培养在内的项目都及时准确地反馈至临床。

(李艳明)

案例60 播散性组织胞浆菌病

导 言

组织胞浆菌病（histoplasmosis）是由荚膜组织胞浆菌（*Histoplasma capsulatum*）引起的一种传染性很强的肉芽肿性疾病。常由呼吸道传染，先侵犯肺，再波及其他单核巨噬细胞系统、肾、中枢神经系统及其他脏器。肺组织胞浆菌病（pulmonary histoplasmosis）的肺内改变似结核，可有肉芽肿形成，中心干酪坏死，继而纤维化及钙化。临床表现有低热、咳嗽、咳痰。X线显示肺局部炎性浸润或结节影、肺门淋巴结肿大。播散性组织胞浆菌病（disseminated histoplasmosis）累及肝、脾、骨髓等单核巨噬细胞系统及肾、肠、肾上腺、全身淋巴结、脑、心包膜、心内膜等器官组织。

荚膜组织胞浆菌隶属组织胞浆菌属，为双相型深部真菌。在流行地区土壤及空气中都可分离出荚膜组织胞浆菌，动物如马、狗、猫和鼠等皆可感染。本病可由呼吸道、皮肤黏膜、胃肠道等传入，流行区域患者及感染动物的粪便等排泄物均可带菌。当菌侵入人体后，视患者抵抗力而呈现局限原发或播散感染，一般男性患者较多见。本菌主要侵犯肺部引起急性肺损害，严重者可引起进行性全身播散，主要累及单核巨噬细胞系统，如骨髓、肝、脾等；也可出现其他临床症状及表现形式。播散性组织胞浆菌病的临床症状及影像学表现无特异性，且该病呈地区性分布，在我国为散发、少见病，临床医生警惕性不高，常导致误诊、漏诊。

本案例患者开始被误诊为结核病，抗结核治疗效果不佳。住院期间行3次骨髓形态学检查及2次骨髓组织微生物检验，1次肝组织微生物检验，微生物检验真菌培养均阴性；第2次骨髓形态学检查时查找全片可见网状细胞吞噬一类生物体，再次复读患者肝脏活检病理组织片亦可见相似病原体，根据病原体形态，考虑为组织胞浆菌感染。临床标本进行真菌培养、鉴定是诊断组织胞浆菌病的"金标准"，但由于该菌生长极缓慢，骨髓涂片形态学镜检及组织活检对组织胞浆菌病的诊断具有重大意义。

病 史 摘 要

患者女，35岁，湖南永州人，农民。因"乏力近2个月，发热1个月余"于2017年5月25日入住感染科。

现病史 患者于2017年4月初无明显诱因出现乏力，偶伴有心悸，无咳嗽咳痰，无腹泻也无白陶土样大便，无酱油样小便，无皮肤瘙痒等不适，未予以重视。于2017年4月17日晚上8点左右自觉发热，无畏寒寒战，伴有干咳、胸闷、心悸，立即前往当地县人民医院就诊，测体温39℃，查血常规无异常，H7N9（-），予以输液（具体不详）后未见好转。回家后仍有发热，最高体温39.3℃，物理降温后体温可降至正常，但发热反复出现，在当地诊所再次就诊，予以口服中药+输液（具体不详）治疗，症状无好转，仍有发热、乏力，伴食欲下降，并出现头晕头痛,咳嗽咳痰、痰液呈白色黏液状、量不多,有厌油、恶心、小便颜色深黄等情况,遂于 2017 年 5 月 13 日入住当地县人民医院,拟诊①发热原因待查(伤寒? G-菌感染? 败血症?);②肺部感染。入院后检查咽拭子:H7 亚型禽流感病毒初筛(-)。先后予头孢替唑+左氧氟沙星、头孢哌酮舒巴坦抗感染治疗无效。患者仍反复发热,均下午出现,夜间达到最高,最高体温 38~39℃,伴有干咳、胸闷、心悸,予地塞米松 5mg 治疗 2d 后体温降至正常,于 2017 年 5 月 19 日从当地医院出院,出院当天晚上再次发热,体温最高 39℃,为求进一步诊治遂于 2017 年 5 月 22 日来院就诊,门诊以"发热原因待查"收住感染科。患者自起病以来,精神饮食睡眠欠佳,小便颜色深黄,量未计,自诉正常,大便正常,体重较之前减轻 6kg。

既往史 患者起病前曾多次于山林采食野生蘑菇。

个人史、家族史 无特殊。

体格检查 体温 36.6℃,脉搏 75 次/min,呼吸 18 次/min,血压 120/74mmHg。神清合作。皮肤黏膜轻度黄染,无肝掌、蜘蛛痣,无出血点,无瘀斑,无皮疹。全身浅表淋巴结无肿大。头颅无畸形。心肺体格检查无异常。腹部隆起,无肠型,无蠕动波,腹壁静脉无曲张,腹壁柔软,无压痛,腹肌无紧张,无反跳痛。腹部未扪及包块,肝脏肋下约 4.0~5.0cm 可扪及,质中,有触痛,脾脏肋下约 4.0cm 可扪及,质软,无触痛。胆囊未触及,Murphy 征阴性,肝肾区无叩痛,移动性浊音阴性,肠鸣音正常,无气过水声。

实验室检查与其他特殊检查 血常规:WBC 6.2×10^9/L,N% 73.3%,PLT 185×10^9/L,HB 135g/L。PCT 0.38mg/ml。肝功能:TB 26.5μmol/L,DB 12.0μmol/L,ALT 62.9U/L,AST 60.6U/L。咽拭子:H7 亚型禽流感病毒初筛(-)。腹部彩超:胆囊壁毛糙、胆囊炎、脾大、盆腔少量积液。X 线胸片无异常发现。肥达试验、乙肝检查、狼疮检查、肾功能、心肌酶学、结核抗体、T-SPOT 均阴性。ESR 50mm/h。CRP 38.5mg/L。

入院诊断

1. 发热原因待查:
(1)结核感染?
(2)特殊病原体感染?
(3)非感染性疾病?
2. 胆囊炎。

临 床 诊 治

临床思维

1. 发热原因待查 患者本次发热原因考虑以下几方面:

(1)结核感染可能:患者临床表现主要是乏力、发热、食欲减退等不适,虽然辅助检查结核抗体、T-SPOT 均阴性,但是患者长程发热,普通抗感染治疗无效。结核病在我国为常见病,故诊断首先考虑结核可能,需进一步完善 PPD 皮试、痰液抗酸染色及肺部 CT 等检查,但体格检查见皮肤巩膜轻度黄染、肝脾大,必要时完善肝活检。

(2)特殊病原体感染:患者长程发热伴肝脾肿大,需考虑胞内病原体感染,如支原体、衣原体及组织胞浆菌病等可能性。

(3)非感染性疾病:患者长程发热伴肝脾肿大,需排除免疫系统疾病及血液系统疾病可能,需要进一步完善相关检测,如肿瘤标志物及血管炎三项、ANCA、ANA 谱、免疫检查、骨髓穿刺等检查辅助诊断。

2. 胆囊炎 根据患者外院腹部 B 超可明确诊断。

诊疗经过 入院后完善的实验检测:自身免疫性肝炎检查(抗 Ro52、抗 LKM-1、抗 AMA-M2、抗 M2-3E、抗 Sp100、抗 PML、抗 gp210、抗 SLA/LP、抗 LC-1 及抗 SMA)、甲状腺功能三项(FT3、FT4、TSH)、免疫检查(C3、C4、IgG、IgA、IgM)、ANA 谱测定、抗中性粒细胞胞浆抗体 + 血管炎三项:抗髓过氧化酶(MPO)、蛋白酶 3(PR3)、肾小球基底膜(GBM)、输血前四项(HBsAg、抗 -HCV、抗 -HIV、抗 -TP)、肿瘤标志物(AFP、CEA、NSE、CA125、CA242、CA19-9、CA15-3、f-PSA、PSA、Ferritin、HGH 和 β-HCG)、EB 病毒 DNA、巨细胞病毒 DNA 均阴性,血、尿细菌真菌培养均阴性。PCT 0.31ng/ml,ESR 27.0mm/h,胸部及腹部 CT 平扫:右中肺内侧段少许炎症;胆囊壁水肿,胆囊炎?肝脾增大,原因待查,请结合临床;盆腔少量积液。心脏彩超:二、三尖瓣及肺动脉瓣轻度反流。5 月 25 日行骨髓穿刺术,骨髓细菌与真菌培养阴性;骨髓形态学检查:骨髓增生明显活跃,粒系及红系增生均明显活跃,可见个别幼稚淋巴细胞及异型淋巴细胞,可见嗜血性网状细胞(1%),内铁减少,血象可见个别异型淋巴细胞(2%),建议做网织红细胞计数、溶血性贫血检查,并请结合临床。5 月 31 日完善肝组织穿刺活检术,肝组织普通细菌与真菌培养阴性。肝组织病理结果报告见肝细胞水变性及脂肪变性,汇管区纤维组织轻度增生,慢性炎细胞,肝小叶内见肝细胞点状坏死,单核巨噬细胞、淋巴细胞浸润,未见明确结核感染证据。

入院后给予左氧氟沙星 0.6g 静脉滴注 1 次 /d 经验性抗感染治疗,患者体温无明显变化,仍每天下午及夜间发热,最高体温 38~38.5℃,伴盗汗,考虑不符合普通细菌感染表现,停用抗感染药物。2017 年 6 月 13 日经科内疑难案例会诊,考虑为结核感染可能,予异烟肼、利福平、吡嗪酰胺、乙胺丁醇诊断性抗结核治疗 1 周,患者体温仍无明显变化。

2017 年 6 月 20 日第二次骨髓穿刺,骨髓形态学检查结果报告:①骨髓增生活跃,粒、红系均增生活跃,分类可见幼稚淋巴细胞及异型淋巴细胞共占 2%。铁染色细胞内铁减少。血片可见异型淋巴细胞占 8%,中性粒细胞可见核左移现象,请结合临床。②查找全片可见网状细胞吞噬一类生物体,考虑组织胞浆菌可能,马尔尼菲篮状菌、利氏曼原虫(利杜体)不能排除,建议做进一步检查。此时,再次复读患者 5 月 31 日肝脏活检病理组织切片,亦可见相似病原体,根据病原体形态,考虑为组织胞浆菌,诊断初步考虑为"组织胞浆菌感染"。

2017 年 6 月 21 日第三次复查骨髓穿刺及骨髓真菌培养,骨髓真菌培养阴性。骨髓形态学检查结果回报:骨髓增生活跃,红系各阶段比值均升高,淋系可见幼稚淋巴细胞 1%,异型淋巴细胞 2%,尚可见个别网状细胞吞噬一类生物体,但数量极少。于 6 月 21 日开始使用两性霉素 B 注射剂,从 5mg 开始,逐渐加量至 25mg 1 次 /d,患者体温逐渐下降至正常。7 月 15 日因复查肾功能示 BUN 7.19mmol/L,CRE 180.0μmol/L,UA 631.5μmol/L,考虑两性霉素 B 的肾毒性,停止两性霉素 B 静滴,改为伊曲康唑胶囊口服序贯治疗,患者体温继续维持正常。复查肝脾彩超提示肝脏及脾脏较前有所缩小。

根据患者持续发热及肝脾肿大症状,且患者起病前曾多次于山林采食野生蘑菇,结合骨髓形态学检查结果与肝脏活检组织片结果及治疗效果,组织胞浆菌病(播散性)的诊断成立。

微生物检验 取 5 月 25 日与 6 月 21 日骨髓穿刺术的骨髓注入培养瓶培养,置于全自动血培养仪内监测,若标本接种或阳性报警转种后有菌生长,继续做菌种鉴定及药敏。本例微生物培养均阴性。5月31日肝穿刺活检术肝组织少许充分研磨后接种于血平板与沙保罗平板,放置5%~10% CO_2环境中35℃孵育,每日观察生长情况,4d后无细菌与真菌生长即报阴性。本例骨髓涂片瑞氏染色及肝脏活检病理组织片形态学检查均发现网状细胞吞噬一类生物体(图60-1)。

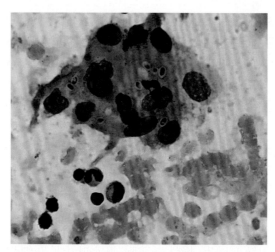

图60-1　骨髓穿刺标本涂片镜检(瑞氏染色 ×1 000)

最终诊断　①播散性组织胞浆菌病;②胆囊炎。

讨论与点评

组织胞浆菌为双相型深部真菌,常经呼吸道传染,传染性极大,全世界有30多个国家发现有组织胞浆菌病,我国也发现数例,多为归国华侨。本菌主要侵犯肺部引起急性肺损害,严重者可引起进行性全身播散,主要累及单核巨噬细胞系统,如骨髓、肝、脾等;也可出现其他临床症状及表现形式。本案例患者乏力近2个月,发热1个月余于当地拟诊断"发热原因待查(伤寒? G- 菌感染? 败血症?),肺部感染",经抗细菌与抗感染治疗无效转入本院。根据临床思维经科内疑难案例讨论,考虑为结核感染可能,先行异烟肼、利福平、吡嗪酰胺、乙胺丁醇诊断性抗结核治疗1周,患者体温仍无明显变化。患者长程发热伴肝脾肿大,需排除免疫系统疾病及血液系统疾病可能。

患者住院期间行3次骨髓穿刺术骨髓形态学检查及2次(第1次与第3次)骨髓组织微生物检验,1次肝组织微生物检验,微生物检验真菌培养均阴性;第2次骨髓形态学检查时查找全片可见网状细胞吞噬一类生物体,考虑组织胞浆菌可能,再次复读患者肝脏活检病理组织片亦可见相似病原体,根据病原体形态,考虑为组织胞浆菌感染。

虽然对临床标本进行真菌培养、鉴定是诊断组织胞浆菌病的"金标准",但由于该菌生长极缓慢,培养鉴定一般需费时4~6周,另外,非流行地区的常规实验室由于不具备鉴定条件或对此菌的培养分离认识不足,常导致培养阳性率低,这会严重延误组织胞浆菌病患者及时、有效的治疗,大大增加其死亡风险。本例患者骨髓与肝活检组织真菌培养阴性,究其原因,发现真菌培养阴性报告均按照常规只培养5~7d,培养时间过短有导致假阴性的可能。

骨髓涂片镜检及淋巴组织活检对组织胞浆菌病的诊断具有重大意义,患者肝脏活检病理组织片复读亦可见相似病原体,确立了组织胞浆菌病的诊断。与真菌培养相比,骨髓涂片镜检的正确报告具有时间短、快速的特点,它可为患者的早期诊断及治疗提供依据。本例患者通过骨髓涂片镜检结果,结合临床症状与治疗效果得以确诊,对抢救患者生命及节省医疗费用起重要作用。

播散性组织胞浆菌病的临床症状及影像学表现无特异性,易误诊为黑热病、结核病等,本例患者开始被误诊为结核病,抗结核治疗效果不佳。通过本次案例的回顾性分析,提示在组织胞浆菌病散发地区,为提高本病的诊断水平,微生物室人员应加强与临床之间的沟通,提高对本致病菌的警惕性及对规范该菌的培养鉴定水平,正确的培养方法是将标本接种双相培养基(MLI)内,在25℃中培养,待其生长后再移种于沙保罗培养基(SDAI)、玉米培养基(MDA)、脑心浸液血培养基(BHIB)及双相培养基(MLI)内各2份,分别置于25℃和35℃两种温度环境孵育,观察各培养基在各不同时期的菌落形态及镜下菌体形态特点。培养周期一般为4~6周。怀疑为组织胞浆菌时培养时间要延长。组织胞浆菌尿素酶试验弱阳性:将组织胞浆菌接种到尿素酶培养基中,25℃条件下4d左右可出现弱阳性反应。

(彭婉婵 刘 菲)

第三部分

病毒与寄生虫感染

案例 **61** 成人巨细胞病毒感染

导　言

　　成人巨细胞病毒感染（cytomegalovirus infection）多数为隐性感染，若出现体征则主要表现为发热，淋巴结肿大，肝脾肿大，关节肌肉酸痛。

　　人巨细胞病毒（*Human cytomegalovirus*，HCMV）在自然界普遍存在，各年龄阶段均易感，无季节性流行规律。免疫力正常的人群感染人巨细胞病毒后大多无显著临床表现，成人中单纯由病毒感染引起持续高热比较少见。初次感染后，病毒会潜伏于人体内皮细胞、淋巴细胞和组织细胞中，当受到外界刺激，尤其是免疫功能抑制时，病毒可被激活并进行复制。当 IgM 抗体阳性或者IgG 抗体检测双份血清 4 倍及 4 倍以上增高才具有感染诊断意义。

　　本案例巨细胞病毒 IgG 抗体阳性，巨细胞病毒 IgM 抗体 S/CO 值 20.82，实验室对 IgM 抗体的"假阳性"进行了排查，通过查阅患者临床资料，并电话与临床医师沟通，患者为年轻男性，无基础疾病，急起发热，热程较短，有一定感染中毒症状，血象不高，支持 HCMV 感染，并将该实验结果第一时间电话通知了临床，为患者的治疗赢取了时间。经更昔洛韦抗病毒及对症支持治疗，症状缓解。

病史摘要

　　患者男，31 岁，湖南邵阳人，农民。因"发热 10d"于 2018 年 7 月 12 日入住感染科。

现病史　患者于 2018 年 7 月 2 日 10 时无明显诱因急起出现发热,发热为持续性,体温最高可达 39.7℃,体温无明显规律,伴有畏寒无明显寒战,伴有头痛,于当地诊所就诊,予以对症治疗后体温下降。7 月 3 日,患者再次出现发热,体温持续不退,再次于当地诊所就诊(具体诊疗过程不详),予以治疗后体温不退。为求进一步诊治,来院就诊,门诊以"发热查因"收住感染科。自起病以来,患者精神差,食欲下降,大便习惯正常,黄色,无里急后重。小便颜色正常,无尿频,无尿急,无尿痛,无滴沥不尽。睡眠欠佳,情绪稳定。体重无明显变化。

既往史、个人史、家族史　无特殊。

体格检查　T 38.0℃,P 96 次 /min,R 20 次 /min,BP 105/70mmHg。急性病容,自主体位。双侧颈部可扪及数个肿大淋巴结,较大者约蚕豆大小,质软,无触痛。余无特殊。

实验室检查与其他特殊检查　血常规示 WBC 4.4×10^9/L,N% 72.6%,PLT 99×10^9/L;肝功能示 ALT 52U/L,AST 64U/L;CRP 34mmoL/L。

入院诊断

发热查因:

1. 病毒感染?

2. 沙门菌感染?

3. 败血症?

4. 胞内病原体感染?

5. 血液系统疾病?

临 床 诊 治

临床思维

1. **病毒感染**　年轻男性,急起发热,热程较短,有一定感染中毒症状,血象(WBC、N%)不高,首先考虑病毒感染。

2. **沙门菌感染**　发热伴感染中毒症状,WBC 不高,病毒感染热程偏长,需排除沙门菌感染可能。

3. **败血症**　发热伴感染中毒症状,需排除败血症可能。

4. **胞内病原体感染**　急起发热,伴血小板下降、头痛等全身中毒症状,需排除该诊断。

5. **血液系统疾病**　患者发热、中毒症状偏轻,血小板下降,有浅表淋巴结肿大。

诊疗经过　入院后患者再次出现高热,体温达 39.3℃,并诉胸痛,心率 98 次 /min。查血常规显示血小板进行性下降至 49×10^9/L;肝功能示 ALT 74.8U/L,AST 83.6U/L;心肌酶示 LDH 588.0U/L,CKI25.6U/L;凝血常规及相关检查示血浆纤维蛋白(原)降解产物 9.8mg/L,D- 二聚体 2.76mg/L,血浆抗凝血酶Ⅲ抗原 169.2mg/L。急查心电图无异常。患者高热不退,心率增快,有胸痛,听诊心音低,心肌酶增高,不排除病毒性心肌炎的可能。患者血小板下降,肝功能异常,凝血功能异常,考虑多器官受累。由于不能排除胞内病原体感染,治疗上从左氧氟沙星改为多西环素抗感染。

7 月 13 日实验室检查结果回报:PCT 0.64ng/ml,免疫球蛋白 M 3 280.0mg/L,巨细胞病毒 IgM 抗体 S/CO 值 20.82（检验科电话回报），巨细胞病毒 DNA 阴性。针对以上实验室结果，为了抑制强烈的炎症反应，防止进一步进展为嗜血细胞综合征和多器官功能衰竭，诊疗上采取地塞米松抗感染，丙种球蛋白减轻炎症反应，更昔洛韦抗病毒。7 月 14 日开始，患者体温逐渐下降至正常范围直至出院，且各项指标包括 PLT、LDH、ALT、AST、CRP 等均逐渐恢复至正常水平。患者病情平稳于 7 月 20 日办理出院。

微生物检验 病毒检查巨细胞病毒 IgM 抗体 S/CO 值 20.82（检验科电话回报）。为了出具准确的检验报告，为临床提供可靠的诊疗依据，检验科首先对 IgM 抗体的"假阳性"进行了排除，当 IgM 抗体阳性或者 IgG 抗体检测双份血清 4 倍及 4 倍以上增高才具有感染诊断意义。本案也检测了巨细胞病毒 IgG 抗体，检测结果显示 IgG 抗体大于检测上限，遗憾是对患者未做 IgG 抗体双份血清检测。本例患者巨细胞病毒 IgM 抗体阳性，结合患者为年轻男性，急起发热，热程较短，有一定感染中毒症状，血象不高，支持 HCMV 感染。

最终诊断 成人巨细胞病毒感染。

讨论与点评

本案例巨细胞病毒 IgG 抗体阳性，巨细胞病毒 IgM 抗体 S/CO 值 20.82，为了出具准确的检验报告，实验室首先对 IgM 抗体的"假阳性"进行了排除，当 IgM 抗体阳性或者 IgG 抗体检测双份血清 4 倍及 4 倍以上增高才具有感染诊断意义。通过查阅患者临床资料，并电话与临床医师沟通，患者为年轻男性，无基础疾病，急起发热，热程较短，有一定感染中毒症状，血象不高，支持 HCMV 感染。经更昔洛韦抗病毒及对症支持治疗，症状缓解。

病毒感染的实验室检查包括病毒核酸、病毒抗原以及病毒刺激机体产生的抗体检测。前两者属于病毒本身成分的检测，是病毒感染的早期和直接证据，但同时，由于受到抗病毒药物的影响以及感染途径和方式的影响，在某些情况下病毒核酸和抗原往往不易检出。抗体的检测是病毒感染的间接证据，是临床辅助判断病毒现症感染和既往感染以及潜伏感染等情况的常用实验室检测依据。病毒抗体检测临床广泛使用，是临床判断患者感染状态的重要辅助诊断依据。对于病毒抗体的检测，推荐 IgM 抗体和 IgG 抗体同时检测；出现 IgM 抗体阳性说明是急性感染或者复发感染；在出现 IgG 抗体阳性时，推荐送检双份血清送检，时间间隔一般为 2~4 周，IgG 抗体检测双份血清 4 倍及 4 倍以上增高时有诊断意义。在本案例中，由于患者出院时拒绝再行抽血复查，所以没有实现双份血清送检，但患者已经有 IgM 明显增高，结合患者病史及使用更昔洛韦抗病毒治疗后症状逐渐好转，提示该例患者符合 HCMV 现症感染或复发感染。

对于实验室而言，在免疫学检测中若出现异常值，首先需排除假阳性或假阴性，多跟临床沟通，多询问病史或查阅资料，保证检测结果的准确性，并将异常结果及时反馈给临床，真正实现"对患者负责"而非"仅对标本负责"。

（汪 维）

案例62　新型冠状病毒肺炎

导　言

2019 新型冠状病毒 (2019 novel coronavirus, 2019-nCoV) 是 2019 年末报道并在世界范围人群中流行蔓延的冠状病毒新毒株。新型冠状病毒肺炎 (novel coronavirus disease 2019, COVID-19) 潜伏期 1~14d, 以发热、干咳、乏力为主要表现, 少数患者伴有结膜炎、肌痛和腹泻等症状, 严重者可进展为急性呼吸窘迫综合征、多器官衰竭甚至死亡。确诊病例需有阳性病原学证据或血清学证据, 且不同病情需采取不同的收治条件和方式: 疑似及确诊病例应在具备有效隔离条件和防护条件的定点医院隔离治疗, 疑似病例应单人单间隔离治疗, 确诊病例可多人收治在同一病室; 而危重型病例应当尽早收入 ICU 治疗。目前暂未发现有效的抗病毒药物, 但有些药物经临床观察研究显示可能具有一定的治疗作用。

本案例老年患者, 疫情流行期间发病, 急性起病, 明显畏寒发热、咳嗽症状, 体查无明显异常, 血常规: WBC 4.27×10^9/L, L 0.95×10^9/L。肺部 CT 显示双肺多发毛玻璃影病灶; 甲乙型流感病毒抗原、肺炎支原体、H7N9 禽流感阴性, 咽拭子示新型冠状病毒核酸检测阳性。具有新型冠状病毒核酸阳性病原学证据, 新型冠状病毒肺炎诊断明确。予以隔离、抗病毒及对症支持等治疗后患者病情好转出院。正确的病原学实验诊断在疾病的诊疗过程以及传染病的流行控制中起着关键性作用。

病　史　摘　要

患者女, 64 岁, 湖南长沙人。因 "畏寒发热 10d, 加重 1d" 于 2020 年 2 月 5 日入住长沙市定点收治医院。

现病史　患者入院 10d 前无明显诱因开始出现畏寒发热, 自觉乏力, 偶咳少痰, 无胸闷气促, 未经特殊治疗, 发热间断反复, 1d 前自觉畏寒发热加重, 体温 38.5℃, 偶咳少痰, 无胸闷气促, 无腹痛腹泻, 就诊于当地医院发热门诊, 肺部 CT 示: 双肺多发病灶考虑病毒性肺炎可能性大, 咽拭子示新型冠状病毒核酸检测阳性, 以 "新型冠状病毒肺炎" 转入长沙市定点收治医院隔离病房住院治疗。患者起病以来精神食欲欠佳, 大小便基本正常, 无盗汗, 体重无明显减轻。

既往史、个人史、家族史及婚育史　无特殊。

体格检查　体温 36.7℃, 脉搏 81 次/min, 呼吸 20 次/min, 血压 135/80mmHg, 血氧饱和度 97%。发育正常, 营养一般, 神清合作, 自动体位, 心肺腹体格检查无异常发现。脊柱四肢无畸形, 活动正常, 四肢肌力、肌张力正常, 双下肢无水肿。双膝反射正常, 布鲁辛斯基征、克尼格征、巴宾斯基征均阴性。

实验室检查与其他特殊检查　血常规: WBC 4.27×10^9/L, L 0.95×10^9/L。肺部 CT: 双

肺多发病灶考虑病毒性肺炎可能性大；甲乙型流感病毒抗原、肺炎支原体、H7N9禽流感病毒抗体均阴性，咽拭子新型冠状病毒核酸检测阳性。

入院诊断

新型冠状病毒肺炎。

临 床 诊 治

临床思维

患者老年女性，疫情流行期间急性起病，明显畏寒发热及咳嗽症状，体查无明显异常。血常规：WBC 4.27×10^9/L，L 0.95×10^9/L。肺部CT显示两肺气管血管纹理增多，两肺见大量斑片状、条片状密度增高影，边缘模糊，夹有大量毛玻璃影。甲乙型流感病毒抗原、肺炎支原体、H7N9禽流感检测阴性，咽拭子新型冠状病毒核酸检测阳性，新型冠状病毒肺炎诊断明确。

诊疗经过　入院后完善检查。输血前常规：HBsAg（+）。心肌酶：LDH 240.3U/L，hsCRP 12.3mg/L。凝血常规、肝功能、肾功能、电解质、肌钙蛋白I、血糖、血脂、D-二聚体均正常。腹部彩超：左肝囊肿。心脏彩超：射血分数60%，左室舒张功能减退，左室收缩功能测定在正常范围。肺部CT（2月9日）：肺部多发感染性病变，符合病毒性肺炎（图62-1）。

予以洛匹那韦利托那韦口服及α-干扰素雾化抗病毒、双歧杆菌三联活菌口服调整肠道菌群、维持水电解质酸碱平衡、内环境稳定等治疗，患者发热咳嗽症状逐渐缓解，但新型冠状病毒核酸检测持续阳性，3月2日改用磷酸氯喹抗病毒治疗3d，复查血常规：WBC 7.19×10^9/L，N% 74.9%，L% 19%，PLT 175×10^9/L，Hb 128g/L。血气分析：pH 7.5，PCO_2 34.8mmHg，PO_2 105mmHg，AB 26.6，SaO_2 98.2%；凝血功能、CRP、降钙素原、肝肾功能、电解质、心肌酶等均正常。3月4日复查肺部CT：对比2020年2月9日CT结果，两肺毛玻璃样密度增高影较前明显吸收减少（图62-2）。复查新型冠状病毒核酸，结果为阴性，予以出院。

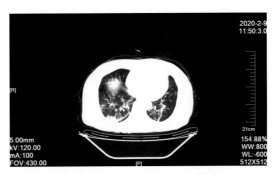

图62-1　治疗前肺部CT检查

影像表现：两肺气管血管纹理增多，两肺见大量斑片状、条片状密度增高影，边缘模糊，夹有大量毛玻璃影，气管主支气管开口通畅，纵隔无明显肿大淋巴结，心脏各房室腔无明显异常，两下胸膜轻度增厚粘连，胸腔无积液。影像诊断：肺部多发感染性病变，符合病毒性肺炎，建议结合临床并治疗后复查

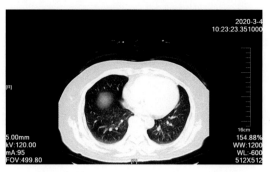

图 62-2　治疗后肺部 CT

影像表现：对比患者 2020 年 2 月 9 日 CT 结果，
两肺毛玻璃样密度增高影较前明显吸收减少

微生物检验　两次咽拭子新型冠状病毒核酸检测阳性。
最终诊断　①新型冠状病毒肺炎；②肝囊肿。

讨论与点评

本案例患者为非高危疫情区域本地人员，出现发热症状后到医院就诊，咽拭子新型冠状病毒核酸检测出现阳性病原证据，使疾病在早期得到明确诊断，进行隔离、抗病毒及对症支持治疗，患者病情逐渐好转，新型冠状病毒核酸检测由阳性转为阴性。

新型冠状病毒肺炎是一种 RNA 病毒感染所致的新发呼吸道传染病。传染源主要是新型冠状病毒肺炎患者和无症状感染者，人群普遍易感，传播途径主要是呼吸道飞沫及密切接触，也有可能在密闭空间经气溶胶传播。由于在粪便、尿液中可分离到新型冠状病毒，应注意其对环境污染造成接触传播或气溶胶传播。该病例患者虽无明显流行病史，但发病于新型冠状病毒肺炎流行期间，且有明显畏寒发热、咳嗽症状，就诊于非定点医院发热门诊，新型冠状病毒核酸检测阳性，明确了新型冠状病毒肺炎的诊断。确诊后转于新型冠状病毒肺炎定点收治医院进行集中隔离、专科治疗，这种多点筛查、集中收治的传染病管理模式及时控制了传染源，切断了传播途径，专病专治，也利于全员防疫意识的提高，对疫情的防控和治疗极其重要。

根据目前掌握的新型冠状病毒生物学特点、流行病学特征、致病性、临床表现等信息，该病原体暂按照病原微生物危害程度分类中第二类病原微生物进行管理。未经培养的感染性材料，如果不能可靠灭活，进行病毒抗原检测、血清学检测、核酸检测、生化分析等操作时，应在生物安全二级实验室开展，尽可能在生物安全柜中进行，个人采用三级生物安全防护（医用防护口罩或 N95、双层乳胶手套、面屏、护目镜、工作服外防护服、单或双层医用防护帽、防水靴套，加手卫生）。

（陈　勇）

案例 **63** 新型冠状病毒肺炎合并深静脉血栓形成

导 言

新型冠状病毒肺炎(COVID-19)是由新型冠状病毒引起的一种新发急性呼吸道传染病,目前已成为全球性重大的公共卫生事件。经呼吸道飞沫和密切接触传播是新型冠状病毒肺炎主要的传播途径。新型冠状病毒肺炎潜伏期为 1~14d,大多为 3~7d。临床表现以发热、干咳、乏力为主。部分患者以嗅觉、味觉减退或丧失等为首发症状,少数患者伴有鼻塞、流涕、咽痛、结膜炎、肌痛和腹泻等症状。重症患者多在发病一周后出现呼吸困难和 / 或低氧血症,严重者可快速进展为急性呼吸窘迫综合征、脓毒症休克、难以纠正的代谢性酸中毒和出凝血功能障碍及多器官功能衰竭等。新型冠状病毒肺炎患者影像学表现为早期肺脏呈现多发小斑片影及间质改变,以肺外带明显。进而发展为双肺多发毛玻璃影、浸润影,严重者可出现肺实变,实变区主要呈现弥漫性肺泡损伤和渗出性肺泡炎。

深静脉血栓形成(deep venous thrombosis,DVT)主要是因为血液在深静脉腔内不正常凝结,阻塞静脉管腔,导致静脉回流障碍,如未予及时治疗,急性期可并发肺栓塞(致死性或非致死性),后期则因为血栓形成后综合征,影响工作和生活能力。全身主干静脉均可发病,尤其多见于下肢。静脉损伤、血流缓慢和血液高凝状态是造成深静脉血栓形成的三大因素。临床表现有肢体明显肿胀,疼痛和压痛,浅静脉扩张,患肢皮温升高等。深静脉血栓如脱落进入肺动脉,可引起肺栓塞,造成严重后果。

本病例为青年女性患者,发病前 10d 曾前往武汉市区,本次以咳嗽,发热就诊,查肺部 CT 示两肺多发团片状毛玻璃影,高度疑似病毒性肺炎,咽拭子新型冠状病毒核酸检测阳性而得以确诊新型冠状病毒肺炎。入院后予以洛匹那韦利托那韦、α- 干扰素抗病毒、左氧氟沙星抗感染、甲泼尼龙减轻炎症反应等治疗,维持水电解质酸碱平衡、内环境稳定等对症支持治疗后,病情逐渐好转。患者住院治疗后第 12 天出现左下肢肌肉疼痛,且逐渐加重,下肢静脉彩超结果提示左下肢肌间静脉内异常实质性回声,考虑深静脉血栓形成。经过低分子肝素抗凝,血管外科专科治疗后逐渐好转。由此可见在新型冠状病毒肺炎治疗过程中,存在各种并发症的风险,当患者出现异常症状时需引起足够警惕,做到并发症的早发现、早诊断、早治疗。

病 史 摘 要

患者女,26 岁,湖北黄冈人,公司职员。因"咳嗽 8d,发热 4d"于 2020 年 1 月 26 日入住新型冠状病毒肺炎定点医院。

现病史 患者 8d 前无明显诱因出现咳嗽,阵发性,干咳,无发热,自行服用感冒药物,具体药物不详。4d 前患者无明显诱因出现发热,体温最高达 38.5℃,无畏寒、寒战,口服退热药物,具体不详,体温可降至正常,但发热反复,伴胸闷,无气促,在新型冠状病毒肺炎定点医院发热门诊就诊,查肺部 CT 示两肺多发团片状毛玻璃影,高度疑似病毒性肺炎,咽拭子新型冠状病毒核酸检测阳性,为进一步治疗收入院。此次起病以来,患者精神、食欲一般,睡眠可,无头晕、气促,无厌油、恶心、呕吐,无腹痛、腹泻,无鼻出血、牙龈出血,近期体重无明显下降。

个人史 生于原籍,2020 年 1 月 16 日至 18 日至武汉,于 2020 年 1 月 19 日至巴厘岛,2020 年 1 月 25 日归国,否认血吸虫疫水接触史,无毒物及放射性物质接触史,居住地环境良好,饮食起居规律,无烟酒嗜好,否认性病及冶游史。

既往史、家族史及婚育史 无特殊。

体格检查 体温 37.4℃,脉搏 70 次 /min,呼吸 20 次 /min,血压 107/81mmHg。发育正常,体型中等,神清合作,自动体位,心肺腹体格检查无异常发现。脊柱四肢正常无畸形,活动自如,双下肢不肿,四肢肌力、肌张力正常,双膝腱反射对称存在,克尼格征、布鲁辛斯基征、巴宾斯基征阴性。

实验室检查与其他特殊检查 2020 年 1 月 25 日血常规正常,甲乙型流感病毒抗原阴性,肺部 CT 示两肺多发团片状毛玻璃影,高度疑似病毒性肺炎(图 63-1)。

入院诊断

新型冠状病毒肺炎。

临 床 诊 治

临床思维

患者为青年女性,发病前曾前往武汉,咳嗽 8d,发热 4d,肺部 CT 示两肺多发团片状毛玻璃影,高疑病毒性肺炎,咽拭子示新型冠状病毒核酸检测阳性。体查:T 37.4℃,余无阳性体征,结合其病史、症状、体征及检查结果,故新型冠状病毒肺炎诊断明确。患者住院治疗后以卧床休息为主,活动减少,需警惕出现深静脉血栓形成。

诊疗经过 入院后检查:血常规:WBC 4.63×10^9/L,N% 76.3%,L% 14.6%,L 0.68×10^9/L,Hb 128g/L。血气分析:pH 7.5,PCO_2 34.7mmHg,PO_2 67.5mmHg,AB 27.7mmol/L,随机 GLU 6.48mmol/L,乳酸 747mg/L,hsCRP 15.46mg/L。2 月 8 日肺部 CT:对比 2020 年 1 月 25 日片,肺内病灶实变较前明显,范围增大(图 63-2)。

入院后予以洛匹那韦利托那韦、α- 干扰素抗病毒、左氧氟沙星抗感染、维持水电解质酸碱平衡、内环境稳定等对症支持治疗,治疗第 2 天患者再次发热,提示患者病情进展中,予以告病重,加用丙种球蛋白加强支持治疗以及甲泼尼龙减轻炎症反应等治疗,密切观察病情变化,同时请中医科主任医师会诊,给予中药等对症治疗足疗程后,患者体温逐渐恢复正常,呼吸道症状缓解,3 月 24 日复查胸部 CT 较前明显好转(图 63-3),复查核酸检测阴性,提示病情好转。

入院治疗后第 12 天,患者诉左下肢肌肉疼痛,且逐渐加重,体查见双下肢无水肿,四肢活动可。下肢彩超显示左下肢肌间静脉内异常实质性回声,考虑深静脉血栓形成,D- 二聚体、凝血功能结果符合深静脉血栓形成。请血管外科会诊,加用低分子肝素钠抗凝治疗,加用六君子汤合桑贝散加减等治疗后,患者左下肢肌肉疼痛好转。因患者无基础疾病史,下肢血栓考虑与住院后长时间卧床休息、活动少相关。

微生物检验 咽拭子示新型冠状病毒核酸检测阳性,多次肺部 CT 显示两肺多发团片状毛玻璃影,高度疑似病毒性肺炎

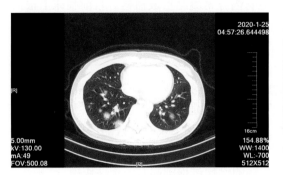

图 63-1　治疗前肺部 CT
影像表现:肺部 CT 示两肺多发团片状毛玻璃影,
高度疑似病毒性肺炎

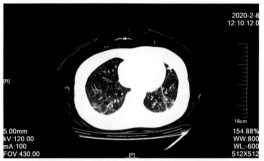

图 63-2　治疗中肺部 CT 影像表现
"病毒性肺炎"患者 CT 复查,与之前对比,两肺仍见多发团片状、条片状密度增高影,两肺下叶病灶较前有吸收,密度增高,部分病灶边缘较前清晰,气管、支气管通畅,纵隔内未见肿大淋巴结,两侧胸膜增厚较前明显,胸腔无明显液样影

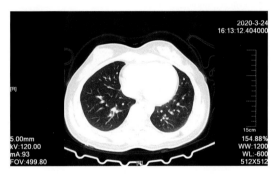

图 63-3　治疗后肺部 CT 影像诊断
"病毒性肺炎"患者 CT 复查,与之前对比,患者肺内
病灶较前有明显吸收,建议结合临床

最终诊断　①新型冠状病毒肺炎;②左下肢深静脉血栓形成。

讨论与点评

本案例以发热、乏力、咳嗽、胸闷为主要症状,有明确的武汉出差流行病学史,肺部 CT 提示病毒性肺炎改变,且快速进展,咽拭子新型冠状病毒核酸阳性,住院治疗第 12 天出现左下肢肌肉疼痛,且逐渐加重,下肢彩超显示左下肢肌间静脉内异常实质性回声,考虑深静脉血栓形成。经过肝素抗凝及血管外科会诊治疗后病情逐渐好转。本案例新型冠状病毒肺炎合并深静脉血栓形成诊断明确。

多种因素可导致深静脉血栓形成,如久病卧床、术中、术后,肢体制动状态以及久坐不动等。此时,因静脉血流缓慢,在瓣窦内形成涡流,使瓣膜局部缺氧,引起白细胞黏附分子表达,白细胞黏附及迁移,促进血栓形成。此外,静脉内皮损伤,妊娠、产后或术后、创伤、长期口服避孕药等血液高凝状态均可能导致血液在血管内异常凝结形成血栓。目前临床上根据血栓形成部位主要分为上肢深静脉血栓形成、上下腔静脉血栓形成、下肢深静脉血栓形成三种。本案例患者为新型冠状病毒肺炎隔离治疗患者,住院后以卧床休息为主,活动减少,是该患者并发下肢深静脉血栓形成的主要诱因。

由于临床医师在每日查房中及时注意到患者出现左下肢肌肉疼痛这一异常症状,立即进行下肢深静脉彩超及 D- 二聚体检查,明确了下肢深静脉血栓形成这一诊断,及时加用低分子肝素钠抗凝,并请血管外科会诊协助诊治,最终患者得到了及时有效的治疗,病情逐渐好转。提示当出现与首发疾病无明显关联的症状时,应警惕出现并发症的可能性。由此可见对并发症的早期发现、早期诊断、早期治疗在疾病的诊疗过程中起着关键性作用。

（陈　勇）

案例 **64**　糖尿病合并新型冠状病毒肺炎

导　言

　　新型冠状病毒肺炎临床分型可分为四型：①轻型：临床症状轻微，影像学未见肺炎表现。②普通型：具有发热、呼吸道症状等，影像学可见肺炎表现。③重型：成人符合下列任何一条：A. 出现气促，呼吸频率（RR）≥30 次/min；B. 静息状态下，吸空气时指氧饱和度≤93%；C. 动脉血氧分压（PaO_2）/ 吸氧浓度（FiO_2）≤300mmHg；D. 临床症状进行性加重，肺部影像学显示 24~48h 内病灶明显进展>50% 者。④危重型：符合以下情况之一者：A. 出现呼吸衰竭，且需要机械通气；B. 出现休克；C. 合并其他器官功能衰竭需 ICU 监护治疗。对于重型和危重型的感染人群几乎都合并呼吸衰竭。而且，有少部分轻型和普通型的感染人群，可以在数天内发展成重型和危重型，出现呼吸衰竭以及全身多脏器功能衰竭，最终导致患者死亡，这种情况常见于存在基础疾病的老年患者。所以，当患者确诊新型冠状病毒肺炎以后，要配合医生，积极地隔离观察治疗，加强营养，多休息，保持良好心态，这样才可以降低危重情况的发生概率。

　　新型冠状病毒肺炎的确诊手段是病原学检查，其他一些检测结果，如血气分析可以判断是否有呼吸衰竭；血糖、酮体、尿糖、肾功能等可判断是否有基础疾病如糖尿病、糖尿病肾病等；炎症指标可判断是否合并细菌感染等。

　　本案例老年患者，有糖尿病及高血压病等基础疾病，发热半个月，半个月前去过武汉，有流行病学接触史，有发热表现，结合淋巴细胞低及新型冠状病毒核酸检测阳性，血气结果显示Ⅰ型呼吸衰竭，诊断确诊为新型冠状病毒肺炎（危重型），入住新型冠状病毒肺炎定点医院隔离病房。经高流量湿化氧疗、抗病毒、抗感染、控制血压、降糖等对症支持治疗，患者病情明显好转，证实检验工作在临床疾病的诊疗中起到关键性作用。

病 史 摘 要

　　患者女，67 岁，湖南长沙人。因"发热半个月"于 2020 年 2 月 4 日入住新型冠状病毒肺炎定点医院。

　　现病史　患者发病前 2 周去过武汉，未接触新型冠状病毒感染确诊患者。自 1 月 18 日起出现低热，最高体温 37.8℃，伴乏力、咳嗽、咳痰，活动后气促，伴食欲下降，无胸闷、呕吐、腹泻，无头痛、肌肉酸痛、关节酸痛等不适，于 2 月 2 日到某三甲医院就诊，胸片示双肺渗出，考虑感染可能性大，左侧胸腔积液，2 月 3 日新型冠状病毒检测阳性。患者为进一步诊治，转入新型冠状病毒肺炎定点收治医院隔离病房，患者起病以来，食欲、睡眠、精神欠佳，大小便正常，体重无明显变化。

　　既往史　患有糖尿病 15 年，服用格列喹酮，早上 60mg，中午和晚上各 30mg，二甲双胍

0.5g 口服 3 次 /d；高血压病 20 余年，氨氯地平 5mg 口服 1 次 /d。否认肝炎、伤寒、肺结核等传染病。否认食物药物过敏史，无手术史及外伤史。

个人史　起病前 2 周去过武汉，有饮酒史 40 年，每天 1 两，余无特殊。

家族史、月经史及婚育史　无特殊。

体格检查　体温 37.1℃，脉搏 84 次 /min，呼吸 20 次 /min，血压 130/79mmHg。胸廓对称无畸形，呼吸运动自如，神志清楚，急性病容，双肺触诊语颤正常，双肺叩诊呈清音，双肺呼吸音清，未闻及啰音及胸膜摩擦音。克尼格征、布鲁辛斯基征、巴宾斯基征阴性。

实验室检查与其他特殊检查　血常规：WBC 10.74×10^9/L，N% 92.1%，L% 3.2%，L 0.34×10^9/L，Hb 112g/L，PLT 279×10^9/L；肝功能：ALT 36.6U/L，AST 61.5U/L，ALB 30g/L；肾功能：BUN 15.12mmol/L，CRE 209μmol/L，UA 428.3μmol/L；电解质：K 5.47mmol/L，Na 130.1mmol/L，Cl 108.5mmol/L，Ca 1.9mmol/L；心肌酶：CK 529U/L，CKI 19.1U/L，LDH 418.1U/L；GLU 7.48mmol/L；炎症指标：CRP 69.89mg/L，PCT 0.432ng/ml，BNP 869.1pg/ml，D-D 1.99；血气分析：AB 14.6mmol/L，PCO_2 22.3mmHg，pH 7.3，PO_2 79.1mmHg，未吸氧状态下，其血氧饱和度 96.2%。

入院诊断

1. 新型冠状病毒肺炎。
2. 糖尿病，糖尿病肾病。
3. 高血压病。

临 床 诊 治

临床思维

1. 新型冠状病毒肺炎 I 型呼吸衰竭　老年女性，半个月前去过武汉，有流行病学史；有发热及呼吸道症状；结合血细胞分析显示淋巴细胞低，以及新型冠状病毒核酸检测阳性，以及血气检测结果，新型冠状病毒肺炎、I 型呼吸衰竭诊断明确。

2. 糖尿病、糖尿病肾病　既往已诊断糖尿病，本次肾功能 BUN 及 CRE 均下降。

3. 高血压病　既往已诊断。

诊疗经过　入院后复查咽拭子新型冠状病毒核酸检测仍阳性，肺部 CT 示肺部多发感染性病变，符合病毒性肺炎（图 64-1）。予高流量湿化氧疗、洛匹那韦利托那韦及 α 干扰素抗病毒，甲泼尼龙抗感染 80mg 静脉滴注，1 次 /d，丙种球蛋白调节免疫，泮托拉唑护胃、哌拉西林 / 他唑巴坦抗感染，胰岛素控制血糖，维持水电解质酸碱平衡、内环境稳定等治疗，患者症状好转，体温恢复至正常，各项生化指标逐渐好转，复查肺部 CT 示肺部病灶较前吸收好转（图 64-2），经两次新型冠状病毒核酸检测为阴性，达到出院标准，予出院。

微生物检验　患者在门诊及入院后咽拭子新型冠状病毒核酸检测均为阳性，2 月 7 日肺部 CT 扫描结果符合新型冠状病毒肺炎的影像学改变，经过综合治疗后与 3 月 19 日肺部 CT 比较，显示原病灶吸收好转。

最终诊断　①新型冠状病毒肺炎；②2 型糖尿病；③糖尿病肾病；④原发性高血压（2 级很高危）；⑤细菌性肺炎。

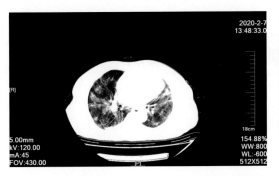

图 64-1　治疗前肺部 CT 影像诊断：两肺气管血管纹理增多，两肺见大量斑片状、条片状密度增高影，边缘模糊，夹有大量毛玻璃影，多发感染性病变，高度疑似病毒性肺炎，建议结合临床

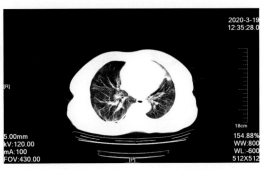

图 64-2　治疗后肺部 CT 影像诊断：CT 示肺部病灶较前吸收好转，建议结合临床

讨论与点评

　　患者老年女性，有糖尿病及高血压等基础疾病，新型冠状病毒肺炎继发细菌、真菌感染的风险增加。此案例患者就诊时血常规提示白细胞及中性粒细胞分类明显增高，高度提示继发感染可能。因此入院后在针对新型冠状病毒进行综合性治疗（抗病毒、氧疗及对症支持治疗）的同时，及时进行了抗菌治疗，这是患者得以顺利康复的重要因素。新型冠状病毒肺炎患者应根据实验室检查结果，严格把握抗菌药物使用指征及时机，在抗菌药物的选择方面，应结合患者病史、用药史并考虑个体化差异用药。

　　新型冠状病毒肺炎患者易发生呼吸衰竭，应结合临床常用的预警观察指标建立呼吸治疗管理流程，以期早期识别、早期干预，阻断病程进展，以获得更良好的预后；尤其是隔离病房的医疗工作，需进一步加强不同岗位医务人员之间的交流与合作，做到信息对等。如可在重点患者床旁加装监控设备、加强现场实时视频监控方式、提高信息化水平，以达到病情监测的传达及时、准确的目的。对于存在慢性基础疾病特别是心肺基础疾病的老年人，更要严密监测生命体征，短期内及时复查肺部影像学，动态观察肺部病灶进展，及早干预，以免病情恶化。

　　本案例不足之处，出于生物安全考虑，未能做细菌培养，未找到合并细菌性肺炎病原学证据。

（陈　勇）

案例 **65**　新型冠状病毒肺炎合并肺曲霉病

导　言

　　肺曲霉病（pulmonary aspergillosis）是由致病曲霉菌引起的肺部真菌感染，易发生于免疫受损人群。主要经呼吸道侵犯肺部，也可侵犯皮肤、黏膜。严重者可发生败血症。新型冠状病毒肺炎患者感染早期出现淋巴细胞下降；重症患者为抑制炎症反应，会较大剂量使用糖皮质激素；入住重症监护病房，而且有可能接受无创或有创的机械通气等抢救措施，这些都是继发侵袭性真菌感染的高危因素。目前在新型冠状病毒肺炎的病例报告中已经出现合并黄曲霉感染的病例，提示在后续重症患者治疗中需要警惕肺曲霉病的发生。

　　本案例患者 57 岁男性，咳嗽 1 个月余，出现咯血、发热、胸痛、盗汗等不适就诊于当地医院，新型冠状病毒核酸检测示阳性，肺部 CT 示双肺大片毛玻璃影，明确诊断后转诊于新型冠状病毒肺炎定点收治医院，经过常规抗病毒、抗感染及抗菌药物等对症支持治疗 5d 后病情有所好转。但治疗 7d 后患者症状反复，复查 CT，提示左肺尖段出现团块影及空洞，同时多肺野斑片影增多，毛玻璃样影明显增多。痰涂片中找到鹿角样分支有隔菌丝。结合临床、肺部 CT、痰涂片结果考虑患者病毒性肺炎合并曲霉菌感染，加用伏立康唑抗真菌及乐复能及阿比多尔联合抗病毒治疗病情好转，新型冠状病毒核酸检测阴性。该案例提示：新型冠状病毒合并细菌或真菌感染是导致病情加重的常见原因。对于疑似合并真菌感染者，应尽快完善进行相关病原学检测，及时明确诊断，规范治疗。

病 史 摘 要

　　患者男，57 岁，湖南岳阳人，农民。因"咳嗽 1 个月，劳累后咯血半个月，发热 4d"于 2020 年 2 月 13 日入住新型冠状病毒肺炎定点收治医院。

　　现病史　患者诉 1 个月前出现咳嗽，当时未感觉发热，半个月前劳累后出现咯血，无畏寒、发热、胸痛、盗汗等不适，遂就诊于当地县医院，予以止血等对症治疗，患者病情无好转，仍存在咯血，为暗红色血块。4d 前患者出现发热，最高体温达到 39℃，发热以夜间明显。为进一步治疗转诊于某三甲医院，2020 年 2 月 9 日新型冠状病毒核酸检测阳性，肺部 CT 示双肺大片毛玻璃影。予以积极对症治疗后转入长沙市新型冠状病毒肺炎定点收治医院隔离病房住院治疗。患者自起病以来神志清楚，精神欠佳，饮食欠佳，大小便基本正常。

　　个人史　否认近期去过湖北，否认有湖北人员接触史。生于原籍，无血吸虫疫水接触史，生活起居规律，无特殊毒物接触史，无重大精神创伤史，无冶游史。

　　既往史、家族史及婚育史　无特殊。

　　体格检查　体温 36.5℃，脉搏 70 次 /min，呼吸 27 次 /min，血压 125/84mmHg，血氧饱和度 88%（吸氧浓度 70%）。发育正常，营养一般，神清合作，被动卧位，两侧胸廓对称，双肺叩诊呈清音,双肺呼吸音稍粗,双肺可闻及少量湿性啰音,余心脏腹部等无异常发现。脊柱四肢无畸形,活动正常,四肢肌力、肌张力正常,双下肢无水肿。双膝反射正常,布鲁辛斯基征、克尼格征、巴宾斯基征均阴性。

　　实验室检查与其他特殊检查　外院肺部 CT 示双肺大片毛玻璃影,实变影;新型冠状病毒核酸检测阳性。入院血气分析:pH 7.461,PCO_2 35.5mmHg,PO_2 61.7mmHg,AB 25.8mmol/L。

　　入院诊断

1. 新型冠状病毒肺炎。
2. 呼吸衰竭。

临 床 诊 治

　　临床思维

　　患者为中老年男性,咳嗽 1 个月余,咯血半个月,发热 4d。肺部 CT 示双肺大片毛玻璃影,新型冠状病毒核酸检测示阳性,新型冠状病毒肺炎诊断明确。需要警惕肺部合并细菌或真菌感染的可能。

　　诊疗经过　入院后完善各项检验检查,血常规:WBC 8.14×10^9/L,N% 95.5%,L% 2.1%,L 0.17×10^9/L;生化:TC 5.73mmol/L,HDL 0.56mmol/L,LDL 4.65mmol/L,TG 1.83mmol/L,A/G 0.88,ALB 29.1g/L,GLO 32.9g/L,GLU 7.89mmol/L,LDH 463.8U/L,Ca 1.80mmol/L。D-D 9.56μg/ml,CRP 40.8mg/L。复查咽拭子新型冠状病毒核酸检测为阳性,符合新型冠状病毒肺炎诊断。予洛匹那韦利托那韦口服、α- 干扰素氧气雾化吸入抗病毒,哌拉西林 / 他唑巴坦抗感染,甲泼尼龙琥珀酸钠静滴抗炎、免疫球蛋白静滴提高免疫力等治疗 5d 后,病情有所好转,症状较前改善。治疗 7d 后,症状加重,2 月 19 日复查肺部 CT 提示双肺片状毛玻璃影,可见左肺空洞病变(图 65-1);送检痰涂片发现曲霉菌丝,遂调整治疗方案,加用伏立康唑抗真菌,加用乐复能及阿比多尔联合抗病毒治疗,调整治疗方案 4d 后病情好转,体温恢复正常,无明显呼吸道症状,连续 3 次新型冠状病毒核酸检测阴性,肺部影像学急性渗出病灶吸收(图 65-2)。

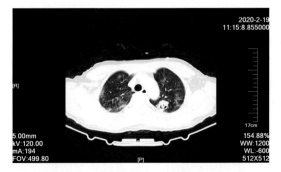 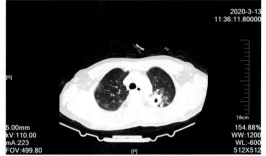

图 65-1　治疗前肺部 CT 检查影像诊断 | 图 65-2　治疗后肺部 CT 检查影像诊断

CT 示双肺片状毛玻璃影,病毒性肺炎,可见左肺空洞病变,建议结合临床 | CT 示肺部双肺片状毛玻璃影,可见左肺空洞病变,较前有所吸收,建议结合临床

　　微生物检验　咽拭子新型冠状病毒核酸检测 2 次阳性,肺部 CT 两次均符合病毒性肺

炎改变。

　　最终诊断　①新型冠状病毒肺炎（重型）；②曲霉真菌性肺炎。

讨论与点评

　　本案例患者就诊时以咳嗽、咯血、发热及胸痛为主要症状，肺部 CT 示双肺大片毛玻璃影及实变影，咽拭子新型冠状病毒核酸检测阳性。按照新型冠状病毒肺炎治疗症状曾一度好转，住院第 7 天开始肺部症状反复且逐渐加重。复查 CT 观察肺部病灶，可见左肺空洞病变，考虑合并霉菌感染可能性大。经过痰涂片发现曲霉菌丝，加用伏立康唑抗真菌治疗及联合抗病毒治疗后病情逐渐好转。考虑新型冠状病毒肺炎合并肺曲霉病。

　　肺部真菌感染是发生于免疫受损人群的条件致病真菌感染，病原真菌为曲霉、肺孢子菌、隐球菌和毛霉等，其中曲霉最为常见。肺曲霉病常见的高危因素包括中性粒细胞缺乏，血液系统恶性病，骨髓或干细胞移植后，实体器官移植，长期大量糖皮质激素应用，影响 T 或 B 细胞功能的免疫抑制治疗等。本案例新型冠状病毒肺炎患者感染早期出现淋巴细胞下降，为抑制炎症反应，较大剂量使用激素，入住重症监护病房，这些都是继发侵袭性真菌感染的高危因素。目前在新型冠状病毒肺炎的病例报告中已经出现合并黄曲霉感染的病例，提示在后续重症患者治疗中需要警惕肺曲霉感染的发生。

　　由于临床医师在每日查房中注意到患者症状反复，且肺部 CT 左上肺同一部位出现明显动态变化，病灶扩大并空洞形成，考虑合并曲霉真菌感染可能性较大。经多学科（放射科、呼吸科）专家会诊，综合患者临床、肺部 CT、痰涂片结果考虑合并曲霉感染，及时加用伏立康唑抗真菌治疗，最终患者得到了及时有效的治疗，病情逐渐好转。该案例遗憾的是由于新型冠状病毒归于二类病原微生物管理，不宜在生物安全 II 级实验室进行呼吸道标本培养，因而未能做出明确的曲霉感染的病原学诊断。但也可以给后续重症患者治疗予以提示：当患者具有继发侵袭性真菌感染的高危因素时，应警惕出现合并真菌感染的可能，应进行严密的监测。

　　传统的取无菌组织进行真菌检测对重症患者来说风险大，近年来血清学诊断及分子诊断越来越引起重视。对怀疑侵袭性曲霉感染的患者，推荐 G 试验、曲霉 GM 试验、曲霉半乳甘露聚糖 IgG 抗体检测及曲霉多重 PCR，进行早期真菌联合检测。此外，目前高通量测序应用逐步普及，为在不提高风险级别的前提下确诊病原体提供了很好的解决方案。有研究表明，重症流感患者合并真菌感染的发病率和病死率都很高，由此可见对并发症的早发现、早诊断、早治疗在疾病的诊疗过程中起着关键性作用。如医疗机构能加快引进重要病原性真菌先进检测方法，充分利用实验室检测手段，早期快速发现病原学证据，及时进行治疗，更有助于提高患者生存率并改善患者预后。

　　在密切关注新型冠状病毒肺炎继发真菌感染的同时，除了加强诊断与治疗外，还需从新型防护材料及防护物品的研发着手，从物理防护向生物防护提升，直接通过新型防护物品，将真菌抑制或杀灭在口罩或防护衣物上。此外，还要加强高致病性病原微生物检测实验室的建立，制定相应的应急预案，为广大医护工作者以及人民群众保驾护航。

（陈　勇）

案例66 新型冠状病毒无症状感染者核酸长时间阳性

导 言

经呼吸道飞沫和密切接触传播是新型冠状病毒肺炎主要的传播途径。新型冠状病毒肺炎确诊患者临床症状以发热、干咳、乏力为主。部分患者以嗅觉、味觉减退或丧失等为首发症状,少数患者伴有鼻塞、流涕、咽痛、结膜炎、肌痛和腹泻等症状。

新型冠状病毒感染疑似病例诊断依据包括明确的流行病学史,相关的临床表现,包括发热、呼吸道症状以及新型冠状病毒肺炎影像学特征。新型冠状病毒感染的确诊依据主要是病原学或血清学证据,包括新型冠状病毒核酸检测阳性或新型冠状病毒特异性 IgM 抗体和 IgG 抗体阳性。有相当一部分患者自始至终不伴有相关临床症状或体征,称之为新型冠状病毒无症状感染者。由于新型冠状病毒传染性极强,对于新型冠状病毒无症状感染者,必须将其送入隔离病房治疗,直至病毒彻底转阴,达到出院治愈标准。

本病例为青年男性患者,因新型冠状病毒核酸阳性 1d 入院,无发热、咳嗽、咳痰等不适。系从加拿大入境后,CDC 行常规检疫发现新型冠状病毒核酸检测阳性的无症状感染者。入院后予口服阿比多尔抗病毒、重组细胞因子基因衍生蛋白注射液雾化治疗,以及维持水电解质酸碱平衡、内环境稳定等对症支持治疗后,复查新型冠状病毒核酸仍然阳性,遂调整治疗方案。然而经过长达近一个月时间,多种抗病毒治疗方案后,核酸仍未转阴。各科专家讨论认为与该患者基础疾病有关,重新调整治疗后,该患者新型冠状病毒核酸终于转阴,达到出院标准。由此可见,在新型冠状病毒感染者的治疗过程中,应根据患者的自身情况,综合研判,精准施策,方能达到最佳疗效。

病 史 摘 要

患者男,25 岁,湖北荆州人,留学生。因"新型冠状病毒核酸检测阳性 1d"于 2020 年 3 月 25 日入住定点医院隔离病房。

现病史 患者 1d 前从加拿大入境回国后,CDC 行常规检疫发现病毒核酸阳性,无发热,无头晕、头痛,无咳嗽、咳痰,无气促、胸闷,无腹痛、腹泻等不适,遂入住长沙市新型冠状病毒肺炎定点收治医院隔离病房。自起病以来,患者精神、食纳、睡眠好,大小便正常,近期体重无明显下降。

既往史 有抑郁症病史 1 年,口服舍曲林 9 个月余,控制可,已停药 2 个月,近期自感有复发。否认高血压、糖尿病、冠心病等慢性病病史,否认肝炎、伤寒、结核等传染病病史,无外伤史,无手术史,无输血史,否认食物、药物过敏史,预防接种史不详。

个人史 生于原籍,目前于加拿大留学,近期返回国内。否认血吸虫疫水接触史。无吸烟、饮酒习惯,否认特殊毒物、放射物质、粉尘接触史。无重大精神创伤史。无冶游史。

家族史及婚育史　无特殊。

体格检查　体温 36.5℃,脉搏 105 次 /min,呼吸 20 次 /min,血压 135/90mmHg。发育正常,体型肥胖,神清合作,自动体位,心肺腹等体格检查未见异常。脊柱四肢正常无畸形,活动自如,双下肢不肿,四肢肌力、肌张力正常,双膝腱反射对称存在,克尼格征、布鲁辛斯基征、巴宾斯基征阴性。

实验室检查与其他特殊检查　新型冠状病毒核酸(2020 年 3 月 24 日检测):阳性。

入院诊断

1. 新型冠状病毒感染。
2. 抑郁症。

临 床 诊 治

临床思维　患者为青年男性,1d 前从加拿大入境回国后行常规检疫,结果显示新型冠状病毒核酸检测阳性,入院查体生命体征平稳,血氧饱和度 97%,结合其流行病学病史、症状、体征及新型冠状病毒核酸检测结果,新型冠状病毒无症状感染者诊断明确。

诊疗经过　入院后治疗前立即检查新型冠状病毒核酸为阴性,肺部 CT 未见异常,血常规:WBC 10.07×10^9/L,N% 79%,L% 10.1%,肝功能正常,心肌酶:CK 215.7U/L,CRP 11.4mg/L,PCT 0.11ng/ml,随机 GLU 6.87mmol/L,UA 513.1μmol/L。ESR、心电图、D- 二聚体、输血前常规均正常。腹部 B 超示脂肪肝,左肾泥沙样结石。

虽然入院后新型冠状病毒核酸检测阴性,根据入院前 CDC 新型冠状病毒核酸检测为阳性,予以口服阿比多尔抗病毒、重组细胞因子基因衍生蛋白注射液雾化及维持水电解质酸碱平衡、内环境稳定对症治疗。治疗第 3 天复查咽拭子及肛拭子新型冠状病毒核酸均阳性,予阿比多尔联合乐复能抗病毒治疗,密切观察病情变化。治疗第 4 天停重组细胞因子基因衍生蛋白注射液雾化改用干扰素雾化,继续予抗病毒治疗。治疗第 9 天,复查新型冠状病毒核酸结果仍为阳性,停用阿比多尔,改为氯喹抗病毒治疗。治疗第 10 天和第 16 天复查新型冠状病毒核酸结果分别为阳性、可疑阳性,停用氯喹。治疗第 20 天复查新型冠状病毒核酸结果院内为阴性,CDC 为可疑阳性,嘱患者多饮水,促进病毒排泄,其余无调整。治疗第 23 天复查新型冠状病毒核酸结果院内为可疑阳性,CDC 为阳性,为尽早清除病毒,加阿比多尔联合连花清瘟胶囊抗病毒治疗,并辅助中药调节免疫增强抗病毒疗效。治疗第 24 天复查新型冠状病毒核酸结果仍为可疑阳性。治疗第 25 天邀请各科专家疑难病例讨论。各科专家认为,经过长期、多种抗病毒治疗方案后,核酸尚未转阴,可能原因如下:①患者体形肥胖,可酌情根据体重调整药物治疗剂量和方案。②患者合并抑郁症基础疾病,现新型冠状病毒核酸仍未转阴,与睡眠差、作息不规律、免疫力差有很大关系,可予药物调整睡眠,增强免疫力。③患者系境外输入病例,可能存在病毒亚型不同的情况。专家会诊意见:①停用连花清瘟胶囊,根据患者体重精确计算后予以阿比多尔联合羟氯喹抗病毒治疗,注意观察不良反应。②酌情调整中药治疗方案。③加强心理疏导,改善睡眠,规律健康饮食、作息,多运动,多饮水,提高机体免疫力。治疗第 27 天和第 28 天,复查新型冠状病毒核酸结果均为阴性。患者一般情况可,连续两次核酸转阴,达到出院标准。

微生物检验　多次咽拭子新型冠状病毒核酸检测阳性。由于本例患者为新型冠状病毒无症状感染者,无发热、咳嗽、咳痰等不适,入院后多次行肺部 CT 检查均未发现异常,实验室一般检查亦无特异性,因此,连续两次间隔 24h 以上的新型冠状病毒核酸检测阴性成为该患者治愈及出院的唯一标准。

最终诊断 ①新型冠状病毒感染;②高尿酸血症;③脂肪肝;④肾结石;⑤抑郁症。

讨论与点评

本病例为从加拿大回国入境后行常规检疫 CDC 检测新型冠状病毒核酸阳性,无发热、咳嗽、咳痰等临床表现,结合其流行病学病史、症状、体征及新型冠状病毒核酸检测结果,新型冠状病毒无症状感染者诊断明确。

在该患者整个抗病毒治疗过程中,由于该患者无发热、咳嗽、咳痰等症状,多次肺部 CT 检查无异常,因此新型冠状病毒核酸检测结果成为评估患者病情好转的唯一指标,纵览本例患者新型冠状病毒核酸检测,入院后首次检测为阴性,而后多次出现阳性,且出现两次院内与 CDC 结果不一致,考虑存在假阴性结果,分析可能原因如下:①本例患者为新型冠状病毒无症状感染者,体内病毒含量可能较低,排出量不定,增大了采样的不确定性;②两个检测机构所用检测试剂不同,最低检测限存在差异。因此需要仔细分析可能存在原因,发现问题及时解决,尽可能避免假阴性和假阳性结果,从而为准确判断该患者的病情转归提供保障。

由于本例患者体型肥胖,且合并有抑郁症,导致患者心理焦虑,睡眠差,作息不规律,免疫力低,这些基础疾病不及糖尿病、冠心病常见,不容易引起重视,从而导致患者经过长时间,多治疗方案后,核酸仍未转阴。在多学科疑难病例讨论后,开始根据患者体重调整用药剂量及方案,同时精神心理治疗多措并举,最终患者治愈出院。提示在新型冠状病毒感染者的治疗过程中,应根据患者的自身情况,比如基础疾病、精神情绪、体重等因素综合考量,做到因人施策,个性化治疗,而不可盲目凭经验套用一般治疗模式。

（陈 勇）

案例 **67** 三日疟

导 言

疟疾（malaria）是经按蚊叮咬或输入带疟原虫者的血液而感染疟原虫所引起的虫媒传染病。主要表现为周期性规律发作全身发冷、发热、多汗，长期多次发作后，可引起贫血和脾肿大。典型的周期性寒战、发热、出汗应考虑本病。

寄生于人体的疟原虫（*Plasmodium*）主要有四种，即间日疟、三日疟、恶性疟和卵形疟，在我国主要以间日疟和恶性疟为主，三日疟和卵形疟相对少见。我国本地感染疟疾病例已较罕见，国外输入性病例已成为我国报告病例的主体，甚至全部。疟疾中常见的为恶性疟及间日疟，而三日疟相对少见，但三日疟是四种疟原虫中最常引发疟疾肾病（malarial nephropathy）的疟原虫，疟疾肾病主要临床表现为高血压、蛋白尿、血尿和水肿。疟疾所致的急性肾衰竭患者，可有高热、大量出汗、摄入水量不足导致有效血容量降低，继而代偿性交感神经活性增高，儿茶酚胺分泌增加，肾血管强烈收缩，导致肾血流量明显降低，则可引起或加重肾功能不全。

本案例报道一青年男性感染三日疟引起的疟疾肾病，起病初期以高血压、蛋白尿、血尿及水肿为主要临床症状，最初诊断为肾病综合征，治疗过程中出现畏寒发热，在患者外周血涂片中发现了三日疟原虫，得以确诊原发病因，从而进行抗疟治疗，病情好转。通过本案例提示临床医生疾病诊疗过程中须关注患者的个人史，标本采集时间与病原体检出的关系；检验人员应有相应病原体的形态学识别能力，以及检验与临床及时有效沟通的意识，以上能给临床的诊断带来很大的帮助。

病 史 摘 要

患者男，27 岁，湖南衡阳人，工程师。因"反复双下肢水肿 4 个月余"于 2018 年 9 月 4 日第二次入住肾内科。

现病史 患者于 2018 年 5 月无明显诱因出现双下肢水肿，无咳嗽、咳痰，无心悸、乏力，无发热，于 2018 年 5 月 23 日在当地医院住院诊治，完善相关检查，总蛋白 39.9g/L，白蛋白 10.7g/L，Hb 97g/L，尿蛋白 3+，诊断为"肾病综合征"，予口服"甲泼尼龙片"激素治疗，以及间断输注白蛋白等对症治疗，病情反复，效果欠佳，腹部 CT 检查示：大量腹水，脾大，双侧胸腔大量积液；胸腹部皮下水肿。为求进一步诊治，于 2018 年 8 月 1 日第一次转入我院肾内科，诊断为肾病综合征、肺部感染、中度贫血，予以激素、抗感染等对症支持治疗后好转，于 8 月 30 日出院。8 月 31 日出现畏寒发热，9 月 2 日就诊于急诊科，外周血涂片提示三日疟感染，9 月 3 日开始抗疟疾治疗，9 月 4 日由急诊科收入肾内科。患者起病以来，精神食欲欠佳，解黄色水样大便 5~6 次 /d，小便约 300ml/d，体重无明显改变。

既往史、家族史 无特殊。

个人史 患者 2012—2018 年曾在非洲科特迪瓦居住五年余。

体格检查 体温 38.5℃,脉搏 114 次/min,呼吸 21 次/min,血压 158/90mmHg。神清,查体合作。双上肢抽血处散布多个青紫色瘀斑,胸背部散布暗红色痤疮样皮疹,全身浅表淋巴结无肿大,眼睑水肿,口唇苍白,巩膜无黄染。双肺叩诊清音,双肺呼吸音清,未闻及明显干湿啰音。心率 114 次/min,心律齐,未闻及明显杂音。腹膨隆,无压痛及反跳痛,移动性浊音阳性,肝脾肋下未扪及,双侧肾区无叩痛,肠鸣音正常,双下肢中度凹陷性水肿。

实验室检查与其他特殊检查 ①血常规:WBC 2.3×10^9/L,N% 20.6%,L% 72%,Hb 69g/L,PLT 7×10^9/L。②尿常规:尿蛋白(3+),潜血(2+),尿沉渣镜检:WBC 1+/HP,RBC 0~3/HP,蜡样管型 0~2/LP。③肝功能:白蛋白 9g/L,AST 512.1U/L,ALT 427.6U/L。④肾功能:BUN 38.61U/L,CRE 830.2μmol/L,UA 677.7μmol/L,NGAL 546ng/ml。⑤心肌酶:LDH 1 030U/L,CKI 51.3U/L,Mb 130.6μg/L。

胸腹部平片示双下肺少许炎症,双侧胸腔积液;心影增大;右上腹部气液平面。腹部彩超示双肾实质性病变 B 级,腹腔积液,左侧胸腔积液。肾穿刺活检系膜增生性肾小球肾炎。

入院诊断:

1. 肾病综合征。
2. 感染性腹泻。
3. 肺部感染。
4. 疟疾。

临 床 诊 治

临床思维

1. **肾病综合征** 患者目前低蛋白血症、大量蛋白尿、明显水肿,肾病综合征诊断明确。需区分原发性和继发性,起病时胆固醇升高不明显,考虑继发的肾病综合征可能。

2. **感染性腹泻** 腹泻,黄色水样便 5~6 次/d。

3. **肺部感染** 胸片示双下肺少许炎症,双侧胸腔积液。

4. **疟疾** 患者曾在非洲居住五年余,当地为疟疾流行区,需排除疟原虫感染。

诊疗经过 入院后予继续抗疟疾治疗(9 月 3 日—9 月 9 日青蒿琥酯 60mg 2 次/d 静脉注射,9 月 10 日—9 月 12 日青蒿琥酯阿莫地喹片 200mg 1 次/d 口服),同时予以输注浓缩红细胞,补充白蛋白及血液透析等对症治疗,9 月 11 日复查外周血涂片未见疟原虫,继续巩固治疗,9 月 14 日再次送检血液疟原虫检查为阴性,故停用抗疟药,血小板和血红蛋白逐步上升,9 月 18 日血常规出现红细胞,血红蛋白下降,且患者出现无尿(尿量<100ml/d),心率快(>100 次/min),反复出现肺水肿、心力衰竭,予以激素、强心、护心、抗感染、规律透析、调节肠道菌群、护肝、营养支持治疗,患者水肿较前减轻,无腹泻,血红蛋白、血小板、白蛋白均较前升高,但仍需血液透析,9 月 27 日要求出院,嘱回当地医院继续肾脏替代治疗。

外周血涂片疟原虫检验 本案例通过对患者外周血制作厚、薄血膜,采用瑞吉染色,显微镜下观察。镜下观察到的三日疟原虫形态特点有:环状体略小于间日疟原虫,核较大,胞质粗厚。大滋养体呈带状,核呈长条状,色素颗粒粗大,深褐色,沿边缘分布。成熟裂殖体小于正常红细胞,含裂殖子6~12个,形成菊花状,色素常集中于中央,裂殖子比间日疟大。配子体呈圆形或卵圆形,核一个,胞质不含空泡,虫体小于正常红细胞。被三日疟原虫寄生的红细胞大小正常或略有缩小、颜色正常(图67-1)。

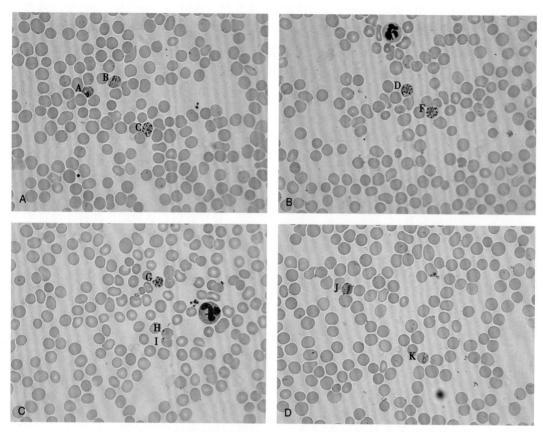

图67-1　外周血涂片瑞吉染色三日疟原虫不同阶段镜下形态
A,B,J雌配子体;C,D,F,G裂殖体;H,I环状体;K大滋养体

最终诊断　三日疟。

讨论与点评

疟疾是经按蚊叮咬或输入带疟原虫者的血液而感染,寄生于人体的疟原虫主要有四种,即间日疟、三日疟、恶性疟和卵形疟,在我国主要以间日疟和恶性疟为主,三日疟和卵形疟相对少见。疟疾的典型临床表现分为四期:潜伏期、发冷期、发热期、出汗期。呈现周期性、规律发作,间日疟和卵形疟的发作周期为48h,三日疟为72h,恶性疟为24~48h。各类疟疾有其相应的临床特点:①间日疟多急起,初次感染常有前驱症状,随后转为典型发作,分为三期即发冷期、发热期、出汗期。②卵形疟与间日疟相似。③恶性疟常无典型的临床症状,一般多每天发热,容易误诊,可突然恶化为难以挽救的凶险危象,其中以脑型疟多见。④三日疟有几个重要的特点:隔两日发作一次;无症状的虫血症多见;常引起疟疾肾病;在骨髓内存活时间可达二三十年而复发。目前我国本地感染疟疾病例已较罕见,国外输入性病例已成

为我国报告病例的主体。

本案例因反复双下肢水肿 4 个月余入院,诊疗过程中患者起病初期以高血压、蛋白尿、血尿及水肿为主要临床症状,最初诊断为肾病综合征,历经一个月治疗又出现畏寒发热,就诊于急诊科,外周血涂片提示三日疟感染,为临床诊断提供了重要线索。追问患者生活史于 2012—2018 年曾在非洲科特迪瓦居住五年余。非洲科特迪瓦为疟疾疫区,疟疾主要症状是发热,临床医生应考虑疟疾可能。常见的疟原虫检测方法有病原检测、免疫学检测和分子生物学检测等。厚、薄血膜同片制作染色镜检,这是目前最常用、最可靠的疟疾病原检测方法。薄血膜中疟原虫形态完整、典型,易于识别和鉴定虫种,但原虫密度低时,易漏检。厚血膜上原虫集中,密度较高,易检获,但染色过程中红细胞溶解,虫体形态有所改变,鉴定虫种较为困难。因此,两者结合有利于疟原虫的检出和鉴定。本案例通过对患者外周血制作厚、薄血膜,采用瑞吉染色,显微镜下观察。根据疟原虫形态特点诊断为三日疟。根据各型疟疾的临床特点应把握标本送检的时间,提高检出阳性率:间日疟及三日疟患者应发作后数小时至十余小时采血,恶性疟患者应发作后 20h 左右采血。值得一提的是,检验人员在外周血涂片检查的过程中应全面观察,有时会有意外发现,给临床的诊断和治疗带来转机,甚至挽救患者的生命。

（陈 贞 梁湘辉）

［1］ ZHU N, ZHANG D, WANG W, et al. A Novel Coronavirus from Patients with Pneumonia in China, 2019. N Engl J Med, 2020, 382: 727-733.

［2］ LIN C, DING Y, XIE B, et al. Asymptomatic novel coronavirus pneumonia patient outside Wuhan: The value of CT images in the course of the disease. Clin Imaging, 2020, 63: 7-9.

［3］ LEUNG K, WU JT, LIU D, et al. First-wave COVID-19 transmissibility and severity in China outside Hubei after control measures, and second-wave scenario planning: a modelling impact assessment. Lancet, 2020, 395 (10233): 1382-1393.

［4］ LI Q, GUAN X, WU P, et al. Early Transmission Dynamics in Wuhan, China, of Novel Coronavirus-Infected Pneumonia. N Engl J Med, 2020, 382 (13): 1199-1207.

［5］ CHAN JF, YUAN S, KOK KH, et al. A familial cluster of pneumonia associated with the 2019 novel coronavirus indicating person-to-person transmission: a study of a family cluster. Lancet, 2020, 395: 514-523.

［6］ ZHOU P, YANG XL, WANG XG, et al. A pneumonia outbreak associated with a new coronavirus of probable bat origin. Nature, 2020, 579: 270-273.

［7］ LETKO M, MARZI A, MUNSTER V. Functional assessment of cell entry and receptor usage for SARS-CoV-2 and other lineage B betacoronaviruses. Nat Microbiol, 2020, 5: 562-569.

［8］ WRAPP D, WANG N, CORBETT KS, et al. Cryo-EM structure of the 2019-nCoV spike in the prefusion conformation. Science, 2020, 367: 1260-1263.

［9］ WU J, LIU J, LI S, et al. Detection and analysis of nucleic acid in various biological samples of COVID-19 patients. Travel Med Infect Dis, 2020, 37: 101673.

［10］ CHEN H, GUO J, WANG C, et al. Clinical characteristics and intrauterine vertical transmission potential of COVID-19 infection in nine pregnant women: a retrospective review of medical records. Lancet, 2020, 395: 809-815.

［11］ CHEN N, ZHOU M, DONG X, et al. Epidemiological and clinical characteristics of 99 cases of 2019 novel coronavirus pneumonia in Wuhan, China: a descriptive study. Lancet, 2020, 395: 507-513.

［12］ HUANG C, WANG Y, LI X, et al. Clinical features of patients infected with 2019 novel coronavirus in Wuhan, China. Lancet, 2020, 395 (10223): 497-506.

［13］ World Health Organization. Available from: https://www. who. int/emergencies/diseases/Novel--corona-virus-2019/situation-reports/.

［14］ Patricia M T. Bailey & Scott's Diagnostic Microbiology. 14th ed. Elsevier, 2017.

［15］ James HJ, Michael AP. Manual of Clinical Microbiology. 11th ed. ASM Press, 2015.

［16］ Connie RM, Donald CL. Textbook of diagnostic microbiology. 5th ed. Saunders, an imprint of Elsevier, Inc, 2015.

［17］ MAGILL SS, EDWARDS JR, BAMBERG W, et al. Multistate point-prevalence survey of health care-associated infections. N Eng J Med, 2014, 370 (13): 1198-1208.

［18］ M24. Susceptibility Testing of Mycobacteria, Nocardiae spp, and other Aerobic Actinomycetes, clinical and laboratory standards institute. 3rd ed, 2018.

［19］ M45. Methods for Antimicrobial Dilution and Disk Susceptibility of Infrequently Isolated or Fastidious Bacteria, clinical and laboratory standards institute. 3rd ed, 2015.

［20］ M100S. Performance Standards for Antimicrobial Susceptibility Testing, Clinical And Laboratory Standards Institute. 28th ed, 2018.

［21］ 尚红. 中华医学百科全书- 实验诊断学. 北京: 中国协和医科大学出版社, 2019.

［22］ 李敏, 刘文恩. 临床微生物学检验. 第 4 版. 北京: 中国医药科技出版社, 2019.

［23］ 葛均波, 徐永健, 王辰. 内科学. 第 9 版. 北京: 人民卫生出版社, 2018.

［24］ 陈孝平, 汪建平. 外科学. 第 9 版. 北京: 人民卫生出版社, 2018.

［25］ 卢洪洲. 医学真菌检验与图解. 上海: 上海科学技术出版社, 2017.

［26］ 张学军, 郑捷. 皮肤性病学. 第 9 版. 北京: 人民卫生出版社, 2018.

［27］ 桑德福. 热病: 桑福德抗微生物治疗指南. 第 48 版. 范洪伟, 译. 北京: 中国协和医科大学出版社, 2018.

［28］ 周庭银, 章强强. 临床微生物学诊断与图解. 上海: 上海科学技术出版社, 2017.

［29］ 程敬伟, 刘文恩, 马小军, 等. 中国成人艰难梭菌感染诊断和治疗专家共识. 协和医学杂志, 2017 (Z1): 131-138.

［30］ 中华人民共和国卫生行业标准 WS/T 503-2017-《临床微生物实验室血培养操作规范》, 2017.

［31］ 刘文恩, 徐英春, 马筱玲, 等. 肠道感染性疾病检验诊断报告模式专家共识. 中华医学杂志, 2016, 96 (14): 1083-1086.

［32］ DEBEST SB, BAUER MP, KUIJPER EJ, 等. 欧洲艰难梭菌治疗指南更新. 中国感染与化疗杂志, 2015 (02): 141.

［33］ 李兰娟, 王宇明. 感染病学. 第 3 版. 北京: 人民卫生出版社, 2015.

［34］ 尚红, 王毓三, 申子瑜. 全国临床检验操作规程. 第 4 版. 北京: 人民卫生出版社, 2015.

［35］ 中华医学会感染病学分会艾滋病学组. 艾滋病诊疗指南第三版 (2015 版). 中华临床感染病杂志, 2015, 8 (5): 385-401.

［36］ 王辉, 任健康, 王明贵. 临床微生物学检验. 北京: 人民卫生出版社, 2015.

［37］ 李凡. 医学微生物学. 第 8 版. 北京: 人民卫生出版社, 2014.

［38］ 陈灏珠, 林果为, 王吉耀. 实用内科学. 第 14 版. 北京: 人民卫生出版社, 2013: 629-630.

［39］ 倪语星, 尚红. 临床微生物学与检验. 第 5 版. 北京: 人民卫生出版社, 2012.

缩略词表

缩略词	英文全称	中文全称
2019-nCoV	2019 novel coronavirus	2019 新型冠状病毒
α-HBDH	α-hydroxybutyrate dehydrogenase	α- 羟丁酸脱氢酶
AB	actual bicarbonate	实际碳酸氢盐
ADA	adenosine deaminase	腺苷脱氨酶
AIDS	acquired immunodeficiency syndrome	获得性免疫缺陷综合征
ALB	albumin	白蛋白
ALT	alanine transaminase	谷草转氨酶
ANA	anti-nucleosome antibody	抗核小体抗体
ANCA	antineutrophil cytoplasmic antibodies	抗中性粒细胞胞浆抗体
AST	aspartate transaminase	谷丙转氨酶
BA	blood agar plate	血琼脂平板
BALF	bronchoalveolar lavage fluid	支气管肺泡灌洗液
BE	base excess	碱剩余
BUN	blood urea nitrogen	血尿素氮
cAMP	cyclic adenosine monophosphate	环磷酸腺苷
CAUTIS	catheter-associated urinary tract infections	导管相关性尿路感染
CDI	clostridium difficile infection	艰难梭菌感染
CFU	colony-forming units	菌落形成单位
CKD	chronic kidney disease	慢性肾病
CKI	creatine kinase isoenzyme	肌酸激酶同工酶
cKP	classic Klebsiella pneumoniae	经典肺炎克雷伯菌
Cl	chlorine	氯
CLABSI	central line-associated bloodstream infection	中央导管相关血流感染
COPD	chronic obstructive pulmonary disease	慢性阻塞性肺疾病
COVID-19	novel coronavirus disease 2019	新型冠状病毒肺炎
CRE	creatinine	肌酐
CRP	C-reactive protein	C- 反应蛋白
CT	computer tomography	计算机断层扫描术
DB	direct bilirubin	直接胆红素
D-D	D-Dimer	D- 二聚体

续表

缩略词	英文全称	中文全称
DWI	diffusion weighted imaging	弥散加权成像
ESBL	extended spectrum β lactamase	超广谱 β- 内酰胺酶
ESR	erythrocyte sedimentation rate	红细胞沉降率
GBS	group B streptococcus	B 族链球菌
GLO	globulin	球蛋白
GLU	glucose	葡萄糖
GM	galactomannan	半乳甘露聚糖
Hb	hemoglobin	血红蛋白
HCMV	human cytomegalovirus	人巨细胞病毒
HDL	high-density lipoprotein	高密度脂蛋白
HGB	hemoglobin	血红蛋白
HMKP	hypermucoviscous Klebsiella pneumoniae	高黏液性肺炎克雷伯菌
hvKP	hypervirulent Klebsiella pneumoniae	高毒力肺炎克雷伯菌
IE	infective endocarditis	感染性心内膜炎
L	lymphocyte	淋巴细胞
LDH	lactate dehydrogenase	乳酸脱氢酶
LDL	Low-density lipoprotein	低密度脂蛋白
LU-RADS	Lung Reporting and Data System	肺结节分级报告系统
Mb	myoglobin	肌红蛋白
MIC	minimal inhibitory concentration	最小抑菌浓度
MRI	magnetic resonance imaging	磁共振成像
MRS	magnetic resonance spectroscopy	磁共振波谱
MRSA	methicillin resistant staphylococci aureus	甲氧西林耐药金黄色葡萄球菌
MSSA	methicillin sensitive staphylococcus aureus	甲氧西林敏感金黄色葡萄球菌
N	neutrophil	中性粒细胞
NGAL	neutrophils gelatinase-associated lipid delivery proteins	中性粒细胞明胶酶相关脂质运载蛋白
NVE	native valve endocarditis	自身瓣膜性心内膜炎
PBP	penicillin-binding protein	青霉素结合蛋白
PCO_2	partial pressure of carbon dioxide	二氧化碳分压
PCT	procalcitonin	降钙素原
pH	potential of hydrogen	酸碱度
PLIF	posterior lumbar interbody fusion	腰椎后路椎体间融合术

续表

缩略词	英文全称	中文全称
PLT	blood platelet	血小板
PO_2	partial pressure of oxygen	氧分压
PPD	purified protein derivative	纯蛋白衍生物
RBC	red blood cell	红细胞
RGM	rapidly growing mycobacteria	快速生长分枝杆菌
SaO_2	oxygen saturation of blood	血氧饱和度
SAP	severe acute pancreatitis	重症急性胰腺炎
SDA	Sabouraud dextrose agar	沙氏葡萄糖琼脂
SMAS	superficial musculoaponeurotic system	浅表肌腱膜系统
TB	total bilirubin	总胆红素
TC	total cholesterol	总胆固醇
TG	triglyceride	甘油三酯
Tn	normal intraocular tension	正常眼压
UA	uric acid	尿酸
WBC	white blood cell	白细胞